全民健康安全知识丛书

U0746053

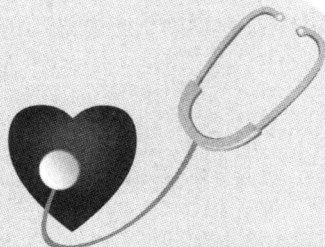

农村安全用药知识读本

主编　张石革

中国健康传媒集团
中国医药科技出版社

内 容 提 要

这是一本科学普及安全合理用药知识的实用小书,适合农村民众阅读。如何读懂药品说明书、如何运用医药常识进行自我治疗、如何控制及预防常见慢性疾病或大病、如何合理安全地使用药物、如何管理家庭小药箱……以上这些老百姓非常关心的问题,权威专家在本书中都一一解答。本书能帮助农村百姓了解基本的药品常识,通晓合理用药的原则,通过安全用药,为健康保驾护航!

图书在版编目(CIP)数据

农村安全用药知识读本 / 张石革主编 . — 北京:中国医药科技出版社,2017.4

(全民健康安全知识丛书)

ISBN 978-7-5067-9043-7

Ⅰ . ①农… Ⅱ . ①张… Ⅲ . ①用药法—普及读物 Ⅳ . ① R452-49

中国版本图书馆 CIP 数据核字(2017)第 020968 号

美术编辑	陈君杞
版式设计	锋尚设计
插　图	张　璐

出版　中国健康传媒集团｜中国医药科技出版社

地址　北京市海淀区文慧园北路甲 22 号

邮编　100082

电话　发行:010-62227427　邮购:010-62236938

网址　www.cmstp.com

规格　710×1000mm　$^1/_{16}$

印张　$16^3/_4$

字数　202 千字

版次　2017 年 4 月第 1 版

印次　2019 年 7 月第 5 次印刷

印刷　三河市航远印刷有限公司

经销　全国各地新华书店

书号　ISBN 978-7-5067-9043-7

定价　29.80 元

获取新书信息、投稿、为图书纠错,请扫码联系我们。

编委会

主编　张石革

编委　（以姓氏笔画为序）

　　　刘治军（首都医科大学附属北京安贞医院）

　　　齐小涟（首都医科大学附属北京宣武医院）

　　　李国辉（中国医学科学院北京肿瘤医院）

　　　沈　素（首都医科大学附属北京友谊医院）

　　　张石革（北京大学北京积水潭医院）

　　　林　阳（首都医科大学附属北京安贞医院）

　　　周　颖（北京大学第一医院）

　　　郝红兵（首都医科大学附属北京安定医院）

　　　胡永芳（北京大学第三医院）

　　　徐小薇（中国医学科学院北京协和医院）

主审　金有豫　罗慰慈　朱积川　杨文英

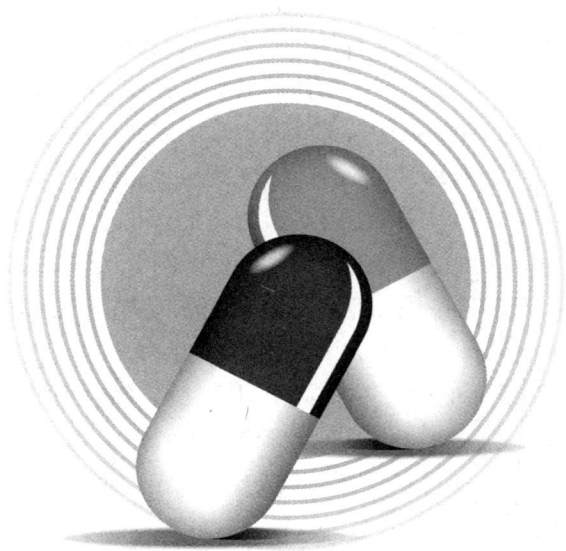

　　健康是人类永不言衰所追寻的主题。伴随着经济、科技和文化的发展，对解决了"温饱"后的中国农民而言，身心健康已成为人们生活中的头等大事！人们对生活的需求已从"吃穿"上升至"提高生命质量"和"健康长寿"。

　　当前，新型农村合作医疗（新农合）是由政府组织、引导、支持，农民自愿参加，个人、集体和政府多方筹资，以大病统筹为主的农民医疗互助共济制度。伴随城镇居民医保和农村新农合的建立和健全，以科学和医药知识求健康，对付常见的小伤小病，并以科学知识挑战慢病和大病，成为当前农民防病治病的主要策略。但医药的真相往往利弊参半，药品是把双刃剑，其疗效和毒性（不良反应）共存，用对了就是药，用错了即为毒。

　　本书旨在向农村民众解释在常见慢性疾病或自我治疗中有关用药的诸多问题，包括懂药、选药、吃药、安全地用药、合理地管药。帮助农村民众了解基本的药品常识，通晓合理用药的原则，科学普及治疗常见小伤病的医药知识以及合理用药治疗高血压、高血脂、糖尿病等慢病大病。同时，倡导合理安全的药品服用方法，明白药品是把双刃剑。药物在发挥药效的同时也会给人带来不可回避的不良反应，提示人们在用药前宜仔细斟酌，权衡利弊，学会读懂药品、合理使用。

　　由于编写时间有限，疏漏之处敬请各位读者批评指正。

编　者

2017年1月

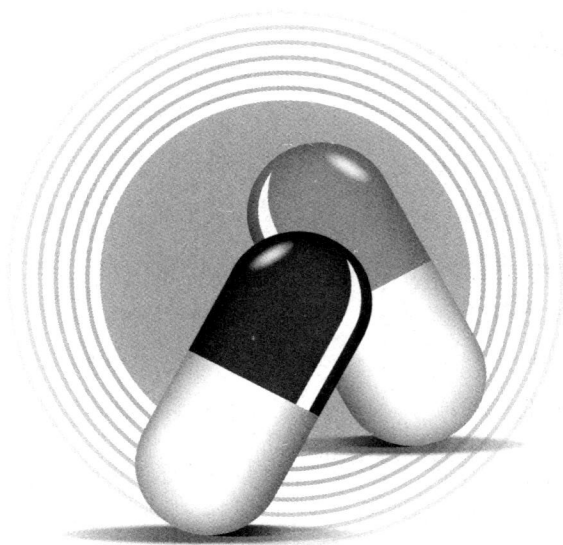

**第一章
读懂药品很简单**

第二章
医药常识应对小伤小病

第一节 呼吸系统疾病 / 20

第二节　神经与神经系统疾病 / 47

第五节　泌尿与生殖系统疾病 / 80

第六节 骨与软组织疾病 / 103

第七节　五官科疾病 / 107

第八节　皮肤科疾病 / 111

第三章
科学挑战慢病和大病

第四节　谨防要命的心肌梗死 / 156

第五节　"时间就是生命"的脑卒中 / 158

第六节　并非甜蜜的糖尿病 / 163

第七节　有"两道门槛"的骨质疏松症 / 176

第四章
这样用药才合理

第一节 按"时"服药 / 192

第二节　正确地应用药品制剂 / 199

第五章
这样用药才安全

第六章
做好家庭药品大管家

第一章

读懂药品很简单

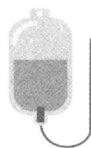

什么是药品?

药品不等同于药物,其源于药物而又有别于药物。其一,药品必须通过政府主管部门审批,并规定有适应证、禁忌证、用法与用量;其二,药品是商品,具有商品学特征(包括通用名、商品名、商标注册名、生产批准文号、生产批号、有效期、标识物、制剂与规格),并可上市流通和销售,是人类用于诊断、预防、治疗疾病,有目的地调节人体生理功能的物质,是人类与疾病抗争的重要武器。其范围包括中药材(中药饮片)及中成药、化学原料药及其制剂、生化药物(生物制品、血清及疫苗、血液制品)、放射性药品和诊断药品等。我国有超过13亿人口,是药品的研发、生产和消费大国。

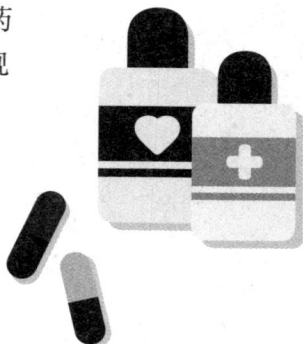

药品作为一类特殊商品,既具有一般商品属性,在商品流通领域中伴随经济规律而沉浮变化,同时又具有特殊性(专属性、双重性、限时性、无价性和可靠性)。

什么是非处方药?

非处方药(简称"OTC")是相对于处方药的一个称谓。顾名思义,即不用医师诊断和开写处方,消费者依据自己所掌握的医药知识,并借助阅读药品说明书,对小伤病自我选用的药品。在国外被称为"可在柜台上买到的药(over the counter)",简称"OTC",这一称谓已约定俗成,并为世界各国所认知。

什么是假药和劣药?

依据《中华人民共和国药品管理法》规定,有下列情况之一者即为假药:药品所含成分的名称与国家标准规定不符合的;以非药品冒充药品或者以其他药品冒充此种药品的。有下列情形之一的药品按假药处置:①国务院卫生行政部门规定禁止使用的；②未取得国家药品批准文号而生产的；③变质不能药用的；④被污染不能药用的。

有下列情形之一的药品为劣药：①药品成分的含量与国家药品标准[《中华人民共和国药典》（2015年版）]规定不符合的；②超过有效期的药品；③其他不符合药品标准规定的药品。

药品的国际通用名、商品名和别名有何区别？

药品的国际通用名又称为国际非专利药品名称（international non-proprietary names for pharmaceutical substance, INN），英文缩写为INN，是由世界卫生组织（WHO）编定的世界通用的药品名称，为国际统一的药品正式名称，可在全球范围内通用。各国药典，包括《中华人民共和国药典》在内均以其命名，国家药典委员会以此编印了《中国药品通用名称》作为药品的中文标准名称（法定名）。在医药专业论文、书籍、药品包装和标识物上必须使用药品国际通用名。

商品名又称为商标名，是由制药生产企业或药品研发公司，为药品上市流通和保护知识产权而注册的商品名，一般在药品名的右上角加注"R"。一种药品由于生产企业、制剂工艺、商标注册、剂型和规格的不同，可能有许多商品名。如对乙酰氨基酚就有必理通、泰诺林、幸福伤风素、百服宁、感诺、一服宁、玉沙等商品名在上市流通。

另有一些药品还有习惯上的称谓，常叫作别名。如对乙酰氨基酚称为扑热息痛，阿司匹林又称为乙酰水杨酸，苯妥英钠也称为大仑丁，哌替啶又叫作杜冷丁。犹如我们的名字，有时又有小名或"外号"一样。

由于非处方药的组分大多是已失去专利和行政保护期限的药物活性成分，因而在激烈的市场竞争中，主要依靠品牌和商品名来保护自己的权益。因此，面对眼花缭乱的药名，民众要格外注意通用名和商品名之间的核对，以防止重复用药。

是否要注意"一药多名"？

我国药品"一药多名"的现象比较严重，鉴于我国的药厂非常之多，同一通用名药品常有多种不同的商品名，在用药上存在较大的安全隐患，易致重复用药、用药过量或导致中毒。如阿奇霉素有希舒美、泰力特、芙奇星、丽珠奇乐等几十个商品名称；对乙酰氨基酚有泰诺、扑热息痛、百服宁、必理通、醋氨酚、泰诺止痛片、退热净、雅司达、泰诺林、斯耐普、一粒清等上百个名称，使人眼花缭乱。因此，必须看清它的通用名称是否一个，以避免重叠服用而导致危险（中毒、不良反应甚至死亡）。

什么是药品规格？

药品规格是指各种药品剂型在外观大小、剂量、性能、标准统一的最小单位剂量。重量以千克（kg）、克（g）、毫克（mg）、微克（μg）等计量单位表示，容量常以升（1）、毫升（ml）、微升（μl）等计量单位表示，浓度以"%"表示。如抗病毒药阿普那韦口服液的规格为：1.5%，10毫升：150毫克。

什么是剂量？

剂量是指一次给药后可产生药品治疗作用的数量，基本以国际制（SI）的单位表示。在药品剂量单位表示上，质量单位有6级：千克（kg）、克（g）、毫克（mg）、微克（μg）、纳克（ng）和皮克（pg）；容量单位有3级：升（L）、毫升（ml）、微升（μl）。但一部分抗生素、性激素、维生素、凝血酶及抗毒素，由于效价不恒定，只能靠生物鉴定的方法与标准品比较来测定。因此，采用特定的"U"（单位）或"IU"（国际单位）表示剂量。如青霉素钠，每1IU等于0.5988微克，或1毫克相当于1676IU，肝素每1毫克不得少于150U。

如何换算药品剂量？

药品剂量与数量一律用阿拉伯数字书写。剂量应当使用法定剂量单位：重量以千克（kg）、克（g）、毫克（mg）、微克（μg）、纳克（ng）为单位；容量以升（L）、毫升（ml）、微升（μl）为单位；有些药品以国际单位（IU）、单位（U）计算。片剂、丸剂、胶囊剂、散剂、颗粒剂分别以片、丸、粒、袋为单位，溶液剂以支、瓶为单位，软膏及乳膏剂以支、盒为单位，注射剂以支、瓶为单位，饮片以剂为单位。

重量换算：1千克=1000克　1克=1000毫克　1毫克=1000微克
　　　　　1微克=1000纳克

容量换算：1升=1000毫升　1毫升=1000微升

因此，在服药前应学会计算剂量。如琥乙红霉素片的剂量为一次口服0.25g或0.5g，标识的每片单位规格是250毫克，按其之间的关系换算即250毫克=0.25克，500毫克=0.5克，因此可服1片或2片。又如维生素B_{12}注射剂每次肌内注射50～200微克，每支规格标识为0.1毫克，依据换算即0.1毫克=100微克。因此，可给予0.05～0.2毫克，即注射1/2～2支。

婴幼儿用药剂量怎样计算？

常用的婴幼儿用药剂量的计算方法有3种。

（1）按年龄计算

婴儿药物剂量=（月龄×成人量）÷150
小儿药物剂量=（年龄×成人量）÷（年龄+12）

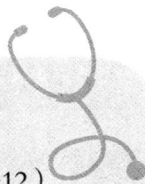

另外，《中华人民共和国药典》（2015年版）附录中，规定了婴幼儿童剂量折算表，也可参考表1–1。

表1–1　婴幼儿童剂量折算表

年龄	剂量（相当成人的若干份）
初生～1个月	成人剂量的1/18～1/14
1～6个月	成人剂量的1/14～1/7

续表

年龄	剂量（相当成人的若干份）
6个月～1岁	成人剂量的1/7～1/5
1～2岁	成人剂量的1/5～1/4
2～4岁	成人剂量的1/4～1/3
4～6岁	成人剂量的1/3～2/5
6～9岁	成人剂量的2/5～1/2
9～14岁	成人剂量的1/2～2/3
14～18岁	成人剂量的2/3～全量

注：本表仅供参考，用时可根据儿童的体质、病情及药品性质等多方面因素酌情决定，若要更加科学严谨，应按儿童的体重或体表面积计算药品剂量。

（2）按体重计算

①若已知儿童的每千克体重剂量，直接乘以体重即可得1日或1次剂量。如口服氨苄西林，剂量标明为1日每千克体重20～80毫克，分4次服用。如儿童体重为15kg，即为300～1200毫克，分成4次，即为1次75～300毫克。

②如不知儿童每千克体重剂量，可按下式计算：

$$小儿剂量=\frac{成人剂量}{60}×小儿体重（kg）$$

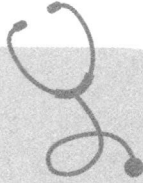

如不清楚儿童的体重是多少，可按下列计算公式得出：

$$1～6个月小儿体重（kg）=月龄×0.6+3$$
$$7～12个月小儿体重（kg）=月龄×0.5+3$$
$$1～10岁小儿体重（kg）=年龄×2+8$$

如所得结果不是整数，为便于服药可微调。用体重计算年长儿童的剂量时，应避免剂量过大，选用剂量下限。反之，对婴幼儿可选择剂量上限以防药量偏低。

③按体表面积计算：按体表面积计算剂量最为合理，适用于各个年龄阶段，包括新生儿及成人。不论任何年龄，其每平方米体表面积的剂量是相同的。对某些特殊的治疗药，如抗肿瘤药、激素应以体表面积计算。

如何按体表面积来计算用药剂量？

①若已知每平方米剂量，直接乘以个人的体表面积即可。
②如不知每平方米体表面积的剂量，可按以下公式计算。

$$小儿剂量=成人剂量\times\frac{小儿体表面积（m^2）}{成人体表面积（1.73m^2）}$$

注：成人平均身高为1.73米。

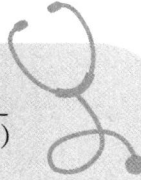

③若不知道体表面积，可根据体重来计算或通过检查表折算（表1-2）。

表1-2　体重与体表面积粗略折算表

体重/kg	体表面积/m²	体重/kg	体表面积/m²	体重/kg	体表面积/m²
3	0.21	8	0.42	16	0.70
4	0.25	9	0.46	18	0.75
5	0.29	10	0.49	20	0.80
6	0.33	12	0.56	25	0.90
7	0.39	14	0.62	30	1.10

哪些药品首次服用需要加倍？

部分药品在第一次服用时需要增加1倍剂量，以使血浆药物浓度迅速达到有效数值，达到杀菌和抑制细菌生长的作用。常见的首剂加倍药物均为抗菌药物（但安全指数大，不会由血浆浓度迅速升高而致中毒），包括磺胺异噁唑、磺胺甲噁唑（新诺明）、复方磺胺甲噁唑（复方新诺明）、磺胺嘧啶、磺胺二甲嘧啶、米诺环素、多西环素（强力霉素）、替加环素、替考拉宁，抗真菌药伏立康唑、氟康唑、卡泊芬净，抗疟药氯喹，糖皮质激素泼尼松、甲泼尼龙、地塞米松等。在重症感染时，也常需首剂加倍（冲击剂量）。此外，微生态制剂三联双歧活菌（培菲康）、地衣芽孢杆菌制剂（整肠生）以及双八面体蒙脱石也需首剂加倍。

什么是药品的有效期？

有效期是控制药品质量的指标之一。因为有相当数量的药品包括抗生素、生物制品（酶、血清、疫苗、抗毒素、胰岛素、绒毛膜促性腺激素）的稳定性不够理想，无论采用何种贮藏方法，若放置时间过久，都会产生变化，降低疗效，增加毒性或刺激性。因此，对不稳定的药品须规定有效期，以免失效或诱发不良反应。根据卫生部1995年11月3日发文对药品有效期的规定："有效期是指药品在一定的贮存条件下，能够保持质量的期限。""药品有效期的计算按生产批号下一个月1日算起，在药品标签内列出有效期限。"依据《中华人民共和国药品管理法》的规定，超过有效期的药品已属于劣药，不能再用。有效期是指可保证药品安全有效的期限，可使用到药品标识物上所标明月份的最后1天，如标示有效期为2016年12月，即指使用到2016年12月31日止。目前，我国药品生产企业对各种药品均规定了有效期，没有有效期限的药品不得上货架。其标识形式为：有效期至×年×月×日或201612。

什么是药品生产批准文号？

生产批准文号是国家食品药品监督管理总局授予药品生产企业（公司）生产、销售药品的法律文件的序号，是药品进入市场流通和使用必不可少的标志。1985年7月1日以前，药品审批由各省、自治区、直辖市组织执行，并授予地方药品批准文号和地方质量标准。自原卫生部（85）卫药字第43号文下达《新药审批办法》后，改为原国家卫生部审评和卫药准字文号。常见的地方生产批准文号如"鄂卫药准字第×号"，指药品经湖北省审评批准后的生产文号；"沪卫药准字第×号"，指药品经上海市审评批准后的生产文号；"京卫药准字第×号"，指药品经北京市审评批准后的生产文号等。自2001年4月起，由原国家食品药品监督管理局（现国家食品药品监督管理总局）决定统一换发药品生产批准文号和标准，以整顿较混乱的药品生产秩序。对由各省、市、自治区批准的地方药品标准（地标），逐步转换为国家标准（国标）。至2004年1月，所有地方标准的清查工作结束，地方标准的药品不得再生产和流通。

药品批准文号格式：国药准字+1个大写英文字母+8位阿拉伯数字。

试生产药品批准文号格式：国药试字+1个大写英文字母+8位阿拉伯数字。

进口药品注册证号格式：1个大写英文字母+8位阿拉伯数字。

英文字母所表示的含义：H为化学药品；Z为中药；B为保健药品；S为生物制品；T为体外诊断试剂；F为药用辅料；J为进口分包装药品。

什么是药品的生产批号？

生产批号是指由同一组方，在规定的限度内具有同一性质和质量，在同一连续生产周期中所生产药品的序号。例如注射剂，以同一配液罐一次所配制的药液所生产的均质产品为一批；粉针剂以同一批原料在同一连续生产周期内生产的均质产品为一批；固体或半固体制剂是指在成型或分装前，使用同一混合设备一次混合量所生产的均质产品。中药制剂的固体制剂是指在成型或分装前，使用同一混合设备一次混合量所生产的均质产品，如采用分次混合。经验证，在规定限度内所生产的一定数量的均质产品为一批；液体制剂和膏剂以在灌装（封）前，经同一台混合设备最后一次混合的药液所生产的均质产品为一批。

目前，生产批号表示的基本类型有两种：一组数字或一组数字加字母。第一种由6~8位的阿拉伯数字（个别为8位以上的）组成，数字与生产日期的年月日有关；第二种由1个字母和几个阿拉伯数字组成，与生产日期和药品的年流水号有关，长度在8位数以内。目前市场上常见的药品批号有6种表示方法：①6位阿拉伯数字：表示生产的年月日，如160610；②8位阿拉伯数字：前4位表示生产的年份，后4位表示生产的月日，如20160610；③字母加数字：字母可在前、后或中间，可有1个至数个；④两组数字间有一个半字线，如040610-2，其中后一组数字在生产企业通常被认为"拖号"，表示同一生产周期内的不同流水线或灭菌柜号；⑤一组数字或字母加数字后不紧密相连地跟有1~2个数字或字母，如20160610A，多为生产企业的内部标记，如工号或班组号；⑥一组数字或字母加数字后不紧密相连地跟有几个数字，如201606100753，多为生产企业的地区邮编、电话区号或销售地区号。

如何确定药物剂型和给药途径?

药品用法是指药物各种剂型以不同给药途径应用到人体的方法，包括口服、注射（皮下、皮内、肌内、动脉、静脉、鞘内、静脉滴注）、滴入、吸入、透入、置入、灌肠和局部给药（含漱、洗涤、湿敷、涂敷、喷雾、直肠或阴道塞入）。药品用法的制定考虑了4个方面因素：①药效出现的快慢；②疾病部位与病理特点；③剂型的特点；④患者的身体状况。大多数药是以口服给予，其给药次数根据药在人体内代谢和排泄的时间快慢（血浆半衰期）而定。大多数药是一日3次给药，在体内代谢和排泄较慢的药，可一日2次，在体内代谢和排泄更慢的药，可一日1次；在体内代谢和排泄较快的药，可一日4~6次或每隔4~6小时给药1次。药物各种剂型最适宜的服用时间，主要是考虑药的最佳吸收和发挥作用的时间；其次是避免或减少药对人体产生的不良反应。服用时间分为晨服、餐前、餐时、餐中、餐后或睡前等。

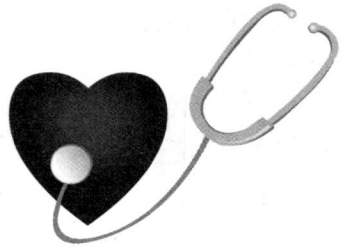

不同的给药途径可以改变药品的效能吗?

可以。由于剂型不同，药物的作用不同。有少数药物由于应用的剂型不同，其药理作用完全不同。如甘露醇注射液，静脉滴注可用于各种原因的脑水肿、颅内高压和青光眼；但作为冲洗剂，则应用于经尿道作前列腺切除术；醋酸氯己定（洗必泰）的水溶液或乙醇溶液则为外用杀菌剂，而制成栓剂则对细菌性阴道炎或宫颈糜烂有较好的治疗效果。

由于剂型不同，同一药物应用的效果不同。治疗疾病，可根据疾病不同时期的症状和特点正确选用不同剂型。如皮肤病，一般急性期局部有红肿、水疱、糜烂时，多选用溶液剂冷湿敷（20分钟），可起到消炎作用；有渗出液者，先用溶液剂湿敷，后用油剂。皮损处于亚急性期时，红肿减轻，渗液减少，可酌情选用糊剂、粉剂和洗剂，以发挥其消炎、止痒、收敛、保护作用；慢性期皮损增厚，呈苔藓样变时，多用软膏和乳膏剂，其穿透力强，作用持久，且有润滑及护肤作用。此外，同一药物，由于剂型的不同，其作用的快慢、强度、作用持续时间也不尽相同。

给药途径的不同也可直接影响药物作用的快慢和强弱，药物作用也会产生变化。如硫酸镁溶液，外敷可消除水肿（50%溶液），口服可导泻（50%溶液）或解除胆管痉挛（33%溶液），静脉注射（25%注射液）可以降压和对抗惊厥。又如尿素，静脉滴注可降低颅脑内压，外用可软化指（趾）甲甲板，抑制真菌生长，用于治疗甲癣。

如何确定药品的应用次数？

药品的应用次数，主要依据下列因素确定：①药品的血浆半衰期的长短；②药品在体内的血浆浓度与治疗所需浓度的比例；③时辰药理学特征；④疾病的时间特征；⑤治疗成本和患者用药的依从性。药品一般一日1次，可放在晨起或晚间服用1次（或任意时间）；一日2次，是指于早、晚每间隔12小时应用1次；一日3次，是指每间隔8小时应用1次；一日4次，是指每间隔6小时应用1次。必要时服用，是指在急需时或病情需要时使用（如心绞痛发作时心前区疼痛，可及时舌下含服硝酸甘油片；急性荨麻疹出现红肿瘙痒，及时服用氯苯那敏片等抗过敏药）。

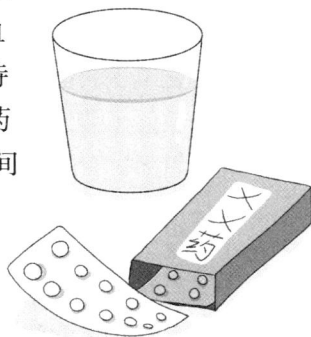

影响药品作用的因素有哪些?

这个问题比较复杂，简而言之，一是药品，二是人体的生物因素。药品因素包括化学结构、作用强弱、给药途径、剂量、剂型、给药时间、给药速度、药物相互作用、配伍等。人体因素包括人种、基因、性别、年龄、病情、病程、用药依从性（按时服药）、肝药酶的活性和亚型、代谢速度（快速、中、慢、极慢）等。

如抗结核药异烟肼在人体内的代谢酶是N-乙酰转移酶，但个体之间差异很大。慢乙酰化者服用后，异烟肼的血浆半衰期为2~4.5小时，血药浓度为5纳克/毫升；快乙酰化者服用后，血浆半衰期为45~110分钟，血药浓度为1纳克/毫升。再者，镇痛药可待因须在体内经肝药酶CTP2D6代谢为吗啡，才产生镇痛作用，但肝药酶的代谢速度可影响其疗效，快代谢型的人会出现中毒，中代谢型的人正好镇痛，而对极慢非代谢型的人则没有效果。

有鉴于此，不要千人一药，也不宜千人一量，用药一定要因人而异，即所谓的"个体化用药"。

新药的效果一定比老药好吗?

所谓新药是指上市时间不足5年的药品，如氟喹诺酮类是一类全合成抗菌药物。按上市年代、进展和结构修饰分为4代药。前2代药已基本淘汰（吡哌酸仍在基层使用）。第3代药的主要特点是抗菌活性明显增强，血浆药物浓度提高，在组织和体液内分布广泛。第4代氟喹诺酮类药抗菌谱广且抗菌作用强，既保留了前3代抗革兰阴性菌的活性，又增强了抗革兰阳性菌的活性，并对军团菌、支原体、衣原体等显示出较强的作用。临床上既用于需氧菌感染，也可用于厌氧菌感染，尚可用于混合感染。

再如头孢菌素，目前有5代产品，多达百余种药品，如1976年上市的第1代头孢拉定，2008年上市的第5代头孢吡普，相隔40多年，但各自的抗菌谱不同，用途也不尽相同，未必能分清哪个好。我们在治疗过敏性干咳时（高气道反应），就应用第1代的抗过敏药氯苯那敏（扑尔敏），其效果好，同时助眠；第2代抗过敏药氯雷他定（开瑞坦）反而不如前者，且有心脏毒性。因此，新药未必好于老药，而老药未必差于新药。

✚ 买药时需要看药品的成分含量吗?

需要。一种化学药成分常常会制造多种剂型和规格,每种规格的剂量(含量)是不同的。如阿司匹林片,有常释片、糖衣片、肠溶片、缓释片、控释片等制剂,每片的含量也有25毫克、50毫克、75毫克、100毫克、125毫克、250毫克、500毫克、750毫克不等。因此,用药前必须看清含量,否则一是减弱疗效,二是剂量过大,会导致中毒或出现不良反应。

● 复方制剂与复合制剂有何不同?

复方和复合虽然都表示由几种药物成分组成,但本质上却完全不同。

复方指几种不同类别的药物混合而成的制剂,其后的药品名称是指处方中的主药,如复方苯乙哌啶片,由苯乙哌啶、阿托品等组成,两者皆有治疗作用,但以苯乙哌啶为主,故而得名。

复合指由几种同类别的药物组成的制剂,当然也允许有其他类别的药物,但仅有同类别药物组成已构成"复合"之意,如复合维生素B,它由维生素B_1、B_2、B_6复合而成,并以此为主,但还含烟酰胺、泛酸钙等,因此以"复合维生素B"命名。又如复合磷酸酯酶片,由麦芽中提取的多种酶(主要是磷酸二酯酶、磷酸单酯酶)组成,这些酶都具有磷酸酯酶的活性,可看成一类药,因此也有了"复合"之名。

🛢️ 完整的药品标识物应包括哪些内容?

药品标识物(俗称说明书)包括两个部分,一部分称为内包装,是指在药瓶、铝箔袋、锡管、铝塑泡眼上贴印的标签(俗称瓶签);另一部分称外包装,是指药盒贴的标签和药品说明书;介于其中的为中包装。

(1)内包装标签:既为消费者提供药品信息,又是产品本身的外观形象。它包括7项内容:产品名称(包括国际非专利名和商品名、英文名、汉语拼音),产品中的活性成分、非活性成分,内容物的净含量(包括某些组分,如乙醇、生物碱等含量),适应证,用法用量,注意事项及忠告,注册号及商标、贮存条件、有效期、生产批准文号、生产批号、生产商、包装商名称。标签还可反映出药品是处方药还是非处方药。使用非处方药专有标识时，药品的说明书和外包装可以单色印刷，在非处方药的专有标识下方标识有"甲类"或"乙类"字样。其他包装按国家食品药品监督管理总局颁布的色标要求印刷。

（2）外包装：药品最大的外包装。外包装物标识有品名、剂型、规格、单位剂量、总包装量，有防伪（条形码、荧光图形）和防拆（防拆线、贴封）标志、注册商标、生产批准文号和生产批号。此外，还有生产公司、地址、咨询电话，患者在用药过程中一旦出现问题，即可与厂家联系，寻求帮助、解释或指导。

（3）药品说明书。

怎样读懂药品说明书？

药品说明书是药品生产单位对药品主要特性及技术标准的介绍，是医师、药师、护士和患者合理用药的科学依据。药品生产单位对药品说明书内容的真实性要承担法律责任。药品说明书包含有关药品的安全性、有效性等基本科学信息，既能指导用药，又可说明滥用的危害。依据2001年6月22日原国家食品药品监督管理局（现国家食品药品监督管理总局）国药监注〔2001〕294号通知《药品说明书规范细则》（暂行），规范的药品说明书应包括下列各项：【药品名称】〔通用名、曾用名、商品名、英文名、汉语拼音、主要成分及其化学名称、结构式（注：复方制剂应写为"本品为复方制剂，其组分为："）〕【性状】【药理毒理】【药代动力学】【适应证】【用法用量】【不良反应】【禁忌证】【注意事项】【妊娠及哺乳期妇女用药】【儿童用药】【老年患者用药】【药物相互作用】【药物过量】【规格】【贮藏】【包装】【有效期】【批准文号】（或注册批准文号）【生产企业】（企业名称、地址、邮政编码、电话号码、传真号码、网址）。

家庭常备药有哪些？

每个家庭都会有一些常备药，用以治疗一些简单的常见小病，如头痛、感冒、腹泻、胃胀等。这些常备药分为口服和外用两类。

1．口服药品

（1）镇静催眠药：地西泮（安定）、艾司唑仑（舒乐安定）具有镇静、催眠等作用。失眠者可于睡前服用，但久服易成瘾。

（2）抗眩晕药：茶苯海明（晕海宁）适于患晕动病者乘车、船、飞机前半小时服用，能避免眩晕、呕吐等反应。

（3）解热镇痛药：对乙酰氨基酚（扑热息痛）、双氯氯酸（扶他林）、布洛芬可用于治疗感冒、发热、头痛、神经痛与关节痛等。

（4）抗血小板药：阿司匹林既能退热、止痛、抗炎，小剂量还可对抗血小板聚集，预防血栓和动脉不良事件大一、二级预防。最好用阿司匹林肠溶片。

（5）镇咳药：咳必清宜用于频繁干咳，但痰多、黏稠者禁用。必咳平能使痰液变稀容易咳出，可维持疗效7小时左右。复方甘草合剂片（棕色合剂片）不仅止咳，且有化痰功效，用于伤风感冒与急性支气管炎初期，但2岁以下小儿忌服。

（6）平喘药：氨茶碱可用于多种哮喘，但急性心肌梗死伴有血压显著降低者忌用。沙丁胺醇（舒喘灵）可防治支气管哮喘、哮喘型支气管炎和肺气肿患者的支气管痉挛。

（7）抑酸药：西咪替丁、雷尼替丁或奥美拉唑适用于反酸、十二指肠球部溃疡、胃溃疡及反流性食管炎等，宜清晨与临睡前服。

（8）助消化药：酵母片、多酶片适用于消化液分泌不足，造成食物消化发生障碍，或饱餐过食；某些肠道传染病的恢复期出现功能性消化不良时，可在饭时服用多酶片。乳酶生（表飞明）可用于腹胀、腹泻。

（9）抗菌药物：复方磺胺甲噁唑（复方新诺明）可用于支气管炎、肺部感染、尿路感染及菌痢等，但过敏者禁用。黄连素可治疗红眼病与菌痢、急性肠胃炎等疾病。氟哌酸、诺氟沙星可用于治疗呼吸道、泌尿道、肠道和阴道等感染性疾病，但胃溃疡者慎用，18岁以下儿童、妊娠及哺乳期妇女禁用。甲硝唑（灭滴灵）适用于厌氧菌感染、牙周炎及滴虫、阿米巴原虫等感染。头孢拉定胶囊可用于呼吸道、泌尿道、肠道等轻度感染。

（10）解除平滑肌痉挛药：颠茄片、山莨菪碱、阿托品片适用于胃、十二指肠溃疡及其轻度绞痛，但青光眼患者禁用。

（11）抗过敏药：氯苯那敏（扑尔敏）、阿司咪唑（息斯敏）、氯雷他定（开瑞坦），可用于过敏、皮疹、过敏性鼻炎、结膜炎、风疹等疾患。

（12）中成药：六神丸为消肿解毒药，可用于急性扁桃体炎、咽喉炎、痈疽疮疖等症，勿超量服用，以防中毒。牛黄解毒片可用于治疗目赤、咽喉炎、急性扁桃体炎、口腔溃疡、齿龈炎和疖肿等症。云南白药有止血、祛瘀功效，既可用于外伤，又能治疗胃肠、子宫等内出血。孕妇忌用。速效救心丸可用于治疗心绞痛。

2．外用药品

（1）甲紫（紫药水）：用于局部未破损的皮肤，有收敛作用，但严禁涂布于口腔及黏膜或开放性的伤口上，以免带来严重危害和颜色污染。

（2）碘酒：用于治疗疖子初起、皮肤擦伤、毒虫咬伤、无名肿毒等症。但已破损的皮肤及伤口黏膜不宜使用。

（3）酒精：75%浓度用于皮肤与体温表消毒，50%酒精涂擦皮肤，既可防治褥疮，也可作为高热患者的降温措施之一。

（4）高锰酸钾：0.1%溶液可用于肛裂、痔疮、妇女外阴炎症等。勿用开水溶解，因其易分解，溶液变褐紫色便已失效。

（5）风油精：能提神醒脑，可防治晕车、头痛及蚊叮虫咬等症。

（6）创可贴：用于小外伤、刀伤、烧烫伤或皮肤裂口。

✚ 节假日期间的常备药有哪些?

节假日期间人们可能出去旅游、外出探亲、闲逛、聚会，应准备哪些药品来应对这期间的突发事件呢?

幼儿用的退热剂、退热贴、温度计、胶布、助消化药等是必备药。

（1）抗高血压药：硝苯地平（心痛定）、利血平氨苯蝶啶片（北京降压0号）、氨氯地平（络合喜）等可有效降低血压，用于高血压或悲喜所致的急性高血压。

（2）抗心绞痛药：硝酸甘油、硝酸异山梨酯（消心痛）、硝苯地平（心痛定）等，可用于缺血、缺氧导致的心绞痛。

（3）解热镇痛药：对乙酰氨基酚（扑热息痛、泰诺）、双氯芬酸纳（扶他林）、布洛芬可用于感冒、发热、头痛、神经痛与关节痛等。

（4）抗感冒药：美扑伪麻、酚麻美敏胶囊、双扑伪麻、氨酚伪麻、伪麻那敏、氨酚曲麻等制剂。用于普通感冒的对症治疗。

（5）抑酸药：西咪替丁、雷尼替丁或奥美拉唑适用于反酸、十二指肠球部溃疡、胃溃疡及反流性食管炎等，在清晨与临睡前服。

（6）助消化药：酵母片、多酶片适用于消化液分泌不足，造成食物消化发生障碍，或饱餐过食；某些肠道传染病的恢复期出现功能性消化不良时，可在饭时服用多酶片。乳酶生（表飞鸣）可用于治疗腹胀、腹泻。

其他常用的外用药，家庭中也应常备。

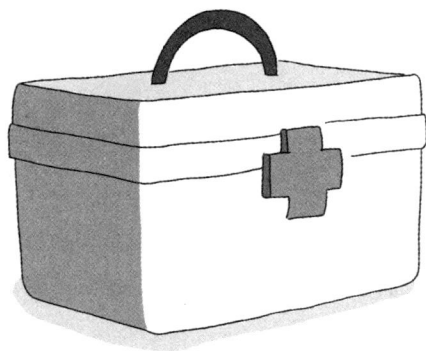

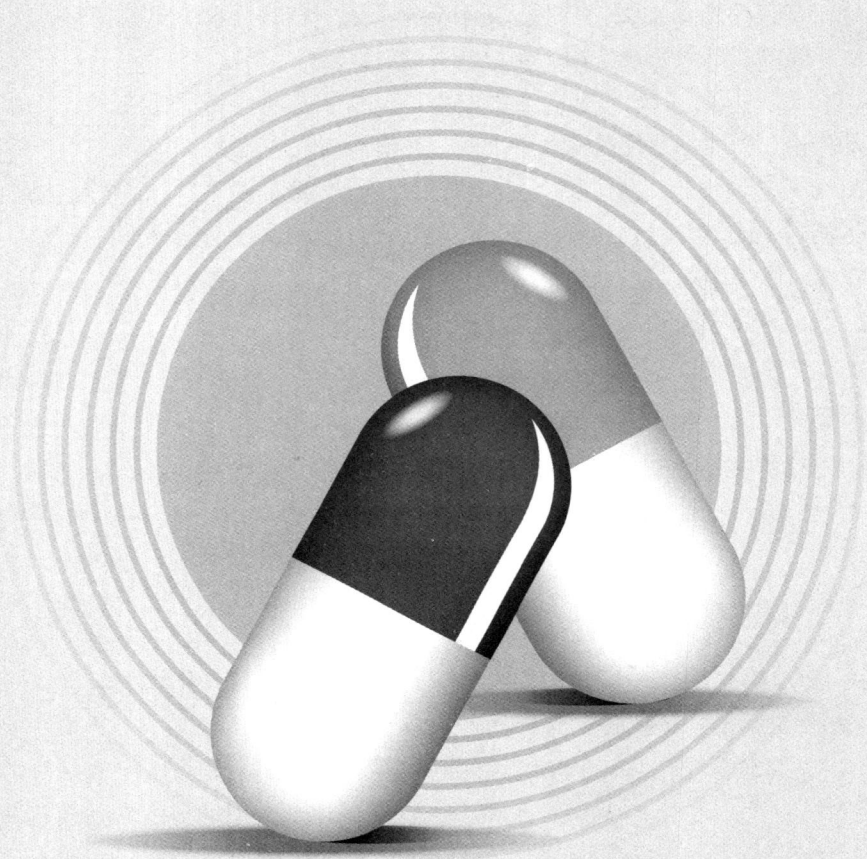

第二章

医药常识应对
小伤小病

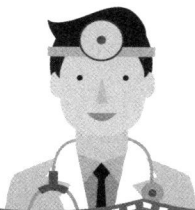

　　自我药疗是我国卫生保健体系的重要组成部分，是指在没有医师或其他医务工作者的指导下，凭借自己所掌握的医药知识，或阅读书籍及药品说明书，恰当地应用非处方药，用以缓解轻度、短期的症状及不适，或治疗程度轻微的疾病。

　　因此，本着对健康负责的原则，对付常见小伤小病，基本的医药知识必须掌握。

第一节 呼吸系统疾病

感冒和流行性感冒是一回事儿吗?

感冒十分常见,它是由病毒感染而引起的急性上呼吸道的炎症,尤以儿童、老人、妊娠期妇女、营养不良、体质虚弱、疲劳和生活不规律者最易感染。感冒在一年四季均可发病,尤以冬、春二季较为多见。根据病原体、传播和症状的不同,分为上呼吸道感染(上感)和流行性感冒(流感)。可见,感冒和流行性感冒不是一回事儿。

(1)感冒:俗称伤风或急性鼻卡他,由鼻病毒、腺病毒、柯萨奇病毒、冠状病毒、副流感病毒等感染而致,其中鼻病毒常引起"鼻感冒",腺病毒常引起"夏感冒",埃可病毒和柯萨奇病毒常引起"胃肠型感冒"。感冒的传播途径有两种:一是直接接触传染;二是由感冒者的呼吸道分泌物(鼻黏液、打喷嚏或咳嗽产生的气溶胶)而传染。如感冒者以其鼻黏液传播病毒,污染手或室内物品,再由此到达易感者之手,进而接种于鼻黏膜上。此外,人们对感冒病毒的易感性,也受许多因素的影响,如环境、体质、情绪等。

(2)流行性感冒(简称流感):常由流感病毒引起,一年四季皆可发病,但以冬、春二季较多,起病急,传染性强,往往在短时间内使很多人患病。流感一般2~3年小流行1次,多由B型病毒所致。如果发生大的变异出现新的亚型,人体对新的亚型完全缺乏抵抗力,将会引发大的流行,大约15年发生1次。散发的流感多由C型病毒所致。儿童对流感病毒的抵抗力弱,发病率高于成年人,其中以5~14岁儿童高发。流感潜伏期为数小时至4天,并发症(如肺炎、心肌炎、心肌梗死、哮喘、中耳炎)较多,年老人和体弱者易并发肺炎。

谁是流行性感冒传播的罪魁祸首?

流感传播的罪魁祸首是流感病毒。流感常常由流感病毒A型、B型、C型及变异型等(或者叫作甲、乙、丙型及变异型)所引起,病毒的外观和形态看起来,像球形或丝状形,其中A、B两型病毒的外部有糖蛋白层,内含血凝素和神经氨酸酶,极易发生变异;C型病毒含有血凝素,但不含神经氨酸酶,所以很少发生变异。

流感的病原主要是患有流感患者或隐形感染者,主要通过空气的飞沫传播,或由患者在打喷嚏、咳嗽、说话时所喷出的飞沫感染,其传染性极强,传播速度非常迅速,极易造成大流行。流感的并发症比较多,如肺炎、心肌炎、哮喘、中耳炎等,儿童、年老人和体弱患者易并发肺炎。其潜伏期长者为4天,短者才2~6小时,一般为1~2天。

怎样区分感冒和流感?

感冒发病急促,初起时常常会有卡他症状(即没有细菌或病毒感染的局部不适症状),后期才会出现全身症状。严重时可继发细菌感染,但普通感冒不会造成大的流行,并少见并发症。常见症状主要表现为:

(1)全身有畏寒、疲乏、无力等不适,有时有轻度发热或不发热、头痛、四肢痛、背部酸痛、食欲减退、腹胀、便秘等;小儿则可能伴有高烧、呕吐、腹泻等症状。

(2)鼻塞,病毒进入鼻黏膜细胞,释放出引起发炎的物质,使鼻腔及鼻甲黏膜充血、流鼻涕,或有水肿,同时嗅觉减退。

(3)打喷嚏,感冒后病毒进入鼻黏膜的细胞,黏膜细胞会释放出引起发炎的物质,鼻涕增多,使黏膜肿胀。肿胀的黏膜产生较多的脓性黏液,有一部分会流出来,这就是流鼻涕。打喷嚏是由于鼻神经末梢觉察到鼻黏膜肿胀,大脑便做出反应,命令有关肌肉出现动作,便会打喷嚏。

(4)咽部可有轻、中度充血,咽喉肿痛、咽干燥感、声音嘶哑和咳嗽等症状。

(5)血常规检查可见白细胞计数仍属于正常或偏低。当并发细菌性感染时,则白细胞计数增多。

流感发病急骤,局部和全身症状表现较为严重。其可分为4种类型。

（1）单纯型：全身酸痛、周身不适、食欲减退不想吃饭、乏力、高热、头痛、畏寒等；上呼吸道症状可能有流涕、鼻塞、喷嚏、咽喉痛、干咳、胸背后痛和声音嘶哑等，典型病程大约1周。

（2）肺炎型：在流行期间多见于小儿及老年体弱者，临床可见持续高热、呼吸困难、咳嗽、紫绀及咯血等，肺部可听到湿性罗音。

（3）胃肠型：除全身症状外，尚有恶心、呕吐、腹痛、腹泻等胃肠道症状，典型病程2~4天，可迅速康复。

（4）神经型：表现为高热不退、头痛、谵妄，以致昏迷。儿童可见抽搐。

治疗感冒就是对症选药？

感冒为自限性疾病（病程大约3~7天，症状多在感染病毒的1~2天后出现），原则上尽量不用药，对并发症状较重者宜采用对症治疗（解热、镇痛、镇咳、祛痰、减轻鼻充血等），以缓解症状。应用抗生素和抗病毒药应十分谨慎，必须严格控制用药指征。治疗感冒的原则是多饮水（白开水、果汁），其次才是对症用药！

（1）感冒后有微热或流感后出现高热，并伴有明显的头痛、关节痛、肌肉痛或全身酸痛，可选服含有非甾体抗炎药的对乙酰氨基酚、阿司匹林、贝诺酯、布洛芬等。其中：①阿司匹林，成人一次300~600毫克，一日3次；②贝诺酯，成人一次500~1500毫克，一日3~4次；0.5~1岁的小儿一次25毫克/公斤体重，1~2岁幼儿一次250毫克，3~5岁儿童500毫克，均一日3次，6~12岁儿童一次500毫克，一日4次。③对乙酰氨基酚，成人一次300~600毫克，一日3~4次；一日剂量不超过2000毫克；儿童一次10~15毫克/公斤体重，每隔4~6小时给予1次；或一日1500毫克/（米²）分4~6次服，每隔4~6小时给予1次；12岁以下的小儿每24小时不超过5次量，一般不超过3天；④布洛芬，一次200~400毫克，每隔4~6小时给予1次，一日最大剂量为2400毫克。缓释剂型一次300毫克，一日2次，儿童一次5~10毫克/公斤体重，一日3次。

（2）感冒初始阶段可出现卡他症状，如鼻腔黏膜血管充血、喷嚏、流泪、流涕、咽痛、声音嘶哑等，可选服含有盐酸伪麻黄碱或氯苯那敏的制剂，如美扑伪麻、酚麻美敏胶囊、双扑伪麻、氨酚伪麻、伪麻那敏、氨酚曲麻等制剂。

（3）对伴有咳嗽者，可选服有氢溴酸右美沙芬的制剂，如酚麻美敏、美酚伪麻、双酚伪麻、美息伪麻、伪麻美沙芬等制剂。

（4）为对抗病毒，抑制病毒合成核酸和蛋白质，并抑制病毒从细胞中释放。可选服有抗病毒成分金刚烷胺、金刚乙胺的制剂，如复方酚咖伪麻（力克舒）胶囊、复方氨烷胺胶囊。

（5）为缓解鼻塞，局部选用1%麻黄碱、萘甲唑啉滴鼻剂、羟甲唑啉滴鼻剂、赛洛唑啉滴鼻剂等，使鼻黏膜血管收缩，减少鼻黏膜出血，改善鼻腔通气性。

得了感冒是否要服抗病毒药？

一般感冒无需服用抗病毒药，主要因为流感病毒A、B两型极易发生变异；其次，由于病毒的结构和增殖方式不同于细菌，缺乏自身繁殖的酶系统，必须寄生于人体细胞内，借助于人体细胞的酶系统合成其自身的核酸和蛋白质才能生长繁殖，这就使药物在对病毒产生作用的同时必须先要杀伤人体的正常细胞，使抗病毒药的应用受到限制。另外，病毒感染的临床症状常在病毒生长的高峰后2天才会出现，也导致药物的作用滞后，成为"马后炮"。因此，仅当患有严重流感时才考虑服用抗病毒药。

（1）金刚烷胺和金刚乙胺（立安）有抑制亚洲A型流感病毒活性的作用，抑制病毒核酸脱壳，干扰病毒的早期复制，使病毒增殖受到抑制。对无合并症的流感病毒A感染早期，成人一次100毫克，一日2次，连续3～5天；儿童一日分别服用3毫克或5毫克/公斤体重，分2次服用，连续5～10天。

（2）病毒神经氨酸酶抑制剂可选扎那米韦吸入给药一次10毫克，一日2次，或口服奥司他韦（达菲），一次75毫克，一日2次，连续5天，但神经氨酸酶抑制剂宜及早用药，在流感症状初始48小时内使用较为有效。

常搭配使用的抗感冒药有哪些？

由于感冒发病急促，症状复杂而多种多样，迄今尚无一种药物能解决所有问题。因此，采用单一用药不可能缓解所有症状，一般多采用复方制剂。

常用的组方搭配有：①非甾体解热镇痛药：感冒发热的温度虽不高，但常伴有疼痛（头痛、关节痛、肌肉痛），解热镇痛药可退热、缓解头痛和全身痛，常用阿司匹林、对乙酰氨基酚、贝诺酯、双氯芬酸等；②鼻黏膜血管收缩药：减轻鼻窦、鼻腔黏膜血管充血，解除鼻塞症状，有助于保持咽鼓管和窦口通畅，如盐酸伪麻黄碱；③抗过敏药：组胺拮抗剂可使下呼吸道的分泌物干燥和变稠，减少打喷嚏和鼻溢液，同时具有轻微的镇静作用，如氯苯那敏（扑尔敏）、特非那丁和苯海拉明等。④中枢兴奋药：有些制剂中含有咖啡因，一是为了加强解热镇痛药的疗效，二是拮抗抗过敏药的嗜睡作用；⑤蛋白水解酶：改善体液局部循环，促进药物对病灶的渗透和扩散，如菠萝蛋白酶；⑥抗病毒药：抑制腺病毒、流感病毒、鼻病毒等复制，如金刚烷胺、人工牛黄、吗啉胍；⑦镇咳药：氢溴酸右美沙芬可抑制延髓部位的咳嗽中枢，镇咳作用强大且无成瘾性。

如何通过药品名称识别抗感冒药的组成成分？

上文提到，一种抗感冒药常常由2～7类药理作用不同的药物成分组成，称为复方制剂。但多个药品名称排列起来太长，所以采用简称排列，以方便流通、使用。各类药品的代号不同，如解热镇痛药对乙酰氨基酚分别简称"氨酚"或"芬""酚""分""扑"，阿司匹林简称"阿"，贝诺酯简称"贝"，布洛芬简称"布"；抗过敏药氯苯那敏简称"敏"，苯海拉明简称"苯"，特非那丁简称"特"；镇咳药氢溴酸右美沙芬简称"美"；缓解鼻塞药盐酸伪麻黄碱简称"麻""伪麻"；协助镇痛的中枢兴奋药咖啡因简称"咖"；中枢镇静药苯巴比妥简称"苯"，牛黄称为"黄"；抗病毒药葡萄糖酸锌简称"葡锌"，盐酸金刚烷胺简称"烷胺"。因此，抗感冒复方制剂的药名实际上是各药缩写的组合，如特酚伪麻片含有特非那丁、对乙酰氨基酚、盐酸伪麻黄碱；氨酚咖伪麻胶囊含有对乙酰氨基酚、咖啡因、伪麻黄碱；氨酚烷胺咖敏胶囊含有对乙酰氨基酚、盐酸金刚烷胺、人工牛黄、咖啡因、氯苯那敏。常用的抗感冒药的组成如表2-1。

哪些人不宜服用或应慎用抗感冒药？

抗感冒药常由2～7类药理作用不同的药物成分组合而成，同时也把许多药物的禁忌证、不良反应组合起来，使得有些人群不宜服用或应慎用（表2-2）。

表2-1　常用抗感冒药的组成成分

药品名称	解热镇痛药		缓解鼻塞药	抗过敏药			中枢兴奋药	抗病毒药	镇咳药		镇静药
	阿司匹林	对乙酰氨基酚	伪麻黄碱	氯苯那敏	特非那丁	苯海拉明	咖啡因	金刚烷胺	右美沙芬	牛黄	苯巴比妥
阿苯片	●										●
氨酚伪麻片（达诺日片）		●	●								
苯酚伪麻片（达诺夜片）		●	●			●					
氨酚伪麻片（代尔卡日片）		●	●								
氨酚伪麻滴剂（时美百服宁）		●	●								
双扑伪麻片（银得啡）		●	●	●							
特酚伪麻片（丽珠感乐）		●	●		●						

续表

药品名称	解热镇痛药		缓解鼻塞药	抗过敏药			中枢兴奋药	抗病毒药	镇咳药	镇静药	
	阿司匹林	对乙酰氨基酚	伪麻黄碱	氯苯那敏	特非那丁	苯海拉明	咖啡因	金刚烷胺	右美沙芬	牛黄	苯巴比妥
氨酚伪敏颗粒剂（服克）		●	●	●							
美扑伪麻片（康得）		●	●						●		
美息伪麻片（白加黑日片）		●	●						●		
美息伪麻片（白加黑夜片）		●	●			●			●		
双扑伪麻片（儿童小白片）		●	●						●		
氨咖愈敏口服液（平安口服液）		●		●			●				

续表

药品名称	解热镇痛药		缓解鼻塞药	抗过敏药			中枢兴奋药	抗病毒药	镇咳药	镇静药	
	阿司匹林	对乙酰氨基酚	伪麻黄碱	氯苯那敏	特非那丁	苯海拉明	咖啡因	金刚烷胺	右美沙芬	牛黄	苯巴比妥
氨酚烷胺胶囊（快克、感康）		●		●			●	●		●	
双分伪麻片（百服宁日片）		●	●						●		
美扑伪麻片（百服宁夜片）		●	●	●					●		
酚咖片（加合百服宁）		●					●				
美扑伪麻口服液（祺尔百服宁）		●	●	●					●		
酚咖黄敏胶囊（速效伤风胶囊）		●		●			●			●	

续表

药品名称	解热镇痛药		缓解鼻塞药	抗过敏药			中枢兴奋药	抗病毒药	镇咳药	镇静药	
	阿司匹林	对乙酰氨基酚	伪麻黄碱	氯苯那敏	特非那丁	苯海拉明	咖啡因	金刚烷胺	右美沙芬	牛黄	苯巴比妥
新速效感冒片（扑感灵）	●			●			●	●		●	
酚咖伪麻胶囊（力克舒）		●	●				●				
氨酚伪麻那敏（诺诺感冒片）		●	●	●							
氨酚伪麻那敏（康利诺片）		●	●	●							
酚麻美敏片（泰诺感冒）		●	●	●					●		
酚麻美敏（泰诺儿童感冒口服液）		●	●	●					●		

28

表 2-2　常用抗感冒药的慎用人群或禁忌证

药品名称	解热镇痛药		缓解鼻塞药	抗过敏药			中枢兴奋药	抗病毒药	镇咳药	镇静药	
	阿司匹林	对乙酰氨基酚	伪麻黄碱	氯苯那敏	特非那丁	苯海拉明	咖啡因	金刚烷胺	右美沙芬	牛黄	苯巴比妥
胃消化性溃疡	●			▲	▲	▲	●				●
出血倾向者	●										
高血压者	●		●	▲	▲	▲		▲			
鼻息肉	●										
哮喘者	●		▲	▲	▲	▲					●
血管神经水肿	●										
呼吸衰竭			▲					▲	●		
甲状腺功能亢进			▲					▲			
青光眼				▲	▲	▲					

农村安全用药知识读本

续表

药品名称	解热镇痛药		缓解鼻塞药	抗过敏药			中枢兴奋药	抗病毒药	镇咳药		镇静药
	阿司匹林	对乙酰氨基酚	伪麻黄碱	氯苯那敏	特非那丁	苯海拉明	咖啡因	金刚烷胺	右美沙芬	牛黄	苯巴比妥
尿梗阻											
癫痫				▲				▲			
前列腺增生				●		▲					
精神病史者								●	▲		
心功能不全			▲	▲	▲			▲			
肝功能不全	▲	▲		▲	▲						●
肾功能不全	▲	▲						▲			●
老年人	▲		▲	▲	▲			●			
小儿	●			●		●		●	●	▲	
妊娠哺乳妇女	●		●	●	●	●	●	●	●		●
过敏者	●	●	●	●	●	●		●	●		
驾驶、精密及高空作业								▲			●

注：●为禁用，▲为慎用。

30

感冒时怎样根据辨证分型来服用中成药?

中医学根据病因将感冒分为风寒、风热、暑湿、气虚型等4型，用药上也有区别。

（1）风寒型：表现为恶寒重、发热轻、头痛、关节痛、鼻塞声重、流清鼻涕、口不渴，咳嗽时吐白稀痰，咽喉疼痛不太明显，或仅见咽痒、舌不红、苔薄白，宜宣肺散寒，辛温解表。宜选下列的药品：风寒感冒冲剂、午食茶颗粒、感冒冲剂、感冒清热颗粒、杏苏止咳糖浆（冲剂）、感冒颗粒、风寒感冒颗粒、感冒清热口服液、感冒软胶囊、荆防颗粒、通宣理肺颗粒（片）、小儿清感灵片、杏苏感冒颗粒、正柴胡饮颗粒。

（2）风热型：表现为发热重、恶寒轻，或微恶风、咽干而疼痛，甚至咽喉、扁桃体肿痛，鼻塞、流黄鼻涕、口渴想喝水，咳嗽吐黏痰，舌边尖红，苔薄黄，宜辛凉解表。可选择双黄连口服液、感冒退热颗粒、板蓝根冲剂、桑菊感冒片、银翘解毒片、银翘解毒冲剂、维C银翘片、羚羊感冒片、银黄片、柴胡滴丸、柴黄颗粒（冲剂）、儿感退热宁口服液、重感灵片、热炎灵颗粒、复方感冒灵颗粒、贯防感冒片、复方桑菊感冒颗粒、感冒灵颗粒、贯黄感冒颗粒、银紫合剂、解肌清肺丸、芎菊上清丸（片）、三金感冒片、抗病毒口服液等。

（3）暑湿型：多因受暑湿引起头晕、烦闷、口渴、呕吐或腹泻，可伴发热、恶寒、头痛或全身痛、不思饮食、舌苔白腻。宜清热祛暑，祛湿除瘟，清气分热，芳香化浊。可考虑服用藿香正气丸（软胶囊）、抗病毒口服液、六合定中丸、十滴水软胶囊、仁丹、复方香薷水、广东凉茶或外敷清凉油、薄荷锭。

（4）气虚型：多因身体虚弱引起疲乏、头晕、烦闷、口渴、呕吐或腹泻、发热、恶寒、头痛，宜用扶正解表剂。包括参苏感冒片、参苏胶囊、参苏颗粒、玉屏风散、参苏宣肺丸、人参败毒胶囊、体虚感冒合剂。

儿童感冒可口服小儿感冒颗粒（冲剂）或口服液。小儿外感高热、头痛、咽喉肿痛、鼻塞、流涕、咳嗽、大便干结者，可口服小儿热速清口服液。

一个敏感的话题——得流感后是否服用抗生素?

得了流感后是否服用抗生素？这是一个非常敏感的话题，需要辩证地回答。得了流感后不宜服用抗生素，原因如下：①抗生素对病毒没有杀灭和抑制病毒颗粒复制作用；②滥用抗生素会出现药品不良反应（眼耳、肝肾、骨髓、精神和神经毒性），诱发细菌耐药性；③抗生素可抑制网状内皮系统功能，降低人体自身的免疫功能；④部分青霉素类和头孢菌素类抗生素在肝脏微粒体中，与维生素K竞争性结合谷氨酸-γ羟化酶，抑制肠道正常菌群，减少维生素K合成，导致维生素K依赖性凝血因子合成障碍而减少，导致出血、术后渗血，长期应用时（14天以上）宜适当补充维生素K、B；⑤滥用抗生素可使人体肠道菌群失调，使肠道内正常菌株和敏感的菌群被杀死，不敏感的机会菌株乘机感染，导致肠道内微生态失衡，易发生抗生素相关性腹泻（羧状芽孢杆菌）或二重感染（真菌）。

在正常情况下，寄生鼻咽部的细菌仅停留在黏膜表面，不致病，只在病毒感染时破坏局部抵抗力，使细菌易由表面侵入黏膜下，造成鼻窦、中耳、乳突、淋巴结及肺部等炎症。因此，患流感后极易继发细菌感染，病毒在咽喉部繁殖引起发炎，咽喉部细胞失去抵抗力，细菌会乘机繁殖，并发机会性细菌（A族乙型溶血性链球菌、肺炎链球菌、流感嗜血杆菌、支原体）感染如化脓性扁桃体炎、咽炎、支气管炎和肺炎。表现有：①高热不退、呼吸急促、疼痛、咳嗽、咳痰；②血象中白细胞计数和中性粒细胞升高并有核左移、细胞浆中可见中毒颗粒；如婴幼儿白细胞总数低下，但中性粒细胞仍升高；③C反应蛋白（CRP）异常升高（≥10微克/毫升）；④消化不良、食欲减退、恶心、呕吐等；⑤张口检查可见咽部红肿充血、颈淋巴结肿大。严重者甚至引起水肿，常因水肿而阻塞咽喉，导致呼吸困难；⑥X光片和胸透检查表现为肺纹理增粗及肺内有斑片状的阴影等。这些提示病情较为严重。此时，往往要及时服用抗生素（如氨苄西林、头孢氨苄、头孢呋辛酯、头孢地尼、头孢泊肟酯、阿奇霉素）。抗生素可通过杀灭或抑制细菌成长而起到抗感染作用。但联合应用抗生素的指征应严格控制，凭执业医师处方或在医师指导下应用。

咳嗽？你可能得了哪种病？

咳嗽多见于冬、春季，其实咳嗽是人体一种保护性呼吸道的反射，是呼吸道（口腔、咽喉、气管、支气管）受到刺激（炎症、异物）后，由神经末梢发出冲动传入延髓咳嗽中枢引起的一种生理反射。通过咳嗽排出分泌物或异物（如黏痰、细菌体、纤维），保持呼吸道的清洁和通畅。因此可以说，咳嗽是一种有益的动作，有时也可见于健康的人。您可以仔细地区分一下自己属于哪种情况。

（1）感冒：发病急，常伴有流鼻涕、打喷嚏、鼻塞、嗅觉减退、咽喉痛、咽部轻度或中度充血，声音嘶哑及咳嗽。

（2）上呼吸道感染：可有头痛、发热、畏寒、乏力、流鼻涕，测体温时可高达39~40℃。并出现频繁咳嗽，早期为刺激性干咳，恢复期咳嗽有痰。

（3）急性支气管炎：起病较急，有畏寒、低热、头痛、鼻塞、流涕、喷嚏、咽痛、声嘶等感冒症状；之后出现咳嗽，初始为刺激性干咳，随后有黏液性或黏性脓痰，少数人痰中带血，一般持续3~5天，少数可持续2~3周。

（4）慢性支气管炎：有慢性咳嗽。

（5）支气管哮喘：发作前常有鼻塞、流涕、喷嚏、咳嗽、胸闷等先兆，大多有呼气性困难，哮喘并有哮鸣音，继而咳嗽和咯痰，痰液多为白色或黄色。

（6）药品不良反应所致的咳嗽：有20%左右的咳嗽是由用药（尤其是抗高血压药）所引起的，此时应用镇咳药无效，宜及时停药或换药。

如何依据咳嗽的表现症状选药？

由于咳嗽的病因或性质不同，因而咳嗽的表现也不尽相同。有时服用镇咳药后常感觉效果不佳，甚至几天下来也不见效果，那或许是选药和服法不对。因此，宜根据症状、咳嗽分型、持续时间来选药。

（1）根据症状：刺激性干咳或阵咳者宜选苯丙哌林（咳快好）、喷托维林（咳必清）。

（2）根据咳嗽的频率或程度：剧烈咳嗽者宜选苯丙哌林（咳快好），其奏效迅速，镇咳效力比可待因强2~4倍；其次选氢溴酸右美沙芬（普西兰），与相同剂量的可待因大体相同或稍强；咳嗽较弱者选用喷托维林（咳必清）。

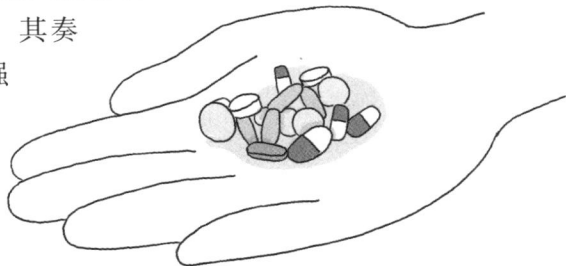

（3）根据咳嗽发作的时间：白天咳嗽者宜选用苯丙哌林（咳快好）；夜间咳嗽者宜选用右美沙芬（普西兰），一次30毫克，有效时间长达8～12小时，比同剂量的可待因作用时间长，能抑制夜间咳嗽以保证睡眠。

（4）对感冒伴发的咳嗽：选用右美沙芬的复方制剂，制剂有白加黑感冒片（美息伪麻片）、丽珠刻乐或帕尔克片；痰量多的咳嗽宜同服祛痰药，如溴己新（必嗽平）或乙酰半胱氨酸（痰易净）。

（5）喉头发痒或疼痛的咳嗽宜控制感染，尽早服用抗生素，如头孢菌素类抗生素的头孢羟氨苄（欧意）、头孢拉定（泛捷复）、头孢呋辛酯（新菌灵）、头孢克洛（希刻劳）等，大环内酯抗生素的阿奇霉素（泰力特）、罗红霉素（罗力得）或在睡前吃一些抗过敏药，如氯苯那敏（扑尔敏）。

常用镇咳药的适用类型和禁忌证有哪些?

咳嗽由不同病因和刺激所引起，只有用药针对性强，咳嗽才能被治愈。因此，宜注意各药的禁忌证、注意事项。常用镇咳药适宜类型和禁忌证见表2-3。

表2-3　常用镇咳药适宜类型、禁忌证和重要提示

药品名称（商品名）	咳嗽类型	禁忌证和提示
可待因（甲基吗啡）	剧烈干咳、刺激性干咳、伴胸痛干咳	呼吸困难、痰多、便秘、支气管哮喘、12岁以下儿童
可待因/异丙嗪（可非）	感冒、流感的咳嗽	过敏、支气管哮喘、2岁以下儿童，不宜驾车、高空作业
双氢可待因/对乙酰氨基酚（路盖克）	非炎症干咳	呼吸困难或梗阻、2岁以下儿童、哮喘
福尔可定（福可定）	剧烈干咳或伴随疼痛干咳	呼吸困难、痰多，不宜久用而呈依赖
喷托维林（咳必清）	感冒引起的无痰干咳、百日咳	青光眼、尿潴留、呼吸功能不全、妊娠

续表

药品名称（商品名）	咳嗽类型	禁忌证和提示
苯丙哌林（咳快好）	由感染、吸烟、过敏所致的刺激性干咳	过敏、妊娠及哺乳期妇女、痰多且黏稠
右美沙芬（普西兰）	上呼吸道感染、气管或咽炎、哮喘、刺激性干咳	妊娠初始及哺乳期妇女、精神病、痰多
那可丁（安喘通）	阵发性咳嗽	支气管痉挛、痰多
依普拉酮（易咳嗪）	气管炎、肺炎或结核引起的咳嗽	过敏
氟哌斯汀（咳平）	频繁而剧烈咳嗽、无痰或痰量少	过敏、妊娠期妇女、2岁以下儿童

哪些人群要禁用或慎用镇咳药？

　　具有镇咳祛痰作用的复方制剂常由2～5种各类药理作用不同的药物成分组合而成，同时也把许多药物的禁忌证、不良反应、注意事项组合起来，使得有些人群不宜服用或应慎用（表2-4）。

表2-4 常用镇咳祛痰药的慎用人群及禁忌证

药品名称	祛痰药			缓解鼻塞药	抗过敏药			中枢兴奋药	平喘药	镇咳药	
	氯化铵	愈创甘油醚	愈创木酚磺酸钾	伪麻黄碱	氯苯那敏	异丙嗪	曲普利啶	咖啡因	麻黄碱	右美沙芬	可待因
消化性溃疡	●			●				●		●	
肺出血倾向		●									
高血压者				●					●		
心绞痛				●	▲	▲	▲		●		
糖尿病									●		
哮喘者				▲	▲	▲	▲			▲	●
黏痰多者										▲	●
血管神经水肿								▲			
呼吸衰竭										●	●
甲状腺功能亢进									▲●		
急性胃肠炎和胃炎		●									
酸血症	●										
青光眼				▲	▲	▲	▲		●		
尿便阻					▲	▲	▲		●		
胆结石											▲

续表

药品名称	祛痰药			缓解鼻塞药	抗过敏药			中枢兴奋药	平喘药	镇咳药	
	氯化铵	愈创甘油醚	愈创木酚磺酸钾	伪麻黄碱	氯苯那敏	异丙嗪	曲普利啶	咖啡因	麻黄碱	右美沙芬	可待因
癫痫					●				▲		▲
前列腺增生				▲	▲	▲			●		▲
精神病史者									●	▲	
心功能不全				▲	▲	▲			▲		▲
肝功能不全	●	▲			▲						
肾功能不全	●	▲			▲						
老年人				●	●	●	●	●	▲	●	●
小儿	●	●	●	●	●	●	●	●	●	●	▲
妊娠哺乳妇女					▲	●	●		▲	●	●
过敏者											
驾驶、精密及高空作业					▲	▲			▲		

注：●为禁用，▲为慎用。

37

✚ 久服复方甘草片能成瘾吗?

是的,久服易成瘾!复方甘草片也称为棕色合剂片,其成分中含有阿片,阿片是一种易使人体引起依赖性(成瘾)的药物。所谓"成瘾"是一些药物被人体反复使用后,使用者对它们产生了瘾癖,造成精神或身体上出现一种不正常的状态,表现出一种强迫要连续或定时用药的行为,严重时可不择手段。使用的时间愈长,依赖性便愈大。

服用复方甘草片大致会出现3个阶段的感觉:初服使人感到不太舒服,少数人会恶心、呕吐、便秘或反胃;继续大量使用可以使人产生欣快感,用后感到十分地放松和舒服,逐渐对其产生渴望感;进一步发展为产生非用不可的强迫感,滥用者会千方百计地寻找药物来满足瘾癖。如一停药,便会打呵欠、出冷汗、流鼻涕、竖汗毛或起鸡皮疙瘩,即医学上所说的"戒断症状",多数人在2~3天达到顶点,但缓解起来却很慢,大约经过3~6个月恢复正常。鉴于复方甘草片有可能出现依赖性,久服易成瘾,故不宜长期服用。一般连续使用5天,一旦咳嗽的症状减轻,即可停药。

◐ 治疗咳嗽宜选哪些中成药?

中医学中将咳嗽分为外感和内伤咳嗽,常见风寒、风热、燥邪和肺虚证,其表现不同而选用的中成药也不同。

(1)风寒咳嗽:咳嗽声重、喘息胸闷、畏寒发热、头痛无汗、痰色稀白、痰量较多。宜选用通宣理肺口服液、苏子降气丸、半夏止咳糖浆、蛇胆陈皮胶囊或散剂。

(2)风热咳嗽:咳喘气粗、胸闷咽痛、口渴发热、怕风、痰色黏黄,宜选用二母宁嗽丸、止咳定喘口服液、桔红片、川贝止咳露、复方鲜竹沥口服液;儿童宜选用健儿清解液、小儿咳喘灵冲剂和儿童咳液。

(3)燥邪咳嗽:干咳少痰、咳痰不爽、口干微热。宜选用养阴清肺糖浆、川贝清肺糖浆、川贝枇杷露或复方鲜竹沥液,一次20毫升,一日3次;儿童宜选用儿童清肺口服液。

(4)肺虚咳嗽:咳嗽日久、少痰不爽、口干、手足微热、气短乏力。宜选用百合固金丸、秋梨润肺膏、贝母二冬膏或川贝雪梨膏。

如何判断是不是患了哮喘？

哮喘又称为"气喘"，是一种常见病，其缘于支气管平滑肌收缩、痰液积滞和呼吸道黏膜水肿，把气道阻塞了，使空气进出受阻，尤其在呼气时更重，出现吸气困难、胸闷、憋气、咳嗽，常伴随有喘鸣音。哮喘在冬、春季多见，部分人可成终生痼疾，身体和精神上十分难受。

哮喘分为支气管哮喘和喘息性支气管炎。前者以支气管平滑肌痉挛为主，来去较快，多由过敏引起。近年来，研究证实哮喘是由嗜酸性粒细胞、肥大细胞和T淋巴细胞等多种炎症细胞和介质参与的气道慢性过敏性疾病。喘息性支气管炎是慢性支气管炎或慢性支气管哮喘引起支气管平滑肌肥厚、黏膜慢性炎性和水肿，起病缓慢，呼吸逐渐变得困难，往往由细菌、病毒的感染等诱因而加重。

哮喘者可能有下列的情况和诱发史，宜仔细回忆一下：①近亲曾有哮喘发作的经历？②自己的呼吸道（鼻、气管、咽喉）近来有感染、感冒和受凉的经历。③近几天吃过鱼虾、肉蟹、鸡蛋等易致敏的食物，或接触过花粉、烟雾、油漆、动物的毛皮。④服用过抗生素（青霉素、青霉素V、苄星青霉素、阿莫西林、四环素、多西环素、多黏菌素）、磺胺药、非甾体抗炎药（阿司匹林、萘丁美酮、依托度酸）、抗心绞痛药、神经氨酸酶抑制剂（扎米那韦、奥司他韦）、血浆代用品（右旋糖酐）和维生素K。⑤剧烈运动常会造成"运动性哮喘"；女性妊娠期和例假前3~4天会使哮喘加重。此外，情绪激动或精神紧张也可诱发哮喘。

哮喘发作时可选哪些药？

哮喘急性发作者可选用全身性糖皮质激素（静脉滴注或口服），短效肾上腺能 β_2 受体阻滞剂（SABA）、长效肾上腺能 β_2 受体阻滞剂（LABA）或LABA+吸入性糖皮质激素（ICS）治疗，同时注意装置的选择，以持续雾化吸入效果最好。哮喘需要长期乃至终身坚持治疗，合理应用白三烯受体阻滞剂、茶碱类磷酸二酯酶抑制剂、ICS、LABA、长效胆碱能M受体阻滞剂（LAMA），对高敏感患者可选择免疫抑制剂奥玛珠单抗、环孢素、环磷酰胺和雷公藤多苷。

急性哮喘者首选沙丁胺醇气雾剂（喘乐宁、爱莎），其扩张支气管平滑肌，提高支气管平滑肌中环磷酸苷的含量，舒张气管，并抑制过敏介质的释放。每瓶可喷200次，成人一次1~2揿，儿童1揿，一日4次；或服用其控释片（全特宁），成人一次8毫克，儿童4毫克，一日2次。硫酸特布他林（博利康尼片）扩张支气管作用与沙丁胺醇相近，作用时间长，成人一次2.5~5毫克，一日3次。

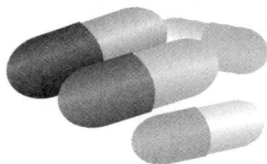

对伴有心动过速或不宜使用沙丁胺醇的患者可用氨茶碱、二羟丙茶碱（喘定）片，口服一次0.1~0.2克，一日3次。对外源性哮喘特别是季节性哮喘者可用色甘酸钠，吸入每侧鼻孔一次10毫克，一日4次。但它的缺点有二：一是口服无效且作用缓慢，要连用数日甚至数月后才有收效，二是对正在发作的哮喘者无效。

对哮喘频繁者，其主要问题往往是内源性过敏原（组胺）、感染（细菌、病毒、支原体、衣原体）或炎性介质（缓激肽、组胺、白三烯、前列腺素、嗜酸性粒细胞趋化因子）在作祟。

近年来，西医学认为哮喘是一种慢性气管炎症（高气道反应），单纯平喘是治标不治本。因此，哮喘发作后使用一些抗菌药物、抗炎药、抗过敏药（羟嗪、氯苯那敏）、白三烯受体阻滞剂（孟鲁司特）以及免疫调节剂（曲尼司特、甲磺司特）联合治疗是有益的。对多痰者应并用祛痰药，以避免痰液堵塞支气管。对精神紧张的哮喘者，宜酌情给予镇静剂或安定剂，使其精神放松下来。

如何应用必可酮等吸入性糖皮质激素气雾剂？

近年来，可吸入给药的糖皮质激素，如倍氯米松（必可酮）、布地奈德（普米克）、丙酸氟替卡松（辅舒酮）、环索奈德（阿维可）、布地奈德/福莫特罗（信必可都保）在不断上市，为治疗成人和儿童哮喘、慢性阻塞性肺疾病开辟了一条新途径。其药物直接作用于呼吸道平滑肌而缓解哮喘症状，所需剂量低微，全身不良反应小，成为长期治疗持续性哮喘的首选药。为规范地应用吸入性糖皮质激素气雾剂，应用时宜注意下列问题：

（1）部分患者于吸入后可有声音嘶哑、咽部不适、念珠菌感染等表现，可暂停吸入或选用干粉吸入剂或加用储雾罐。长期连续吸入（女性多于男性）可发生口腔、咽喉念珠菌感染。如剂量过大，可出现糖皮质激素的全身性不良反应。

（2）吸入性糖皮质激素气雾剂吸入后不能立即产生疗效，应定时使用；哮喘者在症状控制后逐渐停药，一般在应用后4～5天缓慢减量。

（3）吸入一次剂量有10%～25%药物进入肺、气管，其余通过吞咽进入体内，其中90%药物自胃肠道吸收。喷雾后宜应用温盐水漱口和清水洗脸，以避免残留在口腔的药物经消化道进入人体，并防止声音嘶哑及口咽部念珠菌继发感染。

（4）依据持续型哮喘的严重程度给予适当剂量，分为起始和维持量。起始量需依据病情的严重程度给予，分为轻、中和重度持续，维持量应以能控制临床症状和气道炎症的最低剂量确定，分2～4次给予，一般连续应用2年。

（5）急性哮喘者不适宜应用，对由支气管平滑肌痉挛所出现的急性哮喘宜先应用长效肾上腺能β₂受体激动剂控制或联合治疗，但仅适用于现有吸入性糖皮质激素治疗不能完全控制的患者，或气道平滑肌紧张严重者，并非人人皆宜。

（6）患有活动性肺结核、肺部真菌、病毒感染者，儿童及妊娠期妇女慎用。

（7）当长期高剂量应用时，可能发生的全身反应包括儿童和青少年发育迟缓、骨密度减少、白内障和青光眼。因此，渐减吸入剂量至最低有效量维持治疗是十分重要的。

如何选用中成药治疗哮喘？

中医学将哮喘分为外感和内伤性，常见实喘和虚喘，其临床表现不同应分别选药。实喘重在治肺，以散邪宣肺为主；虚喘重在治肾，以滋补纳气为主。其中实喘又分为寒喘、热喘、痰喘；虚喘又分为肺气虚喘和肺肾阴虚喘。

寒喘者表现为气促喘息、咳嗽白痰、怕热发热、头痛无汗、鼻塞流涕等症。可选通宣理肺口服液。热喘者表现为呼吸急促、咳嗽痰黄、咽干口渴等，可选用止咳定喘口服液、桂龙咳喘宁胶囊。痰喘患者表现为气逆作喘、胸部满闷、痰多黏白、咳嗽恶心等症，可选用桔红片、止咳化痰丸、咳嗽定喘丸；若兼大便硬结者，可选用清气化痰丸。

肺气虚喘者表现有咳嗽痰多、气短作喘、精神不振、身倦无力、动则出汗等症状，可选用益气补肺、止咳定喘的药物，如人参保肺丸、蛤蚧定喘胶囊。肺肾阴虚喘因劳伤久咳、伤及肺肾阴所致，表现为气短作喘、咳嗽痰少（或无痰）、腰膝酸软、头晕耳鸣、潮热盗汗等症。可选用二母宁嗽丸、麦味地黄丸、都气丸。

痰液是怎样形成的?

　　人的气管和支气管的黏液腺及杯状细胞经常分泌一些液体，用以湿润黏膜和黏附空气中的灰尘及微生物。正常人每天分泌大约100毫升。气管黏膜上皮细胞的纤毛不断地向外扇动，将气管的分泌液扇到咽腔，随唾液吞咽进入胃，通常无咳嗽。然而，当气管和支气管受到刺激，甚至发炎，则分泌液大量增加，已非上皮细胞纤毛所能扇走，则形成痰液，借以通过咳嗽的动作咳出来。

　　当您在咳痰时，请先考虑一下自己是否有下列问题。

　　（1）痰多时是否咳嗽? 可能有，带痰的咳嗽为湿咳咳嗽；咳痰伴气促，可能是肺炎或肺气肿加重；慢性咳嗽，有黏或脓性痰并气促，是典型的肺气肿症状。

　　（2）您发热吗? 如微热，体温在37~38℃，多合并细菌感染；急性咳嗽分泌物较稠厚；伴发热、盗汗，是肺结核；急性咳嗽分泌物较稠厚，伴发热，可能是肺炎。

　　（3）痰量多吗? 如痰量多，可见于支气管扩张。

　　（4）您咳出的痰是什么颜色? 黄或淡黄色痰，提示呼吸道有化脓性感染；黄绿或灰色痰，多见于肺炎、慢性支气管炎；红或棕红色痰，多提示带血，见于肺结核、支气管扩张；铁锈痰见于大叶性肺炎；黑痰则见于挖煤和烧锅炉的工人。

　　（5）咳出痰液是稀薄还是黏稠的? 稀薄痰液见于慢性支气管炎、支气管哮喘等；黏稠痰液则多见于支气管炎、哮喘、肺炎的早期。在医院进行痰培养，如检查到细菌，提示有感染症状。

祛痰宜选哪些药?

　　痰液黏稠者宜选羧甲司坦（速效化痰片、美咳），可减少支气管腺体的分泌，使低黏度的唾液黏蛋白分泌增加，而高黏度的黏蛋白分泌减少，因而痰液黏度降低，易于咯出。成人一次250~750毫克，儿童一次150~500

毫克，一日3次。

痰色较白或脓痰者要选盐酸溴己新（必嗽平、必消痰）或乙酰半胱氨酸（痰易净、莫咳粉），两药分别使痰液酸性糖蛋白的多糖纤维和多肽链的二硫键断裂，使痰的稠度降低，易于咳出，尤其对白色黏痰效果好，对有脓痰者应与抗生素合用。成人一次8~16毫克，6岁以下儿童一次4~8毫克，一日3次。乙酰半胱氨酸口服给药一次300毫克，一日3次。

痰多、咳嗽、痰液有恶臭味者可用愈创甘油醚（愈甘醚），服后不仅使痰液稀释，又可减少痰液。可用于支气管炎、肺脓肿、支气管扩张、咳喘、黏液不易咳出等。成人一次0.1~0.2克，儿童一次0.05~0.08克，糖浆剂一次10~15毫升，一日3次。制剂有可待因愈创甘油醚糖浆（可愈糖浆）、美愈伪麻口服液（美可糖浆）、愈麻沙芬口服液（雷登泰口服液）。

对各种原因引起的痰黏而不易咯出，盐酸氨溴索（沐舒坦、兰勃素）为首选，可润滑呼吸道，调节浆液性与黏液性物质的分泌，使呼吸道黏液的理化性质趋于正常，以利于排出。成人及10岁以上儿童，一次30毫克，5~10岁儿童，一次15毫克，一日3次；长期治疗可减为一日2次，餐后吞服。

为什么市场上出售的愈创甘油醚大多是复方制剂？

服用愈创甘油醚可刺激胃黏膜，引起支气管分泌液体增加，使黏脓性痰液稀释变得稀薄，易于通过咳嗽动作而咳出体外。愈创甘油醚尚可减少痰液的恶臭味，具有镇咳、解痉、抗惊厥作用，常用于慢性支气管炎的多痰或有黏痰的咳嗽、肺脓肿、支气管扩张和继发性哮喘。在呼吸道疾病中，咳、痰、喘、炎症几种症状常常多混杂在一起，由于痰液的存在而阻塞气管引起呼吸困难，而气管阻塞又为炎症和感染创造了条件，炎症同时又刺激呼吸道引起咳嗽和哮喘，三者互为依赖、促进和加重。因此在治疗上，止咳、祛痰、抗炎、平喘药常需同时发挥药效。

为方便治疗和服用，市场上常见由愈创甘油醚与镇咳药、平喘药、抗过敏药组成的复方制剂。与前面叙述的抗感冒药雷同，各类药物均采用代号组成名称，其中愈创甘油醚简单称"愈"；抗过敏药氯苯那敏简称"敏"，苯海拉明简称"苯"，异丙嗪简称"异"；镇咳药氢溴酸右美沙芬简称"美"，可待因简称"可"；缓解鼻塞药盐酸伪麻黄碱简称"麻""伪麻"。常用的祛痰镇咳药组成如下表2–5。

表2-5 常用祛痰镇咳药的组成成分

药品名称	祛痰药			镇咳药		缓解鼻塞药	抗过敏药			平喘药	兴奋药
	氯化铵	愈创甘油醚	愈创木酚磺酸钾	右美沙芬	可待因	伪麻黄碱	氯苯那敏	异丙嗪	曲普利啶	麻黄碱	咖啡因
磷酸可待因糖浆（可非）					●			●			
联邦小儿止咳露			●		●			●		●	
复方磷酸可待因溶液（联邦止咳露）	●				●					●	
菲迪哌止咳糖浆					●		●		●	●	
愈创伪麻糖浆		●				●					
美愈伪敏糖浆（美可糖浆）		●		●		●	●				

续表

药品名称	祛痰药			镇咳药		缓解鼻塞药	抗过敏药			平喘药	兴奋药
	氯化铵	愈创甘油醚	愈创木酚磺酸钾	右美沙芬	可待因	伪麻黄碱	氯苯那敏	异丙嗪	曲普利啶	麻黄碱	咖啡因
可待因愈创甘油醚糖浆（可愈糖浆）		●			●						
可待因异丙嗪口服液（奥亭）					●			●			
愈麻沙芬口服液（雷登泰）		●		●		●					
美酚伪麻片（丽珠刻乐）				●		●					
美敏伪麻溶液（惠菲宁）				●		●	●				
复方美沙芬糖浆（金叶）				●			●			●	
健儿婴童咳水	●			●			●				
氨咖愈敏溶液	●	●					●				●

痰多时如何选服中成药？

痰与脾、肺关系密切，故曰"脾为生痰之源，肺为贮痰之器"。痰既是一种病理产物，又可作为病因，直接或间接地作用于脏腑，而影响病证的发展，如痰迷心窍而神昏、痰浊上冒而眩晕、痰阻经络而半身不遂等。

中医学认为多痰可由脾阳不振、热邪、脾胃寒湿、阴虚等而引起。使用祛痰剂分别选用燥湿化痰、清热化痰、温化寒痰和润肺化痰剂4类。

（1）燥湿化痰剂：具有燥湿化痰的作用，用于聚湿生痰，痰稀量多，伴胸痞恶心、身重蜷卧、腹部胀满。成药有桔红片、二陈丸等。

（2）清热化痰剂：具清肺热、化痰作用，用于热邪煎熬津液而生痰，或痰郁生热，热与痰相搏而成热痰，色黄稠，难以咳出；热伤脉络，则痰中带血。若痰热内闭，热痰动风，则出现神昏、谵语、抽搐等。宜选羚羊清肺丸（片）、清肺糖浆。

（3）温化寒痰剂：脾胃寒湿而生痰，或痰与寒邪合而致病。寒邪伤气，水湿凝聚成痰，痰色白而稀。宜用通宣理肺丸、礞石滚痰丸等。

（4）润肺化痰剂：具有润肺化痰作用，用于阴虚燥痰、干咳痰稠、泡沫痰、咳之不爽、声音嘶哑等症。如二母宁嗽丸、秋梨润肺膏、百合固金丸等。

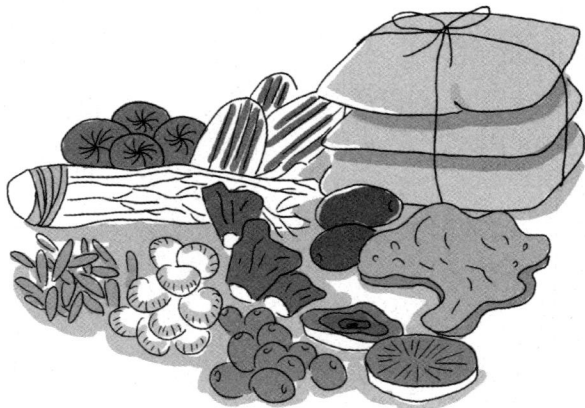

第二节　神经与神经系统疾病

人体为什么会发热?

正常人的体温为摄氏37℃（华氏98.6℉）左右，但各个部位的温度不尽相同，其中内脏的温度最高，头部次之，而皮肤和四肢末端最低。如直肠温度平均为37.5℃，口腔温度比直肠低0.3～0.5℃，而腋下又比口腔低0.3～0.5℃。体温在一日内也会发生一定的波动，如在清晨2～6时体温最低，7～9时逐渐上升，下午4～7时最高，继而下降，昼夜的温差不会超过1℃。体温在性别、年龄上也略有不同，如女性略高于男性；新生儿略高于儿童；青年人略高于老年人，以老年人的体温最低。此外，体温也受到活动、气候、精神、进食等因素的影响。

发热是指人体体温升高，超过正常范围。当直肠温度超过37.6℃，口腔温度超过37.3℃，腋下温度超过37.0℃，昼夜间波动超1℃时即为发热，超过39℃时即为高热。

发热是人体对致病因子的一种全身性防御反应，其机制为感染、细菌内毒素与其他外源性致热原进入人体后，与粒细胞、单核细胞等相互作用产生内源性致热原，导致下丘脑体温中枢前列腺素合成与释放，引起人体发热。其原因是感染（细菌、结核分支杆菌、病毒和寄生虫感染，或感冒、肺炎、伤寒、麻疹、蜂窝织炎等传染性疾病）所伴发症状，也可以是非感染（组织损伤、炎症、过敏、血液病、结缔组织病、肿瘤、移植排斥反应、恶性病或其他疾病）的继发后果。有时女性在经期或排卵期也会发热。另外，服药也可能引起发热，一般则称为"药物热"。

如何判断发热?

发热的主要表现是体温升高、脉搏加快、头痛,突发热常为0.5～1天,持续热为3～6天,无名热(发热待查)可持续1周至2个月。

(1)您伴有头痛、四肢关节痛吗?头痛、咽喉痛、畏寒、乏力、鼻塞或咳嗽,可能伴有感冒。

(2)血常规检查白细胞计数高于正常值吗?白细胞计数高可能有细菌感染;白细胞计数正常或低于正常值,可能有病毒感染。

(3)儿童伴有咳嗽、流涕、眼结膜充血、麻疹黏膜斑吗?皮肤有麻疹黏膜斑,全身斑丘疹,可能是麻疹。儿童或青少年伴有耳垂为中心的腮腺肿大,多为流行性腮腺炎。2～10岁儿童有轻度发热、全身不适、食欲减退等前驱症状,1～2天后出现皮疹,发热与发疹可同时发生,或发热略早于发疹可能是患水痘。5～15岁儿童发热、第2天皮肤出现无痛性粟粒样红色丘疹、皮肤弥漫性潮红、口周苍白、颌下淋巴结肿大,可疑为猩红热。

(4)发热有间歇期吗?表现有间歇发作的寒战——高热——大汗,可能是化脓性感染或疟疾。

(5)您有持续性和波动性高热吗?如24小时内波动持续在39～40℃,居高不下,伴随寒战、胸痛、咳嗽、吐铁锈痰,可能伴有肺炎。

(6)发热的病程如何?起病缓慢,持续发稽留热,无寒颤、脉缓、玫瑰疹、肝脾肿大,可能伴有伤寒。如长期找不出原因的低热,一般为功能性发热,应谨慎治疗。

发热时为什么常伴有痛感?

人在发热时常常伴有疼痛感,这是由于人体受到伤害性刺激而发出的一种保护性反应,也是多种疾病的前驱症状。人对疼痛刺激反应的表现不仅仅是疼痛,还常引起一些生理功能的紊乱,如失眠、恐惧、紧张、焦虑、肢体收缩等。所以在发热的同时常常伴随疼痛(头、躯干、四肢、肌肉、关节),多是由于组织细胞遭受损伤后的炎症所致。炎症除了在外观上通常伴有众所熟知的症状,如红肿、发热和发炎之外,在人体中合成的一种物质前列腺素在炎症中占有非常重要的地位,它具有持续性扩张血管作用,使毛细血管的渗透量增加，并促进白细胞外渗等，使组织细胞间隙增大，从而使局部组织出现肿胀和疼痛感。

发热时可选服哪些西药？

发热基本上为对症治疗，服药将体温降至正常范围，并缓解疼痛。常用的解热镇痛药有对乙酰氨基酚、布洛芬、阿司匹林、贝诺酯、双氯芬酸、安乃近等。

（1）对乙酰氨基酚（扑热息痛、泰诺、必理通、百服宁）解热作用强，镇痛作用较弱，但作用缓和而持久，对胃肠道刺激小，正常剂量下对肝脏无损害，可作为退热药的首选，尤其适宜老年人和儿童服用。成人一次 0.3～0.6 克，每隔 4 小时给予 1 次，或一日 4 次，一日量不宜超过 2 克；儿童一次 10～15 毫克/公斤体重或一日 1.5 克/平方米，分 4～6 次服用。

（2）阿司匹林服后吸收迅速而完全，解热镇痛作用较强，作用于下丘脑体温中枢引起外周血管扩张、皮肤血流增加、出汗，使散热增强而起到解热作用。能降低发热者的体温，对正常体温几乎无影响。成人一次 0.3～0.6g，一日 3 次，儿童一日 30～60 毫克/公斤体重，分 4～6 次服用或一次 5～10 毫克/公斤体重，婴幼儿发热可选用阿苯片（每片含阿司匹林 100 毫克、苯巴比妥 10 毫克），3 岁以下儿童一次 1～2 片，3 岁以上儿童酌增剂量。

（3）布洛芬的镇痛作用较强，比阿司匹林强 16～32 倍；抗炎作用较弱，退热作用与阿司匹林相似但较之持久。胃肠道的不良反应较轻，易于耐受，为此类药物中对胃肠刺激性最低的。成人一次 0.2～0.4 克，一日 3～4 次，但 14 岁以下儿童禁用。

（4）贝诺酯为对乙酰氨基酚与阿司匹林的酯化物，通过抑制前列腺素的合成而产生镇痛、抗炎和解热作用。对胃肠道的刺激性小于阿司匹林，作用时间较阿司匹林及对乙酰氨基酚更长。口服一次 0.5～1.0 克，一日 3 次，老年人用药一日不超过 2.5 克。

（5）对 5 岁以下儿童高热时紧急退热，可应用 20%安乃近溶液滴鼻，婴儿每侧鼻孔 1～2 滴，2 岁以上儿童每侧鼻孔 2～3 滴。

➕ 发热时可选哪些中成药?

中医学对发热的辨证治疗具有丰富的经验。外感发热可分为外感风寒证、外感风热证、外感暑湿证、半表半里证、热在气分证、热入营分证、热入血分证和湿热蕴结证8种类型。内伤发热也可分为肝郁发热等7种证型。本书仅描述前4型。

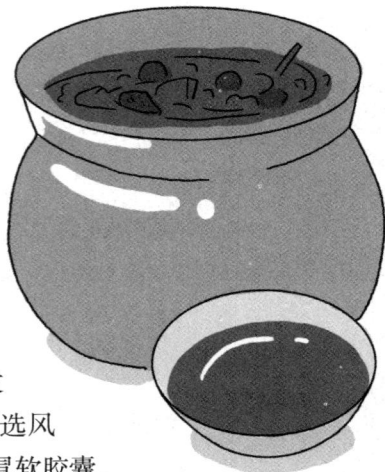

（1）外感风寒证：怕冷、有轻度发热、头痛、流清鼻涕、咽痒、口不渴，可选风寒感冒冲剂、荆防冲剂、发汗解热丸、感冒软胶囊。

（2）外感风热证：发热明显、轻微怕风、汗出不畅、头痛、咽喉红肿疼痛、痰黏、口渴，可选风热感冒片、桑菊感冒片、银翘解毒片、羚翘解毒丸。

（3）外感暑湿证：发热、微弱怕风、流浊鼻涕、头晕、恶心、小便少、有中暑症状，可服用藿香正气软胶囊、广东凉茶、玉叶解毒颗粒、甘和茶。

（4）半表半里证：病邪在表里之间，出现寒热往来或既有表证，又有里热，恶寒发热，口苦咽干，脉弦，可服用防风通圣丸、银柴颗粒、柴胡口服液。

🔵 头痛是怎么回事?

头痛是生活中最常见的症状，是人体在受到伤害性刺激后发出的一种保护性反应，同时也是很多疾病的前驱症状。引起头痛的病因很多，如感染性发热、脑膜炎、鼻窦炎、感冒。同时头痛也是某些特殊情况的信号，如高血压、基底动脉供血不全、动脉粥样硬化、脑外伤、中风。此外，近视、散光、屈光不正、青光眼或眼压升高也常会导致头痛。

头痛分为轻度、中度、重度，人体伴随疼痛的刺激，常引起一些生理功能的紊乱，如失眠、恐惧、紧张、焦虑、耳鸣、头晕、恶心、呕吐、肢体功能受限等反应。

头痛时可选用哪些西药？

头痛主要是对症治疗，多选用解热镇痛药。头痛时可首选对乙酰氨基酚（必理通、泰诺、百服宁），成人一次 0.3～0.6g，6～12 岁儿童一次 300～500 毫克或 10～15 毫克/公斤体重，头痛发作时服，成人一日量不宜超过 2 克。布洛芬（芬必得）镇痛作用较强，口服成人一次 0.2～0.4 克，每 4～6 小时 1 次，一日最大剂量 2.4 克；儿童一次 5～10 毫克/公斤体重。阿司匹林（拜阿司匹林咀嚼片、散利痛、去痛片、解热镇痛片）有明显的镇痛作用，成人一次 0.3～0.6 克，一日 3 次或疼痛时服。对紧张性头痛、长期精神比较紧张者，推荐合并服用谷维素、维生素B_1，每次各 10 毫克，一日 3 次。

（1）紧张性头痛：长期精神比较紧张者，推荐应用地西泮（安定）片。

（2）反复性偏头痛：推荐应用抗偏头痛药，如麦角胺咖啡因片、罗通定片、天麻素、苯噻啶、舒马曲坦、佐米曲普坦。

（3）三叉神经痛：可首选服用卡马西平，成人第一日 1 次 100 毫克，一日 2 次；以后每 12 小时增加 100 毫克，直至疼痛消失，少数成人一日最大剂量可达 1.2 克。无效时可继服或联合服用苯妥英钠，初始时一次 100 毫克，一日 2 次，在 1～3 周内增加剂量至每日 250～300 毫克，分 3 次服用。

头痛时可选用哪些中成药？

中医学把头痛分为外感头痛和内伤头痛。其中前者又分为风寒或风热头痛；后者分为肝阳、肾虚、瘀血 3 型。风热型头痛剧烈、冷风吹过感到舒服、遇热疼痛加重者，可服黄连上清丸、牛黄上清丸、川芎茶调丸、桑菊感冒片；风寒型头顶痛伴感冒、发热、怕冷者，可服风寒感冒冲剂、都梁丸、芎菊上清丸。肾虚型头痛伴有头晕、精神不振、厌食、心跳气短者，可口服人参归脾丸、补中益气丸、宁神灵颗粒剂；瘀血型头痛伴有头晕、颈项硬、血压高者，可口服清眩丸、木瓜酒、史国公酒。头痛时均可外涂清凉油或风油精。

镇痛药用于头痛仅限服 5 天，用药的目的纯属于对症，并不解除疼痛原因，故不宜长期服用。另对创伤性剧痛和内脏平滑肌痉挛绞痛几乎无效。为避免药物对胃肠道的刺激，应在餐后服药，不宜空腹服药，更不要饮酒，老年人服药可适当减量。

人为什么有时会眩晕？

正常人经常处于运动之中，为了保持平衡需要有健全神经调节。外界的感觉刺激传入小脑和皮质下中枢，产生不经意识的协调反射；刺激还可由皮层下中枢上传至大脑皮层，使人体能有意识地保持平衡。

眩晕是空间定位错觉引起的人自身或周围物体运动的一种幻觉。患者会感觉周围景物或自身旋转，称为真性眩晕；若患者只头昏、头重脚轻，有摇晃浮沉感，而无旋转感，则称为假性眩晕。眩晕常同时伴有恶心、呕吐、面色苍白、心动过缓、血压降低等一系列症状。常见的眩晕可分为4种：

（1）耳源性眩晕：是由车、船、飞机不规则的颠簸，使内耳前庭受到过度刺激而产生的前庭功能紊乱所致。情绪紧张、焦虑或不良气味，也可为诱发因素。在眩晕的同时常发生眼球震颤。每次发作的时间较短，患者常感到物体旋转或自身旋转，行走中可出现偏斜或倾倒，但神志较为清醒。

（2）中毒性眩晕：由于应用了对人耳有毒性药如链霉素、卡那霉素、异烟肼、有机磷、汞、铝、酒精或烟草等，损害了内耳的听神经末梢、前庭器官而引起眩晕。

（3）颈性眩晕（椎动脉压迫综合征）：多由颈椎肥大性骨质增生，压迫了椎动脉，造成脑基底动脉供血不足。发作常与头颈转动有关，此时应口服脑血流促进药。

（4）小脑肿瘤和小脑后下动脉血栓：大脑疾病，如癫痫发作、偏头痛发作、脑血管硬化和脑瘤的颅内高压等也可导致眩晕。

眩晕时宜选用哪些药？

（1）晕动病时可首选茶苯海明（乘晕宁）口服，其兼有抗眩晕、止吐及镇静作用，一次50毫克，于乘车、船、飞机前0.5～1小时服，必要时可重复服用1次，但脑缺血者慎用。另外，也可服氢溴酸东莨菪碱（解痉灵），即能抗眩晕，又有止吐作用，服药后半小时见效。但其副作用较大，前列腺增生及青光眼者禁用。目前多选用东莨菪碱的贴片或贴膜（使保定），使用更方便，成人一次1贴，儿童一次3/4贴，10岁以下一次1/2贴。一般在旅行前5～6小时贴于耳后皮肤上。

（2）苯环壬酯（飞赛乐）有预防晕动病的作用，能抑制腺体分泌，扩大瞳孔和镇吐。成人一次2毫克，于旅行前0.5小时服用，必要时在4~5小时后再服用。

（3）弱安定药如地西泮（安定），可辅助达到镇静和稳定情绪的作用，情绪烦躁者可以一次性服用5~10毫克。

（4）孕期呕吐或眩晕，常选用茶苯海明或盐酸异丙嗪（非那根）口服。对脑供血不足引起的眩晕、呕吐，反而要用抗过敏药培他定口服。

为什么服用抗眩晕药后要稍事休息？

抗眩晕药引起的不良反应最常见的是镇静，如在白天嗜睡、头晕，多数患者都能在数日内耐受，但如同服其他中枢神经抑制剂（如镇静药、催眠药、抗抑郁药），可使嗜睡加重。因此，在服用后或到达目的地后宜稍事休息。抗眩晕药与抗过敏药一样，服后不宜驾车、操作机械或高空作业。另外，下列几点也该注意：

（1）服药时不得饮酒。

（2）妊娠及哺乳期妇女、婴幼儿及老年人应慎用。

（3）如果感到眩晕严重、呕吐不止、血压升高或降低且严重脱水请去医院诊治。患者在发作时需卧床，保持安静，呕吐严重者需静脉注射25%葡萄糖注射液。

（4）自我养护也很重要，平时要注意加强平衡功能的锻炼，如游泳、划船、单杠等运动。乘坐车船前不宜吃得过饱或空腹，停车时应尽量下来活动，最好坐在车、船的前部，并靠近窗口处，体位向前和向远方注视。

失眠的原因有哪些？

人是不能缺觉的，而且是需要充足的、有质量的睡眠。人的一生中大约有40%的时间是在睡眠中度过的，充足的睡眠并不仅仅取决于时间的长短，而在于睡眠的质量。

失眠是常见的症状或习惯，约有20%~40%的成年人感到不同程度的睡眠障碍，其中女性多于男性。可能由精神障碍、情绪激动、性格脾气、吸毒饮酒、呼吸障碍造成，也可能与睡眠有关的肌痉挛、下肢不宁综合征或药物和环境造成。导致失眠的原因多种多样，但归纳起来可大致分成3类。

（1）应急状态或环境改变（环境、工作、饮食、家庭、突发事件），破坏了人的正常生活或生物学规律。

（2）人体患有精神性或躯体性疾病。

（3）不适当的药物影响（成瘾）。

失眠一般分为短暂性、短期或长期失眠。短暂性失眠多与突发状态有关，如遇到突然的打击或刺激，或外出和旅游改变生活环境。短期失眠与外界环境引起的紧张状态（工作、学习、考试）有关，一般持续2~3周。长期失眠多由精神障碍所致，如严重的抑郁症、精神分裂症或药物成瘾，持续时间更长。失眠的表现形式有入睡困难、过早觉醒、睡眠不实，或夜间觉醒的次数过多。多数人表现为第1种，即从清醒状态进入睡眠的潜伏期过长，易表现出烦躁不安。

失眠者非得用药吗？那倒不一定！失眠的治疗首要确定病因及病程，首选非药物治疗，即对大多数短暂性失眠者，一旦所致其失眠的原因解除，失眠即可缓解或消失。如果必须选用催眠药，需要了解药物起效时间的快慢、维持时间的长短、不良反应的多寡，并根据年龄、习惯等来选择。不易入睡者应选用起效快、作用维持时间较短的助眠药；入睡不难但睡眠不深或夜间易醒者，则选用起效慢、作用维持时间长的助眠药。

从另一个角度说，睡眠也是一个习惯，有其生物钟规律。失眠者可考虑改变生活规律和精神调节。短期失眠者可减缓紧张因素，或改变个体的适应能力。如精神放松，避免白天小睡，睡前禁饮浓茶、咖啡，晚餐不宜过量，卧床时少看书报，睡前进行散步和有规律的活动，对于入睡都是有所裨益的。

失眠者如何选用催眠药?

（1）入睡困难者常选用艾司唑仑（舒乐安定），其起效快、作用时间长，保持近似生理睡眠，醒后无不适感；硝西泮（硝基安定）作用也较迅速，2小时后在血浆中达峰值。地西泮（安定）虽较安全，但肌肉松弛的作用明显，醒后有时感觉下肢无力，容易跌倒。

（2）对焦虑型、夜间醒来次数较多或早醒者可选用氟西泮（氟安定），起效快，作用时间长，近似生理睡眠，醒后没有不适感；或选用夸西泮、三唑仑。

（3）由精神紧张、情绪恐惧或肌肉疼痛所致的失眠，可选氯美扎酮（芬那露），在睡前服0.2克。由于自主神经功能紊乱，内分泌平衡障碍及精神神经失调所致的失眠，可选用谷维素，一次20毫克，一日3次，但需连续服用数日至数月。

（4）忧郁型的早醒失眠者，在常用安眠药无效时，可配合抗抑郁药阿米替林和多塞平；常用安眠药无效的患者，选用抗过敏药苯海拉明、异丙嗪也可奏效。

（5）对于老年失眠者，10%水合氯醛液仍不失为一种安全、有效的药，其起效快，无蓄积作用，醒后无明显的宿醉现象，只是对胃肠黏膜的刺激性偏大。

（6）服用常用安眠药无效者也可选用抗过敏药苯海拉明、异丙嗪（非那根）。

（7）为改善起始睡眠（难以入睡）和维持睡眠质量（夜间觉醒或早间觉醒过早），可选服唑吡坦（思诺思）、艾司佐匹克隆。其作为一种新型催眠药，不良反应少，尤其无镇静和宿醉现象，优势已超越前几类药。常用催眠药的特征及剂量可见表2-6。

表2-6 常用催眠药的特征和剂量

药物名称	商品名	生物利用度/%	起效时间/h	血浆达峰时间/h	血浆半衰期/h	持续时间/h	剂量/mg
水合氯醛	—	80	0.15~0.3	—	7~10	4~8	500~1500
地西泮	安定	84~100	0.2~0.5	1	20~50	12	5~10
硝西泮	硝基安定	62~94	0.5~1	2	18~28	6~8	5~10
夸西泮	—	—	0.5~1	1~2.5	41~43	24~36	15~30
劳拉西泮	罗拉	90~93	0.5~1	1~1.5	13~15	4~6	2~4
艾司唑仑	舒乐安定	80	0.3~1	1~3	10~30	5~8	1~2
甲喹酮	海米那	—	0.15~0.5	2	4~5	6~8	100~200
氯美扎酮	芬那露	—	0.25~0.3	2	20~24	5~6	200~400
氯氮卓	利眠宁	100	—	4	10~24	—	10~20
三唑仑	酣乐欣、海乐神	55	0.25~0.5	2	1.8~2.3	4~6	15~30
劳拉西泮	罗拉	90~93	0.5~1	1~1.5	13~15	4~6	2~4
唑吡坦	思诺思、乐坦	70	0.1~0.45	0.5~2	2~4	6~8	10
佐匹克隆	忆梦返	80	0.25~0.5	0.5~2	3.5~6	8	7.5
扎来普隆	曲宁	30	0.35~0.5	0.9~1.5	0.9~1.1	6	5~10
艾司佐匹克隆	鲁尼斯塔	75~80	0.15~0.4	0.5~2	4.5~5.8	8	3

失眠者如何选用中成药?

中医学称失眠为"夜不能寐",分为肝郁化火、痰热内扰的实证和阴虚火旺、心脾两虚、心胆气虚的虚证。治疗失眠,可选用的中成药较多,但宜对证用药。由心血亏虚证引起的失眠(表现为失眠、头晕、心慌、多梦、健忘、面色苍白或苔黄、唇舌色淡等),可选养血安神丸(片、糖浆剂),可滋阴养血,宁心安神,用于心悸头晕、失眠多梦、手足心热,水丸一次6克,片剂一次5片,一日3次;或选脑乐静口服液(糖浆剂),可养心健脑、安神,用于精神忧郁、易惊失眠、烦躁健忘、小儿夜不安寐,口服一次30毫升,一日3次,小儿酌减;或选复方枣仁胶囊、夜宁糖浆。由阴虚火旺证引起的失眠(表现为失眠、多梦、口渴、盗汗、健忘、面颊舌红等),可选用枣仁安神颗粒(冲剂),可补心养肝,安神益智,用于神经衰弱引起的失眠健忘、头晕头痛,口服一次5克,临睡前服,以开水冲服;或选用神衰康胶囊,一次5粒,一日2次。肝郁化火证失眠可用酸枣仁合剂、泻肝安神丸。痰热内扰证失眠可选礞石滚痰丸。阴虚火旺证失眠可用酸枣仁合剂、安神健脑液、神衰康胶囊等。心胆气虚证失眠可用睡安胶囊、豆蔻五味散。

第三节　血液系统疾病

缺铁性贫血有哪些特征？

铁是人体内含量最多的微量元素，其一是构成血红蛋白（血色素）、肌红蛋白的重要成分，其二是多种能量酶（细胞色素酶、过氧化酶、触酶）的组成核心。缺铁性贫血俗称良性贫血，常见有下列症状，您可以尝试评估一下：

（1）经常有乏力、眼花、耳鸣、记忆力减退的感觉吗？（缺铁性贫血常有乏力、头昏、眼花、耳鸣、头痛、失眠、记忆力减退等表现。）

（2）甲床苍白吗？（面色可苍白如纸、甲床苍白、指甲扁平，甚至反甲脆裂。）

（3）皮肤干燥或萎缩吗？（有，皮肤会干燥，毛发有时干燥或脱落。）

（4）消化道有症状吗？（缺失性贫血可有食欲减退、消化不良、恶心、呕吐、腹胀、腹泻等症状。）

（5）有心前区收缩期杂音吗？（缺铁性贫血患者检查可发现心脏扩大，女性可出现浮肿或月经失调等；严重者可有萎缩性舌炎、吞咽困难、咽部异物感、口角炎等。）

（6）如检查血红蛋白，男性低于120克/升，女性低于110克/升，妊娠期妇女低于100克/升。

恶性贫血与缺铁性贫血有何区别？

恶性贫血又称为巨幼红细胞贫血，有别于缺铁性贫血。后者是由于缺铁，使血红蛋白（血色素）合成减少，但红细胞不低；前者是缺乏叶酸和维生素B_{12}等造血因子，使幼稚红细胞在发育中的脱氧核糖核酸（DNA）合成出现障碍，细胞的分裂受阻，形成畸形的巨幼红细胞，并伴有神经症状（神经炎、神经萎缩）。

恶性贫血在我国比较少见，病因常由妊娠、哺乳、胃吸收不良、营养不良或口服叶酸拮抗药（具有拮抗二氢叶酸合成酶，使四氢叶酸合成发生障碍的药，如乙氨嘧啶、甲氨蝶呤）所致。营养不良、婴儿期、妊娠期的恶性贫血患者，可选用叶酸治疗，成人一次5~10毫克，儿童一次5毫克，一日3次，同时辅以维生素B_{12}肌内注射，一次0.5~1.5毫克；或口服腺苷钴胺（辅酶维生素B_{12}），一次0.5~1.5毫克，一日3次。对药物引发的贫血，合并应用亚叶酸钙静脉滴注治疗，一次1毫克，一日1次。

可口服的铁剂有哪些？

治疗缺铁性贫血必须补充铁剂，从外源补铁，常见含铁的药品见表2-7。

表2-7 含铁的药品和制剂

药品名称	含铁量	剂量	品牌和剂型
硫酸亚铁	20%	预防量一日300毫克；治疗量一次300毫克，儿童一次50~100毫克，一日3次	硫酸亚铁片、施乐菲控释片、铁维隆片
乳酸亚铁	19%	一次10~20毫升，一日3次	朴雪口服液
葡萄糖酸亚铁	12%	成人一次0.4~0.6g，儿童一次0.1g，一日3次	维喜铁口服液、康维口服液、葡糖亚铁胶囊
富马酸亚铁	32.9%	成人一次0.2~0.4克，儿童0.05~0.2克，一日3次，连续2~3周	富马铁片
右旋糖酐铁	27%~30%	成人一次25毫克，一日3次	葡聚亚铁片
琥珀酸亚铁	35.5%	预防量一日100毫克，妊娠期妇女一日200毫克，儿童一日30~60毫克；治疗量一日200~400毫克，儿童100~200毫克	速力菲片
蛋白琥珀酸亚铁	5%	成人一日10~30毫升，儿童1.5毫升/公斤体重，分2次餐前服用	菲尔普利克斯口服液

补铁时要注意哪些问题?

（1）补铁时首选口服的铁剂，对口服反应大，出现厌食、胃出血，或有胃肠疾病、吸收不良，或急需迅速纠正贫血症状时，可考虑应用注射用右旋糖酐铁。

（2）尽量选用二价铁（亚铁），二价铁的溶解度大而易被吸收，三价铁剂在体内的吸收仅相当于二价铁的1/3，且刺激性较大，只有转化为二价铁剂后才能被吸收。对于胃酸缺乏者，宜与10%稀盐酸并用，有利于铁剂的解离和吸收。

（3）初始应用小剂量，数日后再增加剂量。根据中国营养学会推荐剂量，一日补铁的最小剂量为10毫克，最大为30毫克。若按服铁的吸收率为30%计算，一日口服180毫克的铁较好。

（4）牛奶、蛋类、植物酸、钙剂等可抑制铁剂的吸收。茶、咖啡、柿子中的鞣质与铁形成不被吸收的盐，使铁在体内的储存降低而致贫血；但肉类、果糖、氨基酸、脂肪可促进铁的吸收；维生素C作为还原剂可促进铁转变为二价铁剂，从而促进铁的吸收。

（5）习惯性主张铁在餐后服用较好，餐后服铁固然可减少不良反应，但食物中有植物酸、磷酸或草酸盐，使铁的吸收减少。因此，应在餐前或两餐间服用，最佳时间是空腹。

（6）口服铁治疗有效的最早指标是在服后3～7天网织红细胞开始上升，第7～10天达高峰，2周后血红蛋白上升，一般约2个月恢复正常。

哪些中成药有助于补铁?

中医学把贫血列入"虚证"的范畴，分为脾气虚弱型、气血两亏型、虫积肠腑型。

（1）脾气虚弱型：症见面色萎黄、神疲乏力、气短懒言、食欲减退、大便溏薄、舌淡胖嫩。治疗上宜健脾益气，选用丹参生血汤（丹参15克，鸡内金10克，土大黄30克，水煎后服，一日1剂，连续15日），或服用人参养荣丸、人参归脾丸或十全大补丸。

（2）气血两亏型：可见面色苍白、心慌气短、神疲倦怠、下肢浮肿、爪甲淡白。治疗时可补气养血，中成药适用于缺铁性贫血的女性，有阿胶补血口服液、阿胶块（冲剂、颗粒剂）、阿胶三宝膏、阿胶益寿晶。

（3）虫积肠腑型：面色不华、气短乏力、时有腹痛绕脐，或排大便有虫子，宜先驱虫，而后健脾，服用人参归脾丸、人参健脾丸或十全大补丸。

除补铁外，合理的膳食结构也同样重要，宜多食含铁丰富的食物，如猪肝、黄豆、蔬菜、水果、大枣、蜂乳、芝麻酱、黑木耳等。提倡使用铁锅烧菜或煮粥，这有助于铁元素的补充。中医学认为，因为气能生血，所以治疗贫血既要增加营养及补血，又要重视补气。

铁剂吃多了对人体有害吗？

服用铁剂治疗贫血，7~10日左右外周血液网织红细胞就会增高，2周后血红蛋白逐渐升高，2个月后血常规检查基本正常，因此应及时检查，由病情决定继续服用或停药。

铁在肠道的吸收有一种黏膜自限现象，既是说铁多了自己可以限制吸收，也说明铁的吸收与体内的储量有关，正常人的吸收率为10%，贫血者多一些，为30%。但误服铁或一次摄入剂量过大或使用铁器来煎煮酸性的食物，会腐蚀胃黏膜和使血液循环中游离铁过量，出现细胞缺氧、酸中毒、休克和心功能不全，应及时清洗胃肠并对症治疗。

正常人补铁也会出现不良反应，有时会出现恶心、呕吐、腹痛、腹泻、便秘、口腔异味、发热、嗜睡、黄疸等，可能是服用过多的症状，有一定的危险性，应及时去医院就医。若与餐同时服用或餐后服用可减轻症状。另外，补铁后大便的颜色可能变黑，口服水剂或糖浆剂后易使牙齿变黑，因此宜应用吸管吸服。

叶酸是蔬菜叶子里的酸吗？

是的！顾名思义，叶酸是存在于蔬菜叶子中的一种有机酸，天然品存在于动物的肝肾、酵母及绿叶蔬菜中甘蓝、菠菜、洋葱、番茄、豆类、胡萝卜内，目前应用的为人工合成品。属于维生素B族类的物质，因此又名维生素M，是一种对人体红细胞发育成熟起辅助作用的水溶性维生素。

叶酸在肠道吸收后，在肝内酶的作用下，变为具有活性的四氢叶酸。

后者是脱氧核糖核酸（DNA）合成的主要原料，叶酸可迅速改善巨幼细胞性贫血。

叶酸在胃肠（十二指肠上部）几乎完全被吸收，5~20分钟后可出现在血液中，大部分贮存在肝内。

哪些蔬菜里叶酸含量多？

叶酸是从菠菜叶中提纯的。其他富含叶酸的绿色蔬菜包括莴苣、菠菜、西红柿、胡萝卜、青菜、龙须菜、花椰菜、油菜、小白菜、扁豆、豆荚、蘑菇等。柑橘、草莓、樱桃、香蕉、柠檬、桃李、白杏、杨梅、海棠、酸枣、山楂、石榴、葡萄、猕猴桃、草莓、鸭梨、胡桃等新鲜水果中含量也不少。动物的肝、肾、禽肉及蛋类（猪肝、鸡肉、牛、羊肉等），坚果中的黄豆、核桃、腰果、栗子、杏仁、松子等，五谷杂粮里大麦、米糠、小麦胚芽、糙米中也含有少量叶酸。

天然的叶酸极不稳定，易受阳光、加热的影响而发生氧化，长时间烹调可被破坏，因此绿色的蔬菜不宜烹煮得过烂。叶酸生物利用度较低，在45%左右，而合成的叶酸在数月或数年内可保持稳定，容易吸收且人体利用度高，高出天然制品约1倍左右。如并发缺乏铁性贫血，可同时补铁。

为什么在服用叶酸时宜同时补充维生素B₁₂？

服用叶酸后可很快纠正巨幼红细胞性贫血的异常现象，改善贫血，但不能阻止因维生素B_{12}缺乏所致的神经损害，如脊髓变性；若仍大剂量服用叶酸，由于造血旺盛而消耗维生素B_{12}，可进一步降低血清中维生素B_{12}含量，反而使神经损害发展。这提示我们注意并服维生素B_{12}，以改善神经症状。

（1）在肾功能正常的患者中，很少发生中毒反应；偶尔可见过敏反应，个别患者长期大量服叶酸可出现厌食、恶心、腹胀等症状。大量服用叶酸时，可出现黄色尿。

（2）急性或慢性酒精中毒时，每天从食物中吸收叶酸的量受到限制，但这很容易纠正的，只要恢复正常饮食，就足以克服酒精的影响。

（4）维生素C与叶酸同服，可抑制叶酸在胃肠中吸收。叶酸与苯妥英钠同服，可降低后者的抗癫痫作用。此外，由于营养不良所致的巨幼红细胞性贫血，可同时伴随缺铁，尤其在应用叶酸治疗使造血功能恢复后更容易出现。因此，疗程接近后期时，宜同时补铁。

（5）另外，同时应用可抑制二氢叶酸还原酶的药如甲氨蝶呤、乙胺嘧啶、甲氧苄啶以及干扰叶酸吸收的药，如某些抗惊厥药、避孕药，都能降低叶酸的血浆浓度；甲氨蝶呤、乙胺嘧啶等对二氢叶酸还原酶有较强的亲和力，能阻止叶酸转化为四氢叶酸，终止叶酸的治疗作用，严重时能引起巨幼红细胞性贫血。

✚ 为什么在服用叶酸、维生素B_{12}治疗恶性贫血后宜补钾？

在服用叶酸、维生素B_{12}治疗巨幼红细胞性贫血后，特别是严重病例在血红蛋白恢复正常时，可出现血清钾降低或突然降低，血清钾降低可引发许多问题，如神经紊乱、腹泻、麻痹、失钾性肾病、心律失常等，所以在此期间应注意补充钾盐，口服氯化钾、枸橼酸钾、门冬酸钾镁、谷氨酸钾，或多饮食橙汁。其中氯化钾应用广泛、价格便宜、口服吸收好，一次0.5~1克，一日3~4次，餐后服用或稀释于果汁中服用，但高氯血症者或代谢性酸中毒时，不宜应用氯化钾，可改用枸橼酸钾；门冬酸钾镁纠正细胞内缺钾较其他钾盐快，可同时补镁，一举两得。

第四节 消化系统疾病

引起腹胀的原因有哪些?

腹胀的感觉十分简单,即腹部有膨胀感、疼痛、憋得慌,腹部变大,叩之呈鼓音有腹鸣,爱打嗝或排气,严重时使人心慌意乱。

造成腹胀的原因有多种:一是进食不易消化的食物和饮用不洁的流食,导致消化和胃肠功能不良或食物的过度发酵;二是部分人体内缺乏一种脂肪酶,在喝牛奶或奶制品后,不能消化奶中的糖而引起腹胀,或食用糖类(豆类、豆制品、谷物、菜花)食物和饮用大量产气的饮料(如碳酸盐汽水);三是体内吸收功能障碍,如腹胀伴有体重减轻和排有恶臭的气体,若患有肝炎、肝硬化、腹膜炎、肿瘤及神经官能症,也可使腹腔积液或积气引起腹胀;再有,高脂肪食物虽不会产生更多的气体,但可延缓胃肠的排空速度,也会诱发腹胀。

其中,也不排除由药品引起的腹胀,如抗肿瘤药(长春地辛、达沙替尼、卡铂、奈达铂、利妥昔单抗、曲妥珠单抗等化疗时)、抗抑郁药(米氮平、文拉法辛)、降糖药(格列本脲、格列齐特、格列喹酮、格列吡嗪、阿卡波糖、伏格列波糖、米格列醇、依帕司他、二甲双胍等)或抗骨关节炎药硫酸氨基葡萄糖(萄力)。

腹腔内的气体从何而来?

人体腹腔内的气体可来自4个方面:

(1)吞咽动作:胃肠内气体约70%来自吞咽。使人产生吞咽的原因也有4个:①口涎增多,势必常咽口水,一次可带入2毫升的气体;②进食太快,囫囵吞咽及小口吞咽,都能增加气体的吞咽;③饮用流食比固体食物所咽的气体要多出2～3倍。卧位进食吞咽的气体较多,尤其是仰卧位;④饮用大量产气的饮料,如汽水、牛奶、啤酒等。

（2）二氧化碳的释放：胰腺每天分泌1000～2000毫升胰液，含有大量的碳酸氢根，当排入十二指肠与胃酸相遇时，则释放出大量的二氧化碳。

（3）食物发酵：小肠未完全消化的食物残渣进入结肠后，糖类食物被大肠杆菌发酵，产生二氧化碳及氢；或被厌氧杆菌发酵而产生氢及甲烷；未被消化的蛋白质进入结肠后被细菌分解，产生气体，包括硫化氢等，所以肛门排气常带臭味。

（4）结肠对气体的吸收减少：正常结肠内积气被肠蠕动向下推，经肛门排出，每天400～1200毫升。任何原因引起的肠蠕动迟缓、大便干燥、肠壁张力降低或肠梗阻，都可使排气障碍而发生腹胀。

腹胀时可选用哪些西药？

您腹胀准备用药时，首选二甲硅油片（皆乐），它可降低胃肠内气体微泡的张力，消除肠道中的泡沫，帮助排除气体，成人一次50～75毫克，一日3次，餐前或睡前服；或口服消胀片（每片含二甲硅油25毫克、氢氧化铝40毫克），一次1～2片，一日3次。此外，还可选服乳酶生（表飞鸣），一次0.5～0.9g，一日3次，可分解糖类，抑制肠内产气菌的生长；或活性碳，可吸附肠内的大量气体，成人一次1～3克，儿童一次0.3～0.6克，一日3次。

如果您胃肠动力不佳，可选服促胃肠动力药多潘立酮（吗丁啉），可增加肠蠕动，促进排气，多用于术后肠麻痹引起的腹胀。一次10毫克，一日3次，餐前服用。

腹胀时可选用哪些中成药？

中医学将腹胀归为"食滞"，是指饮食不节引起的腹痛、厌食、呕吐、脘腹胀满。可选用的中成药有木香顺气丸或香砂养胃丸，前者可行气化湿、健脾和胃，调节胃肠运动和胃液分泌，用于胸膈痞闷、脘腹胀痛、呕吐恶心、嗳气纳呆。后者可温中和胃，调整消化液分泌和胃肠功能，用于不思饮食、呕吐酸水、胃脘满闷、四肢倦怠。另外，沉香化气片、丁沉透膈丸、调气丸、复方制金柑冲剂、和胃平肝丸、加味四消丸、健脾丸、六味安消胶囊、洁白胶囊也可选用。

✚ 腹泻分为哪几种类型?

腹泻俗称"拉稀",如排便在一日内超过3次,或粪便中脂肪成分增多,或带有未消化的食物、脓血则称为腹泻。腹泻的病因十分复杂,类型众多,一般按病因分为:①感染性腹泻:多由细菌(沙门菌属、副溶血弧菌、金黄色葡萄球菌、大肠杆菌、痢疾杆菌)、真菌(肠念珠菌)、病毒(轮状病毒、柯萨奇病毒)、寄生虫(阿米巴、血吸虫、梨鞭毛虫)感染或集体食物中毒而造成;②炎症性肠病:由直肠或结肠溃疡、肿瘤或炎症引起;③消化性腹泻:由消化不良、吸收不良或暴饮暴食而引起;④激惹性或旅行者腹泻:常由外界的各种刺激所致,如受寒,水土不服,过食海鲜、油腻或辛辣食物刺激等;⑤功能性腹泻:由精神紧张、情绪激动、受惊害怕、结肠过敏等因素引起;⑥菌群失调性腹泻:由于肠道正常细菌的生长和数量或比例失去平衡所致,一般多由长期口服广谱抗生素、糖皮质激素而诱发。

● 腹泻的表现有哪些?

腹泻是由于肠蠕动亢进或肠管内的水分吸收减退而引起。其特征为粪便水分过多、稠度降低、重量增加、排便频繁,严重者可发生水泻,同时伴有腹痛、恶心、呕吐、出冷汗、粪便中脂肪增多,或带有未消化的食物、脓血。以病程为界,分为急性腹泻(2个月以内)和慢性腹泻(2个月以上)。急性腹泻多见于肠道感染、食物中毒、出血性坏死性肠炎、急性局限性肠炎、肠型紫癜等,可明显分为两大亚型——痢疾样腹泻或水泻。其亚型取决于致病因子的性质。痢疾样腹泻可有黏膜破坏,频频排出有脓血性粪便,并伴腹痛、里急后重;而水泻不含红细胞、脓细胞,不伴腹痛、里急后重。慢性腹泻起病缓慢,见于阿米巴痢疾、结核、血吸虫病、肿瘤等;集体食堂就餐人员成批发病且症状相同为食物中毒、流行性腹泻或传染病的流行。小肠炎性腹泻,腹泻后腹痛多不缓解;结肠炎性腹泻于腹泻后腹痛多可缓解。

在粪便的性状上,各种腹泻的表现不尽相同。粪便呈稀薄水样且量多,为小肠性腹泻;脓血便或黏液便见于菌痢；暗红色果酱样便见于阿米巴痢疾；血水或洗肉水样便见于嗜盐菌性食物中毒、急性出血坏死性肠炎；黄水样便见于沙门菌属或金黄色葡萄球菌性食物中毒；米泔水样便见于霍乱或副霍乱；脂肪泻和白陶土色便，见于肠道阻塞、吸收不良综合征；黄绿色混有奶瓣便见于儿童消化不良。激惹性腹泻时多为水便、伴有粪便的颗粒，下泻急促，同时腹部有肠鸣音（咕噜声），腹痛剧烈难以忍受。

如何对症用药治疗腹泻？

（1）感染性腹泻：对由细菌感染引起的急性腹泻，首选抗菌药物，如庆大霉素、左氧氟沙星（利复星）、氧氟沙星（奥复星）、环丙沙星（特美力）、头孢呋肟等；对轻度急性腹泻者应首选黄连素，口服成人一次0.1~0.4g，一日3次；或口服活性炭或鞣酸蛋白。前者吸附肠道内气体、细菌和毒素；后者可减轻炎症，保护肠道黏膜。活性炭成人一次1~3克，儿童一次0.3~0.6克，一日3次，餐前服用；鞣酸蛋白一次1~2克，一日3次；1岁以下儿童一次0.125~0.2克，2~7岁一次0.2~0.5克，一日3次，空腹服用。

（2）病毒性腹泻：此时应用抗生素或微生态制剂无效，可选用抗病毒药，如阿昔洛韦（舒维疗）、泛昔洛韦（凡乐）。

（3）消化性腹泻：因胰腺功能不全引起的消化不良性腹泻，应服用胰酶；对摄食脂肪过多者可服用胰酶和弱碱（碳酸氢钠），对摄食蛋白而致消化不良者宜服胃蛋白酶；对伴腹胀者可应用乳酶生或二甲硅油（消胀片）。

（4）激惹性腹泻：因化学刺激引起的腹泻，可选用双八面体蒙脱石（思密达），其覆盖消化道，与黏膜蛋白结合后增强黏液屏障，防止酸、病毒、细菌、毒素对消化道黏膜的侵害，口服成人一次1袋，一日3次；1岁以下儿童一日1袋，分2次给予，1~2岁儿童一次1袋，一日1~2次，2岁以上儿童一次1袋，一日2~3次。此外，钙通道阻滞剂可促进肠道吸收水分，抑制胃肠运动和收缩，可选用硝苯地平，一次10~20毫克口服或含服，一日2次；或匹维溴胺（得舒特）一次50毫克，一日3次。对由天气（寒冷）和各种刺激所致的激惹性腹泻，应注意腹部保暖，控制饮食（少食生冷、油腻、辛辣食物），口服乳酶生或微生态制剂。

（5）肠道菌群失调性腹泻：可补充微生态制剂，如复方嗜酸乳杆菌片（乳杆菌）、双歧三联活菌胶囊（培菲康）等，维持肠道正常菌群的平衡，达到止泻的目的。

（6）腹痛较重者或反复呕吐腹泻：及时适当地补充液体；腹痛剧烈时可服山莨菪碱片，一次5毫克，疼痛时服或一日3次；或口服颠茄片，一次8～16毫克。

（7）急性或慢性腹泻：洛哌丁胺（易蒙停、罗宝迈）可抑制肠蠕动，延长肠内容物的滞留时间，抑制大便失禁和便急，减少排便次数，增加大便的稠度。用于急性腹泻，初始量成人一次2～4毫克，儿童2毫克，以后于一次不成形便后服2毫克；用于慢性腹泻，初始量一次4毫克，儿童2毫克。

婴幼儿腹泻是怎么回事？

婴幼儿腹泻又名婴幼儿消化不良或"秋季腹泻"，是婴幼儿期的一种急性胃肠道功能紊乱，以腹泻、呕吐为主的综合征，由多种病因所致。以夏、秋季发病率最高，尤其是夏末转入初秋，或添加碳水化合物（米粉、稀粥）的初期，其中急性腹泻多发生于2岁以下儿童，50%为1岁的幼儿。通常将肠道内微生物感染引起的腹泻称为肠炎；将肠道外感染，喂养不良、激惹性刺激所引起的腹泻，称为消化不良。

婴幼儿腹泻的病因分为：①激惹性刺激，如寒冷、水土不服、油腻食物刺激等所致；②病原微生物感染，如细菌、病毒、真菌、衣原体、寄生虫等，其中以前两者居多。细菌有大肠杆菌、空肠弯曲杆菌、耶尔森菌、鼠伤寒杆菌、变形杆菌等；病毒有人类轮状病毒、诺沃克病毒、埃克病毒、柯萨奇病毒、腺病毒等；③肠消化功能紊乱，或由于饮食不当。

婴幼儿腹泻的症状有哪些？

（1）消化不良：有肠道外感染症状（如上呼吸道感染、中耳炎、肾盂肾炎等）、饮食不当、气候变化（受冷受寒）等致病因素。胃肠道症状一般较轻，一日大便数次至十余次，为黄色或黄绿色"蛋花样"或稀糊便，有奶腥臭或酸臭，混有少量黏液。排便时幼儿啼哭、烦躁不安、腹部疼痛，有时溢乳或呕吐，但呕吐轻，饮食多正常，无明显脱水或酸中毒。

（2）肠炎：多有特异性感染（大肠杆菌、葡萄球菌、病毒、真菌等），部分可由消化不良发展而来。胃肠道症状较重，腹泻一日10次至数十次，为水样便，量多，有酸腥或腐臭味，偶有脓及血丝。呕吐较重，易发生脱水、代谢性酸中毒、低血钾等水、电解质紊乱。伴有食欲减退，多有发热、精神萎靡、嗜睡、烦躁症状，甚至有昏迷、惊厥等症状。

婴幼儿腹泻主要依据大便外观和粪便检查来判断：消化不良者有脂肪滴或少量黏液；细菌性肠炎者有黏液、白细胞，偶见红细胞及吞噬细胞；真菌性肠炎可见真菌孢子及菌丝，培养可分离出致病菌；病毒性肠炎水泻大便不成形，并无白细胞及红细胞等。

✚ 如何治疗婴幼儿腹泻？

（1）饮食疗法：轻症减少奶量，代以米汤、糖盐水；重症患儿应禁食8～24小时，并静脉补液。

（2）液体疗法：轻度脱水和呕吐不重者可口服补液盐，每袋加500～1000毫升凉开水溶解后服，儿童每公斤体重50～100毫升，分次于4～6小时内服完；静脉补液法适用于中度、重度脱水儿童，静脉滴注葡萄糖注射液或葡萄糖氯化钠液。

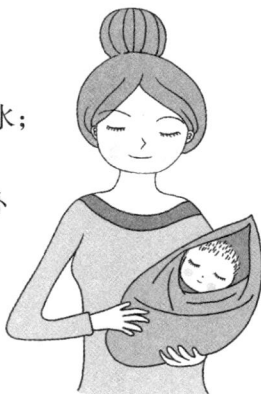

（3）控制感染：针对病因，选用抗菌药或抗病毒药。轻度肠道细菌感染引起的腹泻，可口服盐酸小檗碱（黄连素），1岁以下儿童一次0.05g，1～3岁一次0.05～0.1克，4～6岁一次0.1～0.15克，7～9岁一次0.15～0.2克，10～12岁一次0.2～0.25克，一日3次。或口服头孢呋辛酯，3个月至12岁儿童剂量为一日20毫克/公斤体重，分2次服用；头孢泊肟酯3个月至12岁儿童剂量为一次5毫克/公斤体重，一日2次；头孢呋肟酯（新菌灵）3个月至12岁儿童剂量为一次5毫克/公斤体重，一日2次。病毒性腹泻者可口服或静脉滴注抗病毒药，如利巴韦林（病毒唑）、阿糖胞苷、金刚烷胺、阿昔洛韦等。

（4）对症治疗：腹泻可用鞣酸蛋白，儿童1岁以下，一次0.125～0.2克，2～7岁一次0.2～0.5克，一日3次，空腹服用；对腹痛较重者，或反复呕吐腹泻者，腹痛剧烈时可口服山莨菪碱片，一次5毫克，疼痛时服或一日3次；或口服颠茄片，一次2～8毫克。

（5）口服微生态制剂：如口服双歧杆菌活菌制剂（丽珠肠乐），一次250毫克（1粒），一日2次，餐后服用；或双歧三联活菌胶囊（培菲康），儿童一次210毫克（1粒），一日3次，幼儿可剥开胶囊倒出粉剂以温开水冲服。乳酸菌素（妈咪爱），一次1~2片，一日3次，餐前服用。

（6）胃肠黏膜保护治疗：如口服双八面体蒙脱石（思密达），可增强黏液屏障，防止胃酸、胃蛋白酶以及各种病毒、细菌及其毒素对消化道黏膜的侵害，维护消化道正常功能。1岁以下儿童一日3克（1袋），2~3岁儿童一日2~3袋，3岁以上儿童一日3袋，分为3次，空腹给药；治疗急性腹泻时，首次剂量加倍。

长期或剧烈腹泻时为什么要大量饮水和补盐？

当人体因腹泻或疾病、创伤、感染时，由于处于病态，体内的水、电解质和酸碱度容易失去平衡。若这种失衡超过了人体的代偿能力，将使水、盐的代谢发生紊乱，常见脱水症和钠、钾代谢的紊乱（低钠、低钾），严重者可危及生命。

正常状态下的成年人，在适宜的气候下，每天需水量约为30~50毫升/千克才能将尿量保持在生理范围内。因此，在针对腹泻病因治疗的同时，还应及时补充水和电解质，以纠正不平衡状态。可口服补液盐，每袋加500~1000毫升凉开水溶解，以50毫升/公斤体重于4~6小时内服完。

治疗腹泻可选用哪些中成药？

中医学认为腹泻分为食滞胃肠型、脾肾亏损型、胃肠湿热型腹泻。其临床表现和选药有所不同。

（1）食滞胃肠型：患者腹部胀痛、大便臭似败卵，腹泻后可稍减轻，不思饮食，嗳气，呕吐酸水，可选用加味保和丸、克泻胶囊、胃立康片、资生丸等。

（2）脾肾亏损型：症见大便稀薄，夹带有不消化的食物，稍吃油腻食物就使大便次数增加多，疲乏无力，可选服人参健脾丸、补中益气丸、固本益肠片。

（3）大肠湿热型：多数患者在腹痛时就要泻，大便急迫、便色黄褐、味臭、肛门有烧灼感，同时伴随发热。可用葛根芩连片、香连片、温中止泻丸、黄连片。

便秘是病吗?

便秘仅是一种症状,不一定就是疾病。便秘是由于粪便在肠内停留过久,水分太少,表现为大便干结,并感到排便费力、排出困难和排不干净。有些人群可同时出现下腹部膨胀、腹痛、恶心、食欲减退、口臭、口苦、全身无力、头晕、头痛等感觉,有时在小腹左侧(即左下腹部乙状结肠部位)可摸到包块(即粪便)及发生痉挛的肠管。

便秘的诱因有哪些?

人体在进食大约10~40小时后排出粪便,大多数健康人在饮食摄入平衡的情况下,不会有大便功能问题,正常粪便的稠度适中,稍加用力即能排出。一般认为,一日排便不多于3次或每周不少于2次,一次大便的重量150~350g,为正常范围。排便过多则为腹泻,过少则为便秘,决定便秘的程度是大便稠度而不是大便的次数。

发生便秘的原因有:①不良的饮食习惯,由于进食量不足或食物过于精细,没有足够的食物纤维以致食物残渣太少;②饮水量不足及肠蠕动过缓,导致从粪便中持续再吸收水分和电解质;③缺乏锻炼,肠蠕动不够;④排入直肠粪便重量的压力达不到刺激神经末梢感受器兴奋的正常值(25~50克粪便重量的压力为正常值),不能形成排便反射;⑤结肠低张力、肠运行不正常;⑥长期滥用泻药,或服用麻醉性镇痛药、抗胆碱药、镇咳药、催眠药、抗酸药和胃黏膜保护剂(铁、铝、镁、铋剂)等;⑦排便也与条件反射有关,有规律的良好排便习惯,定时产生强烈的排便感;⑧生活不规律,缺乏体力活动,也可引起习惯性便秘。

便秘可以分成哪几类?

(1)意识性便秘:大便的次数和性状根据一般标准认为正常,但患者感到不够舒服。

(2)功能性便秘:由于食物过于精细,缺乏残渣,形不成适量的粪便,或由于长期坐位工作,精神因素、生活规律改变或长途旅行等,未能及时排便,以及各种原因引起的饮水不足,造成粪便干结。

（3）痉挛性病变：主要为激惹综合征，肠功能紊乱或结肠痉挛。便秘常伴有腹痛、胀气及肠鸣音增加或亢进，尤以左腹部显著，进食后症状加重，排便或排气后缓解，便秘可与腹泻交替。

（4）低张力性便秘：常见于老年人、产妇，由于身体衰弱、肠麻痹、甲状腺功能减退、糖尿病并发神经病变引起肠肌肉张力降低及腹壁和膈肌无力。通常排出的是软便，但蹲便时间较长。

（5）药物性便秘：镇痛药（如吗啡）能降低排便反射刺激的敏感性；抗胆碱药能减低肠道平滑肌的张力；抗酸药（如次碳酸铋、氢氧化铝等）的收敛作用均可引起便秘。此外，含铁、铝、钙的制剂也可致便秘。有的滥用泻药，引起肠道的敏感性降低或产生对泻药的依赖性。

治疗便秘需要依照分型来选药吗？

治疗便秘常用缓泻药，包括容积性、刺激性、润滑性和膨胀性泻药。应用时宜按便秘的类型来选用。

（1）慢性功能性便秘：可选服乳果糖，服后能显著降低老年人粪块嵌塞的发生率，口服一次10～20克，一日1次，或口服65%乳果糖糖浆剂（杜秘克），一次10～40毫升，最大剂量为一日60毫升；或酚酞（果导）片一次0.1～0.2克。欧车前亲水胶为容积性泻药，在肠道内可吸附液体，使粪便软化容易排出，成人一次6克（1包），一日1～3次；6～12岁儿童一次3克，一日1～3次，用水300毫升搅匀。

（2）急、慢性或习惯性便秘：可选比沙可定（便塞停），通过与肠黏膜接触，刺激肠壁的感受神经末梢，引起肠反射性蠕动增强而导致排便，产生柔软而成形的粪便。一次5～10毫克，睡前整片吞服，但在服后6～12小时才生效。

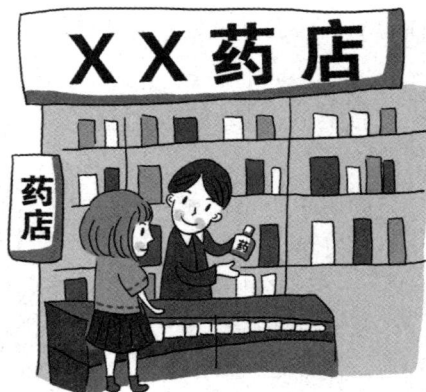

（3）低张力性便秘：可使用甘油栓，能润滑并刺激肠壁，软化大便，使粪便易于排出，其作用温和。一次1枚塞入肛门，一日1～2次，多于给药后30分钟见效。或与山梨醇混合制成灌肠剂（开塞露），既有润滑作用，又可刺激直肠肠壁，反射性地引起排便，尤其适用于儿童及年老体弱者。成人一次20毫升，儿童一次5～10毫升，由肛门注入。

（4）急性便秘：硫酸镁为容积性泻药，口服不易吸收，停留在肠腔内，使肠内容积的渗透压升高，阻止对肠腔内水分的吸收，同时将组织中的水分吸引到肠腔中来，使肠内容积增大，对肠壁产生刺激，反射性地增加肠蠕动而导泻。其作用强烈，排出大量水样便。即可单独使用，又可与山梨醇或甘油配伍。成人一次5～20克，儿童一次每周岁1克。同时应大量饮水。

（5）痉挛性便秘：可选聚乙二醇粉（福松），服后易溶于水而形成黏性的胶浆，能润滑肠壁，软化大便和调节稠度，使粪便易于排出。不良反应少，刺激性小。口服成人一次1～2袋，每袋10克溶于水后服用。另同类药尚有羧甲基纤维素钠，易分散于水中形成黏性的胶状液体，可润滑肠壁，并吸收大量水分膨胀后刺激肠壁，引起便意，导致排便。口服成人一次2克，一日3次，以温开水冲服。但老年人一日服用不宜超过2克。

治疗便秘可选用哪些中成药？

中医学将便秘分为热秘和虚秘。热秘的特点是大便干结、形如羊屎、小便短赤、精神疲倦，或腹胀腹痛、口干口臭、舌红苔黄燥，治疗宜清热润肠，多服用五仁润肠丸、麻仁润肠丸或十五制清宁丸。虚秘有气虚、血虚和肾虚之分。气虚者粪便并不干硬，但排便困难、便后乏力、舌淡苔薄白；血虚者粪便秘结、头晕目眩、心悸、舌色淡白，可试用五仁润肠丸；肾虚者大便秘结、小便清长、腰膝酸软、耳鸣心慌，可口服苁蓉口服液，睡前或清晨服用。习惯性或产后便秘者可选常通舒冲剂。

微生态制剂也可以缓解便秘吗？

鉴于微生态制剂具有双向调节作用，可使肠道功能恢复生理平衡，痉挛性和功能性便秘者也可选用微生态制剂，如双歧杆菌（丽珠肠乐）、嗜酸乳杆菌（乳杆菌）、乳酸菌（聚克）、乳酸菌素（妈咪爱）等。其成分为乳酸菌、双歧杆菌，在繁殖中会产生有机酸，使肠管水分的分泌增加，同时使肠道的酸性降低，促使大便中水分含量增多而使粪便易于排出。

如何权衡微生态制剂与抗生素的协同和相杀的相互作用?

合理、适宜联合应用抗生素和微生态制剂具有协同作用,处于肠道正常菌群紊乱严重或致病菌危害较为严重时,可先应用抗生素以清理肠道,后用微生态制剂调整胃肠道菌群。但两者也有相杀作用,有关微生态制剂与抗生素联合应用不良的相互作用不能一概而论,须考虑两者之间的微生态菌株对抗生素的敏感性,抗生素在肠道吸收率、抗菌谱的宽窄及服用时间间隔的差异。地衣芽孢杆菌制剂对三代头孢菌素、庆大霉素、氧哌嗪青霉素等药物不敏感,对环丙沙星、亚胺培南西司他丁钠等高度敏感,因此服用时应停用此类抗菌药物。双歧三联活菌制剂对头孢菌素、庆大霉素、环丙沙星、亚胺培南西司他丁纳等高度敏感,服用时应停用此类抗菌药物。但死菌制剂和地衣芽孢杆菌、酪酸菌可与抗菌药物联合应用;乳酸菌素、复方乳酸菌胶囊、嗜酸乳酸菌胶囊须与抗生素联合应用。

也可应用权衡下列措施:①从治疗腹泻的效果上,应先服用病原菌敏感抗生素或在肠道不易吸收(庆大霉素、卡那霉素、新霉素、制霉菌素)的抗生素以杀灭致病菌株,再及时调节菌群;②尽量选择窄谱抗生素,避免大剂量及较长疗程;③两类药服用间隔时间至少2小时。

如何选用胃肠解痉药治疗胃腹疼痛?

胃腹疼痛(胃痛或肚子痛)在生活中较为常见,表现为阵发性腹痛加剧或绞痛。前者由炎症及刺激(细菌、胃酸过多、受凉)引起,后者则为管道梗阻所致平滑肌收缩。此外,胃癌晚期也引发疼痛,其来势凶猛,病因复杂,且会危及生命。

胃肠解痉药能解除胃肠痉挛,松弛平滑肌,缓解胃腹的阵发性疼痛。常选用的药物有4种:

(1)溴丙胺太林(普鲁本辛):解除胃肠痉挛及抑制胃酸分泌的作用较强,可持续6小时,用于胃炎、胃痉挛等。口服一次15毫克,一日3次,餐前或睡前服。

(2)氢溴酸山莨菪碱片(654-2):能使痉挛的平滑肌松弛,缓解胃肠绞痛。口服一次5毫克,疼时服或一日3次。

(3)颠茄流浸膏(颠茄片):解除平滑肌痉挛,抑制腺体分泌,常用于胃肠痉挛引起的疼痛。口服一次 8～16 毫克，一日 2～3 次。

（4）盐酸哌仑西平片（胃见痊、必舒胃）：能抑制胃酸的分泌，减少胃蛋白酶的分泌，其抗平滑肌痉挛的作用强，可用于胃腹疼痛，急、慢性胃及十二指肠溃疡。口服一次 25～50 毫克，一日 2～3 次，于餐前 30 分钟服用。

为什么服用胃肠解痉药后容易口干？

胃肠解痉药除了能解除胃肠痉挛、松弛平滑肌缓解疼痛外，还可抑制人体的多种腺体（汗腺、唾液腺、胃液）的分泌，因此服后常见有轻度口干、口渴、面部潮红、视力模糊、排尿困难（尤其是前列腺增生患者）、便秘、心悸等不良反应，因此需要多喝水。但特殊人群如青光眼、手术前患者应禁用，哺乳期妇女和高血压、心脏病、尿潴留、前列腺增生患者慎用。

为什么胃肠解痉药仅可使用 1 天？

急性胃腹痛和胃肠痉挛常表现剧烈，为剧痛或阵发性绞痛。吃了胃肠解痉药解除平滑肌痉挛后，疼痛常会缓解，但也可能掩盖了一些急性的腹部疾病，如肠梗阻、尿结石、胃及十二指肠溃疡穿孔、急性胆囊炎、急性胰腺炎、心肌梗死、胃肠破裂、肾破裂或脾破裂、急性阑尾炎等，造成更大的麻烦，甚至危及生命安全。

因此，有两点需特别注意：一是不提倡一有疼痛便马上吃药；二是在服用胃肠解痉药一日后，病情如果未彻底缓解，宜及时去医院，以免延误病情和治疗。

绦虫分为几种？

绦虫古称为"白虫"。在中国绦虫有 4 类：带绦虫、短膜壳绦虫、棘球绦虫和裂头绦虫。带绦虫一般分为链状带虫（猪绦虫）或肥胖带绦虫（牛绦虫），猪绦虫以成虫寄生，牛绦虫以成虫和幼虫寄生的成虫寄生于儿童小肠，儿童患短膜壳绦虫病较成人更为多见，其不需中间宿主，患者可反复自身感染。

病因为进食未煮熟的含有囊尾蚴的猪肉（米猪肉）或牛肉，人吞下猪肉绦虫卵，则卵内的六钩蚴即可穿透肠壁，移行到肠道外不同部位（如脑、皮下、眼肌），发育成囊尾蚴，引起囊虫病。潜伏期约2~3个月。

绦虫病大多为单虫感染，但在流行地区约半数人有多虫感染，平均可达8条。其症状多轻微，可有上腹部隐约疼痛、消化不良、食欲亢进、头晕、头痛、乏力、恶心、腹泻、消瘦、便秘、呕吐、神经过敏等，有时在粪便中可见白色节片或多个节片连接的带状虫段。如发育成脑囊虫病，可有癫痫发作、瘫痪、视力模糊等症状。眼囊虫病可影响视力，甚至造成失明。

若查大便中可见白色带状成虫节片，或镜检出虫卵，肛拭涂片阳性，肥胖带绦虫的妊娠节片常自动由肛门爬出，链状绦虫的妊娠节片常在大便时成串被排出。

治疗绦虫病可选用哪些药?

（1）吡喹酮：驱除猪、牛绦虫的首选特效药，对短膜壳绦虫的疗效也好。用于牛肉和猪肉绦虫病，单剂量10~25毫克/公斤体重，顿服；儿童15毫克。用于短小膜壳绦虫和阔节裂头绦虫病，单剂量25毫克/公斤体重，顿服；用于脑囊虫病，总剂量120~180毫克/公斤体重，分6天服用，一日分2~3次给予。

（2）灭绦灵（氯硝柳胺）：作为次选药物，对猪牛肉绦虫、阔节裂头绦虫和短膜壳绦虫均有效。绦虫头节和近端节片接触药后即死，头节脱离肠壁而被排出。用于牛肉绦虫病，成人一日2克，于早晨空腹每隔1小时1克顿服，2小时后给予导泻，6岁以上儿童一日2克，2~6岁一日1克，2岁以下一日0.5克。用于治疗短小膜壳绦虫病，成人首剂2克，继而一日1克顿服，连续5~7天，2~6岁儿童口服1/2量，2岁以下儿童服1/4量；用于猪绦虫病，成人一日2~3克，于早晨空腹每隔1小时服1~1.5克顿服，2小时后以硫酸镁液导泻，6岁以上儿童一日2克，2~6岁儿童一日1.5克，2岁以下儿童1克。

（3）阿苯达唑：可抑制绦虫对葡萄糖的吸收，对猪、牛绦虫和短膜壳绦虫有驱除作用。一日800~1200毫克，连续3日，疗效可达90%以上，但妊娠期妇女不宜。

（4）南瓜子和槟榔：先服南瓜子仁60~100克，嚼碎吞下，2小时后再服槟榔煎（槟榔片30~60克，水煎1小时）。如无腹泻，5小时后服50%硫酸镁溶液20毫升。其中，槟榔对猪肉绦虫有强大的麻痹作用，使全虫瘫痪，对牛肉绦虫使其头节和未成熟节片瘫痪。南瓜子仁能麻痹牛肉绦虫的中后段节片、妊娠节片。

蛔虫病为什么只在儿童身上有症状？

　　蛔虫病是蛔虫寄生于人体小肠内的寄生虫病，多见于5～15岁儿童。轻者无症状，稍重者有消化道症状、营养不良，严重者引起胆道蛔虫或蛔虫性肠梗阻。

　　蛔虫是最大的肠虫，成虫为乳白色或略带粉色，头尾较细，雌虫在人肠内产卵，每天约产20万个。卵随粪便排出体外，在适宜的温度下，发育为感染的虫卵，儿童吃了感染虫卵的蔬菜或水果后，一部分虫卵被胃酸杀灭，一部分在小肠孵化成幼虫。幼虫依次穿过肠壁、小血管、门静脉、心肺、气管、咽喉和食管，在小肠内发育成成虫。

　　人在感染蛔虫后可不见表现症状，仅为"蛔虫感染"，但儿童、体弱者可出现脐周围或上腹疼痛，可反复发作，伴有食欲减退、恶心、呕吐；小儿常表现为精神不集中、哭闹、夜间磨牙、梦惊、瘙痒、反复出现荨麻疹，面部可见白色虫斑，重者可致营养不良、智力迟钝、发育障碍、面黄消瘦等。有时可吐呕虫或便出蛔虫，或在大便中找到蛔虫，在镜检下可发现蛔虫卵，血常规检查可见嗜酸性细胞增多。

驱除蛔虫药有哪几种？

　　（1）阿苯达唑：为广谱驱虫药，对蛔、蛲、鞭、钩虫的成虫及幼虫均有较好的疗效，对蛔、鞭虫有杀灭虫卵作用，可干扰虫体摄取葡萄糖，抑制虫体生长繁殖，适用于多种线虫的混合感染。以单剂量400毫克顿服，治愈率高达100%。

　　（2）双羟萘酸噻嘧啶（抗虫灵）：对寄生虫的神经肌肉有阻滞作用，先使虫体收缩而后麻痹，停止运动，作用快而优于哌嗪。成人一日500～750毫克，儿童5～10毫克/公斤体重，睡前顿服，连续2天。

（3）枸橼酸哌嗪（驱蛔灵）：可麻痹虫体肌肉，使之不能附着在肠壁上，并随肠蠕动而排出体外，蛔虫在麻痹前表现不兴奋，因此安全。成人一次3.5g；儿童常吃糖锭（六一宝塔糖），一日100～160毫克/公斤体重，或1～3岁一次1.0～1.5克，4～6岁1.5～2克，7～9岁2～2.5克，9岁以上3克，睡前顿服，连服2天，一般不必同服缓泻药。

（4）左旋咪唑：可影响虫体的代谢，使之麻痹，并制止虫体窜动，预防胆道蛔虫的发作。成人一次150毫克，儿童每公斤体重2～3毫克，睡前顿服，1周后可重复一次。

中药使君子可炒熟而不焦，儿童按每周岁1克计，总量不宜超过10克，睡前嚼烂吞服，连续3天，可重复应用。

患蛲虫病的儿童为什么夜间爱哭闹？

蛲虫又称"线头虫"，是一种寄生在人体小肠下段和大肠内的线状寄生虫。多见于幼儿，可在家庭、集体机构中引起流行。症状虽不重，但可影响儿童的健康。

蛲虫的虫体细小如白色线头，中部粗，雌虫大而雄虫小，其传播途径是由肛门-手-口，雌虫常在夜间由肛门爬出，在肛门或会阴皮肤皱褶部活动，受到低温的刺激而产卵，一边爬动一边产卵，在几分钟内可产卵数万个。卵经手指、衣服、食物、尘埃、空气等途径进入口腔，吞入胃内，在十二指肠或小肠内发育为成虫，成虫寄生于盲肠中。有时肛周孵成的幼虫又可返回上行进入肛门，形成反复感染。

由于雌虫常在夜间爬动和产卵，促使肛周奇痒，常引起幼儿哭闹、烦躁不安，还可见腹泻、腹痛、恶心、精神不佳、消瘦、厌食、好咬指甲等症状。如爬进女孩子的尿道，则偶见有尿频、尿急。

细心的家长可在病儿的肛周或大便中见到线头状虫；用棉签或胶带于清晨患儿尚未大便前拭抹肛门皱襞1周，采样镜检，可找到虫卵。

治疗蛲虫病可选用哪些药？

治疗蛲虫病有4种药可选。首选甲苯达唑（安乐士），其可抑制蛲虫体摄取葡萄糖，并破坏虫体细胞，对成虫、幼虫和虫卵均有作用，单剂量100

毫克顿服的治愈率达90%以上；一次100毫克，一日2次，连续3天，治愈率高达96%。

其次，可服枸橼酸哌嗪，儿童一日50～60毫克/公斤体重，分2次给予，连续7～10天，一日总量不超过2克；以后每星期服药2天，一日剂量同上，作为预防性用药，共服4周。

双羟萘酸噻嘧啶（抗虫灵）为广谱抗肠虫药，对虫体的神经和肌肉起阻滞作用。儿童每日5～10毫克/公斤体重，或1～3岁儿童一次0.2～0.3克，4～6岁0.3～0.4克，7～9岁0.5～0.7克，10～12岁0.7～0.8克，12岁以上1克，睡前顿服，一日1次，连续7天。其软膏剂可于睡前涂敷于肛周。

使君子可杀蛲虫，炒熟后儿童按周岁计1岁1粒，于饭前0.5小时一次性服下（嚼碎），连续15天为1个疗程。

蛲虫的寿命一般不超过2个月，如能避免重复感染，即不用治疗也可自愈，宜坚持每晚睡前用肥皂水清洗幼儿肛门，后涂敷2%白降汞膏，并勤洗澡、勤换内衣和床上被褥，把换下的内裤煮沸或用开水烫洗，被褥在阳光下暴晒6小时，以防止交叉感染。同时注意勤剪指甲，于餐前或便后洗手，不让患儿吮指甲。

第五节　泌尿与生殖系统疾病

男性为什么会发生勃起功能障碍（阳痿）?

男性勃起功能障碍俗称为"阳痿"，是指阴茎持续3个月以上不能勃起或不能维持勃起，达不到满意的性生活，或维持不到性交完成。

阳痿是男性的常见病，随着年龄的增长，人逐渐衰老，睾丸酮分泌减少以及血管阻塞性病变增多而使阳痿的发病比例逐渐增加，40岁以上的男性发病率高达52%。依据性质可分为3种：

第一种，心理性：由精神紧张、焦虑、抑郁、恐惧、感情等因素所致，发病比例为39%。

第二种，器质性：由血管、神经、内分泌和药物因素引起，发病比例为15.8%。

第三种，混合性：由心理性与器质性共同导致，发病比例最大，约为45.2%。

阳痿的病因较复杂，大致可归纳为精神、器质、年龄、疾病、药物等因素。

（1）精神：①缺乏性知识，或曾有手淫，认为会影响性功能；或每于性交时精神过于紧张，大脑皮层过度兴奋而抑制了阴茎勃起；②夫妻感情不和；③情绪过于激动；④性交环境杂乱，有外界刺激；⑤性交姿势不当；⑥过度疲劳。

（2）疾病：①糖尿病；②外伤；③慢性酒精中毒、多发性硬化症、腰椎间盘突出症；④生殖器病变、阴茎畸形、阴茎损伤；⑤垂体病变使促性腺激素分泌减少；性腺功能不全使睾酮分泌减少；皮质醇分泌过多可抑制促性腺激素及睾酮分泌；甲状腺功能亢进可使雌激素增加等；⑥前列腺增生、前列腺炎、精索炎、尿道炎。

（3）年龄：体力不支、性冲动减弱。

（4）药物：长期服用抗高血压药、中枢抑制药、镇静药、抗精神病药。

治疗阳痿有哪几种药？

目前，治疗阳痿的药物有中枢促进型和周围促进型两类。

中枢促进型的药物可改善中枢神经内环境，激活雄激素受体，促进勃起功能。可选丙酸睾酮肌内注射，一次25～50毫克，每隔1～3日一次；或复方睾酮酯肌内注射，一次250毫克，每3～6周注射1次；绒促激素肌内注射，一次2000IU，一周2次，连续治疗8周，适用于准备生育者或男性更年期阳痿患者。

周围促进型的药物可改善局部或周围神经系统的内环境，促进阴茎勃起的介质释放，促进阴茎勃起。常用药物有育亨宾（安慰乐得、姜必治），一次4～6毫克，一日2～3次。西地那非（万艾可）一次25～100毫克，于性交前1小时服用，服后2小时作用最强。伐地那非（艾力达、利维他）开始剂量一次10毫克，于性交前25～60分钟服用，依据效果可增加一次20毫克或减至一次5毫克。

他达拉非（希爱力）吸收快，一次10毫克，于性交前30分钟服用，如效果不显著可增至20毫克，其作用维持时间将延迟至36小时。结果显示，服药后24小时和36小时进行的性交成功率明显改善，36小时内多数男子有过2次性交成功的结果。

外用制剂有前列腺素E_1乳膏（比法尔），可松弛阴茎和尿道的海绵体，增加阴茎的动脉血流，于性交前5～20分钟使用，用左手食指、拇指轻压龟头，使尿道口张开，将药管嘴对准尿道口，右手食指轻轻推压药管推管（拇、中指夹住给药管），将乳膏缓缓挤入尿道中，由尿道溢出的乳膏涂敷于龟头表面。一次1支，于给药20分钟之后行房事。

西地那非（伟哥、万艾可）在什么时间服用最好？

西地那非的这一用途是在开发心血管药时发现的，为无创治疗男性勃起功能障碍提供了一个新方法。自1998年上市以来，已有2亿人接受了此药的治疗，有效率为48%～82%。西地那非口服吸收良好，服后10～40分钟起效。若与高脂肪食物同服，血浆药物浓度达峰值时间会延迟1小时，同时血浆峰浓度降低25%。因此，服药期间不宜饱食，尤其是不宜大量进食油腻食物。

建议在性交前1小时左右服药，也可在性活动前0.5~4小时服，其作用维持4~8小时，个别人可持续12小时。推荐剂量为25~100毫克，但65岁以上老人的初始剂量为25毫克。但有几类人不宜应用西地那非：

（1）西地那非能增加硝酸酯类药的降压作用，正在服用硝酸甘油、硝酸异山梨酯（消心痛）、单硝酸异山梨酯（长效心痛治、鲁南欣康）、硝普钠或抗高血压药者不宜服用。妇女和儿童（婴儿）禁用。

（2）有心血管病预兆者慎用，曾在6个月内发生过心肌梗死、中风、心律失常、低血压（90/50mmHg）或高血压（180/120mmHg）者、不稳定心绞痛者、冠状动脉病和视网膜色素沉着患者慎用。

（3）阴茎解剖畸形（阴茎弯曲、阴茎海绵体纤维变性或有硬结）者慎用。

（4）不宜进行性生活的人群（急性冠状动脉综合征、冠心病明显缺血、心力衰竭、急性心肌梗死、中风、心律失常者）不宜使用。

（5）性功能正常者（勃起和维持时间正常）不要滥用，会因勃起时间更长或更频繁，招致不必要的麻烦。

国外曾作过18项临床试验，在应用西地那非后，心脑血管病或心肌梗死的发生率并无明显增高。同时显示，剧烈活动（包括运动、桑拿、性交）其本身就能增加心脑血管病或心肌梗死的危险性，性交后2小时内发生心肌梗死的危险性将比正常人增加1倍。勃起功能障碍者的年龄多在40岁以上，此年龄段也是心血管病的高发人群，且病变本身也能明显增加心肌梗死的危险，不宜把死因统统归结于药品。

三种磷酸二脂酶-5抑制剂有何差异？

西地那非（万艾可）、他达那非（希爱力）和伐地那非（艾力达）于1998年、2002年和2003年相继上市，红、黄、绿三色片剂形成三足鼎立，成为开启"性福"之门的金钥匙。

国外将三种磷酸二脂酶-5抑制剂西地那非、伐地那非和他达那非的药动学参数（包括达峰时间、峰浓度、血浆半衰期、持续时间）进行比较（表2-8），认为伐地那非对磷酸二酯酶-5的抑制效能最强，西地那非和他达那非次之。三种药在最大有效药物浓度下的性交成功率依次为51%、66.7%和70.2%，此结果与他达那非的作用时间与半衰期较长、血药浓度较高有关。此外，三种药对视觉的影响程度不同，出现异常改变的比例西地那非为1%~11%，伐地那非≤2%，而后者几不产生任何的影响（表2-8）。

表2-8 磷酸二脂酶—5抑制剂的作用特点和药动学参数

药物名称	商品名称	生物利用度/%	作用起始时间/min	作用达峰时间/h	血浆半衰期/h	作用维持时间/h	血浆蛋白结合率/%	剂量/mg
西地那非	万艾可	40 平均30	12~30 非禁食时 1.5~3	空腹 0.5~2	4	4	96	25~100
伐地那非	艾力达利维他	15	15~20	10毫克时 0.7 20毫克时 0.9	3.9~4.2	5~6	95	5~20
他达拉非	希爱力	65	30~40	0.75~2	12~20	24~36	94	10~20

哪些中成药治疗阳痿?

中医学认为阳痿属于青壮年相火偏旺，或由阴精耗损、湿热下注、血脉瘀滞、惊恐伤肾、思虑伤脾所致。中成药补阳剂可治阳痿，其中阳虚以肾阳虚最为重要，肾阳虚可见神倦乏力、畏寒肢冷、腰膝酸软、阳痿早泄、夜尿频繁、小便失禁等。补阳中成药由附子、肉桂、杜仲、巴戟天、补骨脂、肉苁蓉、仙茅、淫羊藿等组成，如治肾阳虚的桂附地黄丸、五子衍宗丸，治脾阳虚的理中丸、男宝，一次2~3粒，一日2次。

另外，起阳丸有韭菜子25克、淫羊藿15克、菟丝子15克、牛鞭1根入药，用时将牛鞭置于瓦片上以文火焙干研细，淫羊藿加少许羊油在文火上炒黄，再加菟丝子、韭菜子研成细粉，调合均匀，每晚用黄酒冲服10克。方剂还可选振阳煎，组成有肉苁蓉50克、菖蒲20克、菟丝子20克，水煎服用，每日1剂，分2次服；或选二味饮，巴戟天6克、补骨脂6克，水煎后服用，一日1剂，分2次服用。

使用"伟哥"后无效的原因有哪些?

如果部分患者用药后效果不理想或无效，应当追述药品的原因：①药品是否为正规渠道购买的合格药品，非法获得的药品质量和含量没有保证。②药品服用方法是否正确？剂量不足？③服药后进行性交前是否缺乏性刺激（宜有良好的环境、异性配合和感官刺激）？④服用时间过早？没有掌握好起效时间与作用持续时间（服药与进行性生活间等待时间太短或过长）。⑤是否进食或饮酒？若与高脂肪食物同服，血浆药物浓度达峰值时间会延迟1小时，同时血浆峰浓度降低25%。因此，不宜饱食，尤其是不宜大量进食油腻食物、饮酒。

早泄有何表现?

早泄指性交时阴茎未插入阴道前或插入不久（1分钟内）即射精。往往不能使女方达到性高潮。长此下去，影响夫妻关系，给双方造成精神上的痛苦。

早泄多由精神因素造成，如未婚性交、性交时环境影响或新婚时精神紧张等，使射精失控。此外，由于神经系统病变（如多发性硬化症）、生殖器官病变（如前列腺炎、尿道炎）及其他泌尿生殖器官炎症等刺激，使其兴奋性增高而引起提前射精。早泄的表现是性交时射精提前，伴有体弱、疲乏、失眠、夜间排尿过多、腰酸腿软、精神紧张等症状。早泄按症状分为轻、中、重度三种，所谓轻度即指阴茎插入阴道后可上、下抽动大约15次，持续2~3分钟，但不能控制性高潮；中度即阴茎插入阴道后可抽动1~15次，持续少于1分钟；而重度早泄则是阴茎不能插入阴道。

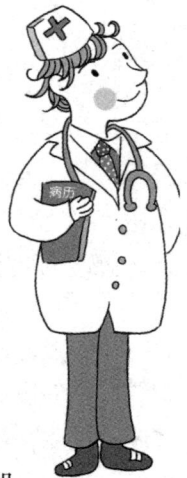

治疗早泄可服哪些药品?

早泄与精神抑郁和焦虑密切相关，口服用药可应用抗抑郁药，如氟西汀、帕罗西汀，每晚服用20毫克或10毫克，连续5～7天后会延迟射精；舍曲林、氯丙咪嗪小剂量每日10毫克可延迟射精，提高性生活质量，治疗早泄有较好的效果，但对伴随勃起功能障碍者无效。

抗早泄药可选用酚苄明（竹林胺），使支配射精的副交感神经刺激延迟，延长性交时间，口服一次10毫克，一日2次，连续1～3天，症状改善后可服维持量，一日10毫克，连续7～14天为1个疗程。

最近，英国推出治疗早泄的新药达泊西汀（必力劲），可使早泄射精时间延长3倍，使失去雄心的男性重拾自信。一次30～60毫克，性交前1～3小时服用，服后大约30分钟起效。此药在我国也已上市。

中成药可服六味地黄丸、海马三肾丸、补肾强身片。

性交20分钟前可在龟头上涂敷局部麻醉药，以缓解性冲动抑制排精，如1%达可罗宁乳膏、1%地卡因乳膏、氨基苯甲酸乙酯软膏。另外，也可选带安全套，以降低阴茎对性交的感觉。

女性的月经周期有哪些规律？

女性14岁左右月经来潮，50岁左右绝经，育龄妇女呈现出特征性的生理周期变化，最显著的表现就是周期性的阴道出血——月经。成年妇女月经周期平均为28天，每次持续3～5天。子宫内膜在月经周期中有着3期的变化。

（1）增殖期：相当于月经周期第4～14天。此期的早期内膜出血刚停止，几天后，腺管上皮增生，接着内膜迅速增生，腺体增大，之后卵巢开始排卵。

（2）分泌期：相当于月经周期第15～28天。此时内膜在增殖期基础上进一步增厚、弯曲，腺细胞也增大，内膜呈高度的分泌活动。

（3）月经期：相当于月经周期第1～4天，在内膜下有许多小血肿形成，使内膜上2/3和下1/3完全脱离，剥离的内膜分散脱落与血液相混而流出。之后残存的内膜组织又开始修复或增生，下一个新的周期又将开始。

痛经有何表现？

痛经是青春期至绝经期妇女的一种经期症状，多见于20～25岁及20岁以下的未婚女性。一般在初潮1~2年后出现，约半数青年女性在经期有症状，仅有10%为此影响正常的生活和工作。

原发性痛经无器质性病变，但病因尚不清楚，可能与内分泌因素（子宫内膜分泌前列腺素，刺激子宫平滑肌收缩）、子宫位置过度屈曲、子宫颈管狭窄、经血流通不畅有关。另外，精神紧张、忧郁、恐惧等因素可使痛阈降低，条件反射也会造成痛经。

疼痛时首先出现下腹阵发性绞痛，可放射至上腹、会阴、肛门或大腿部。疼痛多在经前1~2天（未婚少女较多）或来潮后第1天开始，经期中渐轻或消失。腹痛持续0.5~2小时，后转为阵发性中度疼痛，一般在12~24小时后消失，但也有持续2~3天者。同时，伴随腰酸、发坠、头痛、头晕、乳胀、尿频、便秘、腹泻、失眠及易激动等，严重者可有面色苍白、出冷汗、恶心、呕吐，甚至会发生晕厥。

痛经时怎么办？

痛经时可选抗炎镇痛药止痛，如对乙酰氨基酚（百服宁、泰诺），一次300~500毫克，一日3~4次；阿司匹林片或咀嚼片1000毫克，一日3~4次；布洛芬片，一次200毫克，一日3~4次，于行经第1日服药。严重的疼痛者可选用可待因、氨酚待因片。但镇痛药连续服用不宜超过5日。

为缓解子宫平滑肌痉挛而减轻疼痛程度者可选服维生素B_6，一次200毫克，一日3次，可促使镁离子进入子宫肌细胞，减少疼痛。或口服颠茄片，一次8毫克，一日3次。钙通道阻滞剂尼非地平，可抑制子宫收缩而镇痛，一日20~40毫克。

对精神紧张而使疼痛加剧者可口服谷维素，一次10毫克，一日3次。

内分泌治疗的方法是于月经周期第21日开始，一日肌内注射黄体酮20毫克，连续5次。此外，口服避孕药也可抑制排卵，从而达到镇痛的目的。

治疗痛经可选用哪些中成药？

中医学根据痛经表现，将其分为气滞血瘀、寒湿凝滞、气血虚弱等常见证型，分别选用对应的中成药。

（1）气滞血瘀型：患者经前期小腹胀痛，不愿按压，或伴有乳胁胀痛，经量少而不畅、色紫黑有血块，血块排除后疼痛减轻，四肢欠温，大便不实。可选用元胡止痛片，能理气活血、止痛。妇科得生丸能解郁调经，用于肝气不疏、胸满胁痛的月经不调、行经腹痛。或选用益母草膏，能活血调经，用于痛经、月经量少。其他还可用妇女痛经丸、痛经宝颗粒、复方益母草口服液、痛经口服液等。

（2）寒湿凝滞型：患者经期小腹冷痛，得热则舒，经量少、色紫暗、有血块，伴有四肢冷、小便清长等症。可服用痛经丸，能活血散寒，温经止痛，用于寒凝血滞、经来腹痛。或服用艾附暖宫丸、田七痛经胶囊、少腹逐瘀丸。

（3）气血亏虚型：患者经期或经后隐痛，喜按压，经行量少、质稀、形寒肢疲、腰膝酸软、头晕眼花、心悸气短等，可选用当归丸、养荣百草丸、妇康宁片、妇女养血丸、参茸白凤丸、八珍鹿胎膏、八宝坤顺丸、养血调经膏、温经养血合剂。

但对月经周期先后不定期或积极备孕的妇女不宜在月经来潮前口服中成药。民间常采用生姜红糖水或红枣山楂水煎服，或取用暖水袋热敷。痛经剧烈者应卧床休息。经期忌食生冷瓜果及刺激性食品，注意饮食有节，起居有常。

真菌性阴道炎是什么病？

真菌（霉菌）有别于细菌，其个头较大，细胞壁肥厚。在健康人的口腔、阴道和消化道等处都可以寄存和生长。一旦人体的抵抗力降低或正常的菌群失去平衡，真菌便在阴道内繁殖而引起真菌性阴道炎。最常见的菌株为白色念珠菌，导致感染的途径有3条：①自身感染，由于粪便的污染，使肠道寄生的念珠菌传播到外阴，继而进入内阴，婴儿及未婚少女多由此途径传播；②使用被污染的卫生巾、浴盆、浴巾、月经带和内裤；③通过性接触或性交而直接感染。

诱发真菌性阴道炎的因素有4个：①阴道内的酸碱环境改变和酸度降低，失去平衡；②长期应用广谱抗生素，使体内正常菌群失去平衡，使对药物敏感的细菌（包括阳性菌、阴性菌、厌氧菌）死亡，不敏感的真菌大量繁殖，诱发二重感染（肠道、腔道、阴道、口腔或全身）；③长期应用皮质激素和免疫抑制剂，使人体对真菌的免疫力降低，导致黏膜、皮肤真菌病；④长期口服避孕药。

从哪些症状可以判断得了真菌性阴道炎？

真菌性阴道炎在老年糖尿病患者中最易发生，症状可见外阴瘙痒，坐卧不宁，白带多臭，小阴唇肿胀有烧灼感，排尿疼痛。如检查可见外阴有搔抓的痕迹，大、小阴唇肿胀。阴道分泌物增多，白带黏稠如奶酪样或伴豆腐渣样小块，阴道壁充血及水肿。病程较长者外阴部被白带污染，常有剧烈瘙痒和灼热感。以下问题可帮助您判断是否得了真菌性阴道炎。

（1）长期使用过抗生素、糖皮质激素或避孕药进行治疗的经历？（有。）

（2）有外阴瘙痒感吗？（有，外阴湿疹化，阴唇肿胀而刺痒，如检查有搔抓痕迹。）

（3）白带量多否？（量多并有臭味，黏稠呈奶酪或豆腐渣样或白色片，从阴道排出。）

（4）阴唇是否肿胀并有烧灼感？（可能有，或排尿困难和疼痛。）

（5）阴道壁有无白色伪膜状物？（有，不容易脱落。）

怎样治疗真菌性阴道炎？

（1）阴道用药：治疗真菌性阴道炎常选用制霉素、克霉唑、咪康唑、益康唑或酮康唑，任选其一。制剂有栓剂和片剂，于睡前塞入阴道，连续10天，有良好的效果。选用的制剂有硝酸咪康唑（达克宁）栓剂、制霉素栓、益康唑栓、黄藤素栓（含克霉唑、甲硝唑、醋酸洗必泰），一次1枚，塞入阴道，连续7~10天。对伴老年糖尿病患者的外阴可采用3%克霉唑霜、1%联苯苄唑（霉

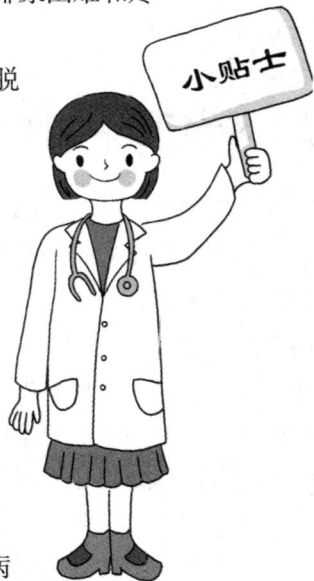

88

克、孚琪）霜或咪康唑霜涂敷，一日2~3次，症状消除之后，再用3~5天，可以治愈。

（2）阴道冲洗：以4%碳酸氢钠（小苏打）液或0.025%甲紫（龙胆紫）液冲洗，一次300~500毫升注入阴道内，停留20分钟，一日2次，一般连续治疗10天可痊愈。

（3）口服用药：伊曲康唑（斯皮仁诺）对念珠菌等真菌的杀灭作用强，餐后即服可明显提高吸收，可采用一日服用法，剂量一次200毫克（2粒），早餐后服2粒，晚餐后服2粒，总量为400毫克。氟康唑（大扶康）对念珠菌等真菌的杀灭作用比酮康唑强10~20倍。治疗念珠菌性阴道炎有两种方法：一是一次顿服150毫克（1粒）；二是连续法，一日150毫克，连续10天，总量1500毫克，但后一种疗法的效果好。

（4）中成药：选服龙胆泻肝丸，可清肝胆、利湿热，有抗炎、抗过敏、增强免疫功能和抑菌作用。一次1丸，一日3次。

治疗真菌性阴道炎可选用哪些中成药？

中医学称阴道炎为带下病，根据其表现常分为湿热下注、脾虚湿盛、肾虚等证型，分别选用中成药。

（1）白带丸：主要成分为黄柏（酒炒）、椿皮、白芍等。能清湿热、止带下，用于阴道炎、子宫颈炎。口服一次6克，一日2次。

（2）保妇康栓：主要成分为莪术油、冰片等。能行气破瘀、消炎、生肌止痛。用于真菌性阴道炎等。阴道给药，洗净患处，睡前将栓剂塞入阴道深部，每晚1次。

（3）妇炎平胶囊：主要成分为苦参、蛇床子、冰片、盐酸小檗碱等，能清热解毒、燥湿止带、杀虫止痒，用于阴痒阴肿，或滴虫、真菌、细菌引起的阴道炎、外阴炎等。阴道用药，睡前洗净阴部，置胶囊于阴道深部，一次2粒，一日1次。

使用抗真菌药时要注意哪些问题？

（1）使用制霉素或咪康唑的软膏、片剂、栓剂，一般在月经后开始，经期宜停用。

（2）硝酸咪康唑（达克宁）乳膏对龟头黏膜或阴茎可有刺激感，或引起过敏使阴茎红肿，需立即停药，并选用冷水冲洗。

（3）如正处于妊娠期间，为避免感染给新生儿，请在孕期关注病情。

（4）阴道连续用药不宜超过10天，并应常服复方维生素B。

（5）若您为已婚妇女，夫妻双方须同时治疗。妊娠期要注意外阴的清洗，保持干燥。男性包皮过长者易招致真菌寄生，故应常用清水冲洗龟头，保持干燥。

（6）若为糖尿病患者应积极控制糖尿病。如您为育龄妇女需长期服避孕药，在服药前应到医院检查阴道内是否带菌。另要提示在阴部和肛门周围不宜涂敷糖皮质激素类药的软膏（乳膏）。

滴虫性阴道炎与性传播疾病有关吗？

滴虫性阴道炎也是在育龄妇女中常见的一种传染病，发病率仅次于真菌性阴道炎。多见于青年妇女，分布具有世界性，全球患者约有2亿人，其中女性发生率为10%～25%，男性为12%～15%。妇女自青春期后发病逐年增加，30～40岁为高峰期，到更年期后逐渐下降。滴虫性阴道炎与性传播疾病有着密切的关系，原因如下：①性伴侣双方皆有感染；②感染年龄以18～35岁最高，而这一阶段为性活动的旺盛期；③性工作者的感染率高；④滴虫性阴道炎往往与淋病和淋菌性尿道炎同时存在。

阴道毛滴虫的传播方式有两种：一是直接方式，通过性行为被性伴侣传染，男女可以互相传染；其次为间接方式，如共用浴盆和浴巾，用井水或河水洗阴部及在室内游泳池内游泳，或使用别人的内裤、坐便器等。

滴虫性阴道炎的表现中可见白带增多吗？

可以。得了滴虫性阴道炎后可见白带增多，多为白色或黄绿色泡沫状，合并化脓性细菌感染时多呈黄色，如有阴道黏膜出血混有血性白带。泡沫状白带是阴道滴虫病的特征。自觉症状为外阴阴道瘙痒或有烧灼样疼痛，搔抓后常引起外阴炎，局部潮红，充血及轻度肿胀。但25%的患者常无自觉的症状。

（1）有无外阴和阴道口瘙痒、灼痛和白带增多？（有。宫颈和阴道壁红肿，性交时疼痛。）

（2）阴道有没有腥臭味？（有腥臭味。）

（3）如检查阴道时能发现泡沫样白带吗？（有。阴道分泌物增多，为黏液或脓性。）

（4）阴道黏膜上有无出血点或宫颈有点状红斑及触痛？（可能有。）

（5）在医院对阴道分泌物镜检时能发现毛滴虫吗？（可能发现。）

（6）性伴侣会有尿道炎的症状吗？（可能有。）

治疗滴虫性阴道炎可选用哪些药？

（1）甲硝唑：有强大的杀灭滴虫作用，破坏滴虫的脱氧核糖核酸模板功能，为治疗阴道滴虫病的首选。常与制霉素、氯霉素、克霉唑、氯己定等药配伍制成复方制剂。可选用其栓剂或复方甲硝唑栓，每晚放入阴道内1枚，连续7~10天。

（2）替硝唑：作用与甲硝唑相似，其作用强于甲硝唑2~8倍。可供选用的有替硝唑栓、替硝唑泡腾片、丽珠快服净片、乐净胶囊、驽马厌克片。栓剂或泡腾片一次1枚（片），放入阴道，隔日一次，连续2次；片剂连续7次。片剂或胶囊口服一次0.15克，一日2次，连续7天。

（3）制霉素：对毛滴虫及真菌均有抑制作用，对混合感染者最为适宜。常用栓剂和泡腾片，一次10万U，每晚睡前放入阴道1枚，连续10~15天。

（4）曲古霉素：对滴虫、阿米巴原虫、念珠菌均有抑制作用，同时患有滴虫及念珠菌者应首选本剂口服。一次5~15万U，一日3次，连续7~10天。

（5）聚甲酚磺醛：用于滴虫、细菌或真菌所引起的阴道感染，栓剂一次90毫克，隔日1次。或选择硝呋太尔，治疗滴虫、细菌、真菌所引起的外阴感染和白带增多，阴道片每晚放入阴道内250毫克，连续10天。

（6）中药：蛇床子、苦参、百部各20克，川椒10克，水煎后熏洗阴道，一次1剂，一日1~2次，连续10天。

滴虫病为什么要夫妻双方同治？

通常人们一提起阴道滴虫病，几乎都认为是女方的专利，与男士无关，甚至有的医生也忽视了男性滴虫性尿道炎的存在。其实女性尿道单独感染毛滴虫的比率很小，仅约占8%，大部分是夫妻双方共患的。在男性尿道中也可发现毛滴虫，其中绝大多数寄生在前列腺，其次为后尿道及前尿道。依据国内资料记载，62例妇女患顽固性毛滴虫症，其丈夫尿液及前列腺分泌物被发现阳性者有8例（占12.9%），可见滴虫病在已婚者中往往是通过性接触而感染的。阴道毛滴虫病患者往往由于不能根治而苦恼，尤其男性滴虫性尿道炎因易被忽略而更难以治疗。已婚妇女在治愈前暂停性生活，并须夫妻双方同时治疗，否则会相互传染，难以治愈。

细菌性阴道病有哪些特征?

细菌性阴道病既往被称为非特异性阴道炎，致病菌是从阴道中分离出一种不同于嗜血杆菌的细菌叫作加特纳菌，由于98%的阴道病患者都能分离出此种细菌，故称为阴道加特纳菌。

细菌性阴道病的症状并不突出，仅偶见白带增多，外阴略痒，白带稀薄但颜色均匀一致，约半数的患者可无上述这些症状。因此，常有许多患者并不知晓自己患病。另外，阴道内酸碱度（pH）可增高到5~5.2（正常为3~4.5），白带中少见有炎症细胞，但有线索细胞存在。

细菌性阴道病唯一比较突出的特点是患者的阴道分泌物常有鱼腥样的氨臭味，常会散发出来。特别是首发患者，坐了一会儿站起来走路，就会发觉有此臭味，可造成精神负担。如检查外阴时可见阴道口有分泌物流出，用窥器见阴道壁炎症不明显，有均匀一致的灰白色分泌物。如采用最简单的方法，用试纸条接触阴道壁，或用不沾盐水的棉拭子涂取分泌物后点在试纸上，发现pH常大于4.5。判断其发病不仅要根据症状表现，也要从下列几项指标来考虑：

（1）阴道有无匀致稀薄的分泌物?（有。）

（2）阴道pH是否为5~5.2?（约有92%~97%患者阴道pH大于4.5。）

（3）阴道分泌物有没有氨臭味?（有，久坐站起来走路，就会发觉。）

（4）有无线索细胞的存在?（可能有。）

（5）有无性乱史?（细菌性阴道病在性乱人群中的患病率明显高于正常人群，有多个性伴者的患病率明显高于单一性伴者，国内外的报道都与此相吻合。）

细菌性阴道病为什么有发臭的症状?

有关阴道加特纳菌引发阴道病的机制目前尚不清晰,例如对患者的阴道壁黏膜检查,并未发现有溃疡、糜烂及炎症。由此可见,阴道加特纳菌并不直接作用于阴道黏膜,而是由于阴道内寄生的厌氧细菌繁殖增多与阴道分泌物中有多量阴道加特纳菌,抑制乳酸杆菌的繁殖,并分解氨基酸生成氨和酸,同时阴道酸碱度值增高,使其获得适合的碱性环境。氨可致阴道上皮的脱落,阴道分泌物增多,同时伴有特殊的鱼腥臭味,实际上是氨的臭味。

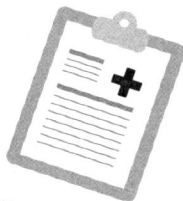

怎样治疗细菌性阴道病?

目前认为,治疗细菌性阴道病最有效的药是甲硝唑或替硝唑,其对阴道内多数厌氧菌敏感,并使阴道内的酸碱度下降而抑制阴道加特纳菌的生长和繁殖。据1994年对61株阴道加特纳菌的药物敏感度的试验结果来看,细菌对甲硝唑、氯霉素敏感率几乎达到100%,对氨苄西林、红霉素分别为95.1%及93.4%。

甲硝唑的给药分为口服或外用,后者可选泡腾片或栓剂,一次200毫克,睡前塞入阴道内,连续5~7天;或替硝唑栓或泡腾片一次1枚,睡前塞入阴道内,一日1次,连续7天。

口服可用甲硝唑(灭滴灵)片一次0.2克,一日3次,连续10~14天;或替硝唑片,其服后在血浆半衰期较长。因此,服药次数可减少为一次2克,一日1次,连续2天。

如果病情较轻,也可选用氨苄西林(安比西林)空腹口服,一次0.5克,一日4次,连续5~7天;如发现患者在治疗后有症状复发,可重新再治疗1个疗程。同时检查其配偶,是否发生龟头炎症状,并同时给予甲硝唑口服治疗。

我国市场上常见的避孕药有哪些?

避孕药主要通过抑制排卵,并改变子宫颈黏液黏度,使精子不易穿透,或使子宫腺体减少肝

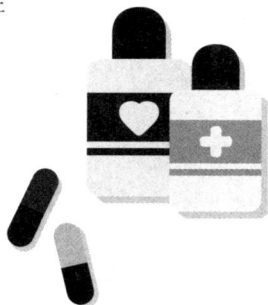

糖的制造，让囊胚不易存活，或是改变子宫和输卵管的活动方式，阻碍受精卵的运送。一般来说，一种避孕药的作用是多环节和多方面的，且因其所含成分、制剂、剂量和用法的不同而各异。如雌激素和孕激素组成的复方制剂以抑制排卵为主，小剂量孕激素以阻碍受精为主，大剂量孕激素以抗着床为主。市场上的避孕药常由雌激素和孕激素组成，见表2-9。

表2-9　我国市场上的常用口服避孕药

类别	药品名称 （商品名）	雌激素	孕激素	备注
短效避孕药	复方醋酸环丙孕酮片（达英-35）	炔雌醇35微克	醋酸环丙孕酮2毫克	21片/盒
	妈富隆	炔雌醇30微克	去氧孕烯150微克	21片/盒
	复方孕二烯酮片（敏定偶）	炔雌醇30微克	孕二烯酮75微克	28片/盒
	美欣乐	炔雌醇20微克	去氧孕烯150微克	21片/盒
	去氧孕烯炔雌醇	炔雌醇30微克	去氧孕烯150微克	
	优思明	炔雌醇30微克	屈螺酮3毫克	21片/盒
	复方炔诺酮（口服避孕片1号）	炔雌醇35微克	炔诺酮600微克	
	复方左炔诺孕酮	炔雌醇30微克	左炔诺孕酮0.15毫克	
	复方左炔诺孕酮（三相）片	黄片：炔雌醇30微克 白片：炔雌醇40微克 棕片：炔雌醇30微克	黄片：左炔诺孕酮0.05毫克 白片：左炔诺孕酮0.075毫克 棕片：左炔诺孕酮0.125毫克	
	复方醋酸甲地孕酮（口服避孕药2号）	炔雌醇35微克	甲地孕酮1毫克	
	复方18-甲炔诺酮短效片	炔雌醇30微克	18-甲基炔诺酮300微克	

续表

类别	药品名称 （商品名）	雌激素	孕激素	备注
短效避孕药	口服避孕片0号	炔雌醇35微克	炔诺酮300微克 甲地孕酮500微克	
紧急避孕药	毓婷		左炔诺孕酮0.75毫克	
	保仕婷		左炔诺孕酮0.75毫克	
	安婷		左炔诺孕酮1.5毫克	
	金毓婷		左炔诺孕酮1.5毫克	
	丹媚		左炔诺孕酮1.5毫克	
	后定诺		米非司酮25毫克	
探亲避孕药	炔诺酮探亲避孕药		炔诺酮3毫克	
	复方双炔失碳酯肠溶片（53号探亲避孕片）		双炔失碳酯7.5毫克	咖啡因20毫克，维生素B$_6$ 30毫克
	甲地孕酮探亲避孕片1号		甲地孕酮2毫克	
长效避孕药	悦可婷	炔雌醚3毫克	左炔诺孕酮6毫克	6片/盒
	复方左炔诺孕酮	炔雌醚3毫克	左炔诺孕酮6毫克	
	复方炔诺孕酮2号片	炔雌醚2毫克	炔诺孕酮10毫克	
	复方炔雌醚片	炔雌醚3毫克	氯地孕酮12毫克	
	三合一炔雌醚片	炔雌醚2毫克	氯地孕酮6毫克甲炔诺酮6毫克	

探亲时，如何避孕？

探亲时，夫妻双方好久没有在一起自然非常高兴，但避孕依然十分重要，否则会带来诸多麻烦。可采用三种药品避孕：

（1）炔诺酮探亲避孕药，自同居当日起，一次3毫克，晚上服用，10天之内必须连服10天。若同居半个月，则连服14天。

（2）复方双炔失碳酯肠溶片（C53号探亲抗孕药），于第一次房事后即服1片，次日早晨需加服1片，以后每次房事后最多每日服1片，每个月经周期不少于12片。如果探亲结束时还未服完12片，则需继续每天服1片，直至服满12片。如已服完12片，但探亲未结束，每次房事后仍需服用1片。

（3）甲地孕酮探亲避孕片1号：在探亲当日中午服用1片，当天晚上加服1片，以后每天晚上服1片，直至探亲结束，次日再服1片。

常规避孕可选择哪些避孕药？

（1）复方炔诺酮片（膜）：口服片剂：从月经周期第5天开始，一日1片，连服22天，不能间断，服完等月经来后第5天继续服药。阴道内给药（膜剂）：从月经周期第5天开始，每日取1片，置阴道深处，连用22天，不能间断，服完等月经来后第5天开始使用下一周期的药。

（2）复方甲地孕酮片：从月经周期第5天开始，一日1片，连服22天。停药后3～7天内行经，于行经的第5天再服下一周期的药。

（3）复方左炔诺孕酮片（滴丸）：从月经周期第5天开始，一日1片，连服22天，不能间断，服完等月经来后第5天继续服药。

（4）去氧孕烯炔雌醇片：在月经来潮的第1天开始服用，一日1片，于每天同一时间服用，连续服用21天，随后停药7天。在停药第8天开始服用下一周期的药。

（5）复方醋酸环丙孕酮片：自月经周期第1天起开始服药，从标记该周期日期的药片始用，以后每天按顺序服用，直至服完21片，随后7天不服药。即使月经未停也要在第8天开始服用下一盒药。

（6）复方左炔诺孕酮三相片：首次服药从月经的第3天开始，每晚1片，连续21天，先服黄色片6天，继服白色片5天，最后服棕色片10天。以后各服药周期均于停药第8天按上述顺序重复服用。

（7）复方炔诺孕酮二号片：于月经第5天服1片，第25天服第2片，以后每隔28天服1片。

（8）复方炔雌醚片（长效避孕片1号）：于月经周期第5天服1片，以后每隔25天服1片。

（9）三合一炔雌醚片：月经第5天服1片，隔5天加服1片，以后每月按第1次服药日期服药。

（10）复方孕二烯酮片：自月经周期第1日起，每日在相同时间服白色药片（含药药片）1片，连服21天，随后每日在相同时间服红色药片（空白药片）1片，连服7天，共服28片。服完最后一片红色药片后开始服用下一周期（盒）药。

万一短效口服避孕药漏服了，怎么办？

目前市面上常见的短效避孕药都是21片装，在月经第1天（即出血第1天）开始服第1片，每天1片，连续服用21天（按照包装上标注的顺序服用），然后停药7天，接着再服用下一盒。所谓的口服避孕药漏服，既可以是未能在正常服用时间里服药，也可以是在服药后3~4小时内呕吐，药物的活性成份还未被完全吸收。如果漏服未超过12小时，避孕效果不会降低。一旦想起立刻补服即可，然后仍在常规时间服用下1片。

如果漏服超过12个小时，避孕效果可能降低，可以按以下的建议进行漏服处理：

（1）漏服发生在第1周，在想起时（＞12小时）立即补服漏服的药片，即使有可能同时服用2片药也要补服。然后在常规时间服下一片药。随后的7天应同时采取屏障避孕（如避孕套），漏服的前7天内有性生活，则有妊娠的可能性。漏服的药片越多，距停药期（第21天）越近，妊娠的可能性越高。

（2）漏服发生在第2周，在想起时（＞12小时）立即补服，即使有可能同时服用2片药也要补服。然后在常规时间服下一片药。如果在漏服药片前的7天连续正确服药，不必采取其他避孕措施。如果在漏服药片前7天漏服超过1片，在接下来的7天应同时采用屏障法避孕。

（3）漏服发生在第3周，方案一，在想起时（＞12小时）立即补服，即使有可能同时服用2片药也要补服。然后在常规时间服下一片药。一旦本盒药服完，无停药期，应立即开始服用下一盒。期间可能没有撤退性出血，但可能有点滴性出血或突破性出血。方案二，也可以停止服用本盒药，停药7天（包括漏服药片的那天）后（等待月经样出血），然后继续服用下一盒。

如何使用紧急避孕药?

紧急避孕药也叫事后避孕药，是指在无防护性性生活或避孕失败后的一段时间内，为了防止妊娠而采用的避孕方法。紧急避孕药分两种，最常见的一种是大剂量孕激素（通常是左炔诺孕酮），服用一次即可，其孕激素含量一般相当于8天的短效口服避孕药量，以此抑制和延迟排卵，抑制子宫内膜的作用来达到事后避孕的作用，有效率仅为80%~85%。由于剂量过大，常会干扰正常的内分泌，导致月经周期紊乱，不规则的阴道流血等症状，重复多次使用会对健康产生影响，比如月经紊乱、闭经、损害肝肾功能。

左炔诺孕酮0.75毫克（如毓婷、保仕婷），服用方法是在无防护性性生活或避孕失败72小时以内，服药越早，预防妊娠效果越好，单次口服2片，或首次服1片，间隔12小时服第2片。服用正确，避孕有效性为85%。但是，紧急避孕药副作用大。每月使用不超过1次，不宜作为常规避孕方式。一种是左炔诺孕酮1.5毫克，服用方法是在无防护性性生活或避孕失败72小时内，服药越早，预防妊娠效果越好，单次口服1片。

第二种是抗孕激素米非司酮。米非司酮与孕酮竞争孕激素受体，但是米非司酮本身没有孕激素活性，达到拮抗孕酮的作用，因此具有终止早孕（即药物流产）、抗着床、诱导月经及促进宫颈成熟等作用。一方面，米非司酮能明显增高妊娠子宫对前列腺素的敏感性，因此小剂量米非司酮序贯合并前列腺素类药如米索前列醇片或卡前列甲酯阴道栓，可达到满意的终止早孕效果。另一方面，米非司酮通过抑制子宫内膜生长、子宫内膜分泌期改变、胚囊着床、卵泡发育和卵巢排卵从而达到避孕效果。

在无防护性性生活或避孕失败72小时内，因为食物影响药物吸收，增加恶心的感觉，因此应空腹或进食2小时后口服25毫克（1片）。

必须掌握的服用避孕药的 "六个须知"

（1）按时服药：女性口服避孕药避孕时，需按时按量服药，严禁漏服。一旦漏服，需及时采取补救措施。

（2）服用紧急避孕不宜过于频繁：紧急避孕仅对一次无保护性性生活有效，避孕有效率明显低于常规避孕方法，且紧急避孕药激素剂量大，副作用也大，不能代替常规避孕方法。

（3）停药后可以妊娠的安全期限：证据显示，复方短效口服避孕药停药后，妊娠后并不增加胎儿畸形的发生率。由于复方短效避孕药，雌激素含量低，停药后即可妊娠，不影响子代生长与发育。长效避孕药内含激素成分及剂量，与短效避孕药有很大不同，停药后6个月妊娠较为安全。

（4）正在哺乳的妈妈不宜服用避孕药，鉴于乳汁中有避孕药的成分，会影响婴儿发育，可能出现一些异常，如乳房增大、恶心呕吐、女婴阴道出血、男婴睾丸萎缩等。若想坚持哺乳，宜改用长效避孕针，有效率达98%以上，且由于单孕激素制剂对乳汁的质和量影响较小，适于哺乳期的妇女。

（5）择期手术或长期卧床者，需在术前（大手术或需静养不动）1个月就停用避孕药。因为手术或长期卧床，有可能增加血栓的风险。

（6）高血压、糖尿病、冠心病、甲状腺功能亢进症患者禁用避孕药；年龄大于35岁的吸烟妇女服用避孕药，可增加心血管疾病发病率，不宜长期服用；有静脉血栓高危者也不宜长期服用避孕药（诱发血栓）。

如何应对避孕药所带来的诸多不良反应？

（1）服药初期少数妇女出现轻度类早孕反应，诸如恶心、头晕、无力、食欲减退、疲倦等。常在服药第1~2周发生。原因与雌激素水平暂时过量引起体内水钠潴留、胃肠功能紊乱有关，一般坚持服药2~3个月后，反应可自然消失或减轻，或将服药时间安排在睡前，可使日间反应较轻。反应较重者，可加服维生素B_6 10毫克，仍无缓解者，可考虑更换避孕药，尽量选择雌激素含量较少的药品。

（2）口服避孕药后出现的恶心、呕吐等表现是避孕药

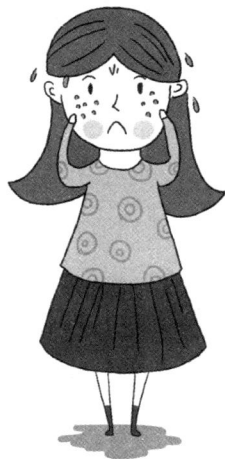

中的雌激素刺激胃黏膜所引起的一种暂时性现象。反应比较强烈者，需要适当服用控制此类反应的药物，如维生素B_6及山莨菪碱类，或进食富含维生素B_6的食物，如瘦肉、猪肝、蛋黄等，可缩短这一不适过程。或以黄芪10克、枸杞子10克，开水冲服代茶饮。

（3）月经失调：少数人服用避孕药后，可出现月经失调现象，轻者无需治疗。一般停经2个月以上为重者，要改用其他避孕措施，同时要每日服用氯酚胺50毫克，连服5天，至次月又服5天，连服3个月即可好转。①经量减少或闭经：服用短效避孕药后常出现此情况，是由于药物抑制排卵，卵巢分泌雌激素量少，药物内含雌激素量也较少，子宫内膜不能正常生长，内膜薄，故经量减少，甚至停经，经量减少对身体健康无影响。若服药过程中连续停经2个月应予以停药，改用其他措施避孕，多数可自行恢复正常。②服用长效避孕药后常出现服药期停经，此时可用孕激素类药（如甲孕酮或炔诺酮），或注射黄体酮，也可用短效避孕药2号，每晚服2片，连服5～6天。一般在停药后一周内月经来潮。③经量增多，经期延长：常发生于服用长效口服避孕药者，出血较多时可用止血药，必要时注射丙酸睾酮。若月经量继续增多，连续出血3个月以上，则应停服长效口服避孕药，改服短效药。应用长效注射避孕药时，常可出现月经不规则，如经期延长、经量多、周期缩短、不规则出血或闭经，多见于用药前3个月者。若能坚持使用，会逐渐恢复正常。若发生出血，可加服炔雌醇，连服3天。

（4）出血：避孕药因故漏服后，可能出现子宫出血。①若发生于月经周期前半期，可加服炔雌醇0.05～0.15毫克，直至服完22片为止；若发生于月经周期后半期，可于每晚再服0.5～1片避孕药，直至服完22片为止。如能配合吃些动物肝脏、血等含铁丰富的食物则更好。②突破性出血。如服药期间出血，多发生在漏服药之后。少数人虽未漏服药也能发生阴道出血。若发生在月经周期前半期，可能是由于雌激素不足所致，可加服炔雌醇0.005～0.015毫克，每日1次，直至服完22片为止。若发生在月经周期后半期，是由孕激素不足所致，可加服短效避孕片1号或2号1片，直至服完22片为止。若出血量大如月经来潮，可按月经来潮处理，即刻停药，在停药的第5天，再开始服下个月的药。

（5）妊娠斑：有些妇女服用避孕药后会出现妊娠斑，其实这种色素沉着斑并非妊娠所特有，体内雌激素和孕激素水平增长率高时均可发生。只要停用避孕药这种色素沉着斑就会渐退。如能在食物中增加一些富含维生素C、维生素E的新鲜果蔬，色素沉着斑就会消失得更快些。

（6）体重增加：可能是由于雌激素引起了水钠潴留，孕激素影响合成代谢（孕激素增高会促进蛋白质同化作用），因此使部分妇女体重增加。一般不需处理，可增加运动量、控制食量、口服利尿剂或予以低盐饮食，必要时停药。

（7）色素沉着：少数人前额及面部皮肤发生色素沉着，为雌、孕激素作用的结果，一般停药后多自然恢复。

（8）乳房胀痛（原因是雌激素对乳房的刺激）、头痛、头晕、乏力等也属紧急避孕药的副作用。

（9）白带增多：多由长效口服避孕药引起。此类药雌激素含量高，过多的雌激素影响宫颈内膜分泌细胞，使其分泌旺盛而引起白带量增多。

外用的避孕药怎样使用？

（1）壬苯醇醚膜：可男用也可女用，一般以女用为好。房事前取药膜1张（含本药50毫克），对折2次或揉成松软小团，以食指或中指推入阴道深部，10分钟后可行房事；如男用，则将药膜贴于阴茎头，推入阴道深处，房事开始时间与女用相同。最大用量一次不超过100毫克。

（2）壬苯醇醚阴道片：一次100毫克，于房事前5分钟放入阴道深处。如阴道分泌物较少的妇女，可以洁净水稍湿药片后，迅速放入阴道深处。

（3）壬苯醇醚海绵剂：使用时用清洁水浸湿，挤去过量的水，深置阴道中，房事后留置6小时，但不能超过30小时，也不能重复使用。

（4）壬苯醇醚栓：一次75毫克或100毫克，房事前5分钟放入阴道深处。

（5）壬苯醇醚胶冻、霜剂或泡沫剂药：用注入器将药物注入阴道深部，应注意将一支药全部挤出，并均匀地涂在子宫颈口和周围，立即可以生效。

如何用药终止妊娠？

可选用米非司酮片，对停经≤49天的健康早孕妇女，空腹或进食2小时后服用，一次25～50毫克，一日2次，连续服用2～3次，总量达到150毫克，每次服药后禁食2小时。第3～4日清晨，按约定的门诊时间到医院，在医生指导下，于阴道后穹窿放置卡前列甲酯栓1毫克（1枚）或服用米索前列醇片。卧床休息1～2小时，于门诊观察6小时（看看有无子宫出血、皮疹、腹痛、头痛等不良反应）。

　　米非司酮作为终止妊娠的药物使用时，极有可能导致大出血、感染、子宫破裂等，甚至造成终身不育等意外。因此，必须在具备药物流产许可的特定医疗条件的医疗机构才能使用。米非司酮片避孕效果好，服药简单方便，且副作用少，易被育龄妇女紧急避孕时所接受。但它仅作为避孕失败后的一种补救措施，绝不能当作常规的避孕药使用。

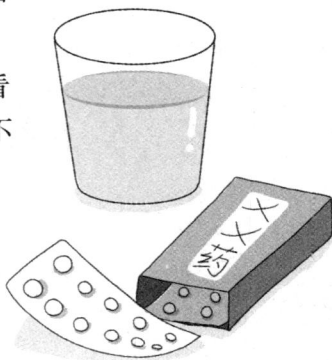

第六节　骨与软组织疾病

骨关节炎多发生在哪些部位？

骨关节炎好发于髋、膝、肩、手、指、腕、踝、颈、腰椎等处，病程进展缓慢，初始并非炎症性的，发病隐匿而逐渐加重，常累及1个或几个关节。早期表现为关节酸痛，活动渐受限，症状时轻时重，休息时可减轻，劳累后加重，后期常有畸形，一般无强直。

疼痛为最早期症状，通常于活动后加重，晨起关节僵硬不便活动，持续15～30分钟随锻炼而改善。当病情继续发展时，关节活动减弱，发生屈曲挛缩，有压痛及关节压轧音或摩擦感。由于软骨、韧带、肌腱、关节囊的增生，引起关节肿大、慢性滑膜增生和滑膜炎。

晚期表现为触诊时有压缩，被动活动时疼痛，肌肉痉挛与挛缩又可加重疼痛。骨赘生物或骨游离体脱落的碎片有时卡住可致关节机械性阻滞。

治疗骨关节炎有哪些特效药？

（1）透明质酸钠（阿尔治、海尔根、施沛特）：为关节腔滑液和软骨基质的成分，在关节处起到润滑作用，减少组织间的磨擦，关节腔内注入后可明显改善滑液组织的炎症反应，增强关节液的黏稠性和润滑功能，保护关节软骨，促进关节软骨的愈合与再生，缓解疼痛，增加关节的活动度。常注射于关节内，一次25毫克，一周1次，连续5周。

（2）硫酸氨基葡萄糖（维骨力、维古力、葡力）：为构成关节软骨基质中聚氨基葡萄糖（GS）和蛋白多糖的最重要的单糖，正常人可通过葡萄糖的氨基化来合成GS，但在骨关节炎者的软骨细胞内GS合成受阻或不足，导致软骨基质软化并失去弹性，软骨表面腔隙增多使骨骼磨损及破坏。氨基葡萄糖可阻断骨关节炎的发病机制，促使软骨细胞合成具有正常结构的蛋白多糖，并抑制损伤组织和软骨的酶（胶原酶、磷脂酶A_2）的产生，减少软骨细胞的损坏，改善关节活动，缓解关节疼痛，延缓骨关节炎症病程。口服一次250～500毫克，一日3次，就餐服用最佳，连续4～12周，每年可重复2～3次，重复治疗应间隔1～2个月。

（3）非甾体抗炎药：可抑制环氧酶和前列腺素的合成，对抗炎症反应，缓解关节水肿和疼痛。可选布洛芬一次200～400毫克，一日3次；或氨糖美锌一次200毫克，一日3次；尼美舒利（怡美力）一次100毫克，一日2次，连续4～6周。

🧪 我们该如何保护软骨？

（1）保持良好的体姿，躺下时膝盖的负重几乎是0；站立和走路时负重约是上半身体重1～2倍；上下坡或上下阶梯的时候，是3～4倍；跑步时，则是4倍；打球时，膝盖的负重大约是6倍；下蹲和跪地时，膝盖的负重约是8倍。

（2）减肥保持适宜的体重，以减轻作用于膝关节上的承重力。

（3）避免不科学的持续性的蹲位和剧烈的运动，如骑车、爬山、爬楼梯等膝关节屈曲位负重用力的锻炼。

（4）锻炼股四头肌，大腿股四头肌内侧头在膝关节最后30度伸直和锁定膝关节、保持膝关节稳定性方面起着重要的作用，它的强健有利于稳定膝关节，减少膝关节内不正常的撞击，减少骨性关节炎发病率，保持膝关节的正常活动。因此，经常锻炼股四头肌（平直的躺在床上，利用双脚作伸展运动），有利于关节的修复。

（5）保暖（热敷或理疗），骨科疾病适宜保暖，温度可激活酶的活性，促进软骨的修复。

（6）改变足底着地（以足尖着地）的姿势，转换骨组织的角度，减少关节磨损。

（7）多食优质的蛋白质（鱼虾、蛋奶）。

（8）服用硫酸软骨素、氨基葡萄糖（氨糖软骨素）、胶原蛋白或关节腔内注射透明质酸。

被狂犬咬伤怎么办?

被狂犬咬伤后,伤口处立即用20%肥皂水反复彻底地冲洗,后用2%碘酊或酚溶液(石碳酸)烧灼,再用95%酒精中和剩余的腐蚀剂。必要时开放伤口,切除部分组织,或拔火罐引出血液和组织液,注意伤口不要包扎或缝合。

于当日注射人用浓缩狂犬疫苗,选择上臂三角肌或臀部肌内注射,液体疫苗一次2毫升(冻干疫苗1~2毫升),于第4日(以下类推)、7日、14日、30日各注射1次,儿童剂量相同。

对严重咬伤或多处被咬伤者(头、面、颈、手指被咬,3处以上咬伤,或咬穿皮肤及舔触黏膜者)应按上法注射,并于当日、第4日剂量加倍。同时联合肌内注射(或局部浸润)抗狂犬病免疫血清,按40IU/kg计算,严重者80~100IU。凡联合注射抗狂犬病免疫血清者,须在疫苗注射结束后再补充注射2~3次加强针,即于注射后第15、75日或第10、20、90日分别注射疫苗2毫升。对未被咬伤者可行预防注射,一次2毫升,于当日、第8、21日各注射1次。

在注射疫苗期间,切忌饮酒、浓茶、咖啡等刺激性饮品。注射部位出现红肿或全身有荨麻疹等过敏反应,应尽量继续注射,同时给予抗过敏药,必要时可减量或暂停。如发生神经炎、瘫痪、脑膜炎或脑脊髓炎等,则依病情考虑停止注射。在护理上宜隔离患者,卧室内光线宜调节的暗些,保持安静并避免各种刺激。对烦躁或惊厥者,可肌内注射苯巴比妥(鲁米那)0.1~0.2g或地西泮(安定)10~20毫克。

被毒蛇咬伤怎么办?

毒蛇大多出没于潮湿和炎热地带,咬伤多发生在夏秋季节,在农村、沿海、山区的赤脚农民、牧民、猎户中多发,常见于下肢和足部。被毒蛇咬伤后,蛇体的神经毒、心脏毒、出血毒及酶的毒性使人出现头晕、眼花、眼睑下垂、胸闷、气促、心悸、痉挛、语言困难、牙关紧闭、畏寒、出冷汗等症状,严重者可出现昏迷、惊厥、休克,如不及时抢救,可能有生命危险。毒蛇咬伤的牙痕有两个又深又大的齿孔,伤口有水肿、充血、刺痛、肿胀、麻木感,且持续加重。

被咬伤后，紧急处理措施是先用绳索、鞋带或纱布条将伤口的近心端捆绑起来（每隔大约0.5小时放松1次），以防止带有毒素的血液和淋巴液回流，再用20%肥皂水冲洗，后用附近的河水、井水、泉水或自来水冲洗，必要时将伤口周围切开，使用吸奶器、拔火罐或嘴吸吮毒液，肌内注射地塞米松（氟美松）10毫克，同时口服季德胜蛇药片，一次6片，一日3次。

被毒虫咬蜇怎么办？

被有毒的昆虫包括蚊子、黄蜂、蜜蜂、蝎子、虱子、蚂蝗、跳蚤、蜈蚣、蜘蛛、刺蟊等叮咬、蜇刺，或接触昆虫的分泌物、排泄物后可引起的皮肤炎症。由于昆虫种类不同，在叮咬后的表现也不相同。基本症状分为轻度、中度、重度。

（1）轻度：有点状红斑、小丘疹、小风团、瘙痒。

（2）中度：有红肿性红斑、丘疹和风团、有结节、水疱及瘙痒或疼痛感觉。

（3）重度：有大风团和大水疱、红斑水肿，甚至有出血皮疹，剧烈疼痛或瘙痒、皮肤糜烂，全身伴发怕冷、发热、恶心、呕吐、四肢麻木，甚至休克或死亡。

虫咬后立即涂敷10%氨水或复方氨洗剂（36%氨溶液28毫升，薄荷脑1g，60%乙醇100毫升），一日6次，对红肿严重的皮肤涂敷2%碘酊；对化脓感染的皮肤涂敷1%红霉素或莫匹罗星软膏（百多邦），一日3～4次。为防止水肿，立即用碳酸氢钠（小苏打）溶液外敷蜈蚣、黄蜂、蜜蜂蜇咬处；对蚂蝗蜇咬处，用盐或醋涂敷，蚂蝗受到刺激后能够脱出；对刺蟊等叮咬处用胶膏反复粘贴，使细刺粘出。

第七节　五官科疾病

什么叫沙眼?

沙眼由一种病原性沙眼衣原体侵入结膜和角膜所引起的慢性传染性病，十分常见。严重时双眼结膜表面像布满沙粒似的，因此命名为沙眼。男女老幼皆可罹患，轻者可无症状，往往在体检时由医生发现；较重者在眼内常会感觉摩擦感或有异物感而十分难受，有时发痒、迎风流泪，畏惧强光，不时在眼边积有少量的分泌物（眼屎）。如翻开眼皮，可发现睑结膜呈弥漫性充血，血管模糊不清楚，结膜上出现乳头（内眼皮上有类似舌头表面的粗糙不平的外观）或滤泡（睑结膜上长出一些隆起、浑浊和大小不一小泡）。沙眼不仅侵犯结膜，还可危害角膜（黑眼球表面），按病程分为两期：

（1）第一期（进行期）：上穹窿及睑结膜血管模糊、表面粗糙、肥厚、乳头增生及滤泡形成。角膜上缘可出现新生血管（血管翳），其末梢常有灰色的浸润。

（2）第二期（退行期）：病变部位逐渐出现灰白色条纹状、网状或小片状瘢痕。等到滤泡和乳头均为瘢痕所代替时，则结膜面变薄、表面光滑、色灰白。血管翳退化，其末梢浸润消失。

沙眼如不及时治疗，极易出现角膜混浊、角膜溃疡、慢性泪囊炎、内翻倒睫、角膜结膜干燥症、眼球后粘连等并发症，严重者会影响视力。

治疗沙眼如何选用西药?

对轻度的沙眼或细菌性结膜炎可滴眼药水或涂敷眼膏，如10%～30%磺胺醋酰钠、0.25%硫酸锌、0.25%氯霉素滴眼剂，每隔1～2小时滴眼1次；睡前在结膜囊内涂敷红霉素、金霉素眼膏。

硫酸锌（锌矾）在低浓度时有收敛作用，锌离子能沉淀蛋白，可与眼球表面和坏死组织及分泌物中的蛋白质形成极薄的蛋白膜，起到保护作用，高浓度则有杀菌和凝固作用，有利于创面及溃疡的愈合。

酞丁胺对沙眼衣原体有强大的抑制作用，尤其对轻度沙眼疗效最好，治愈率可达94%，常用0.1%溶液滴眼，一次1~2滴，一日2~3次，连续1个月。

对程度较重或治疗较晚的沙眼结膜肥厚显著者，可用2%硝酸银或硫酸铜棒擦睑结膜和穹窿结膜，擦后用0.9%氯化钠溶液（生理盐水）冲洗，一日1次。乳头较多的沙眼，可用海螵蛸磨擦法。滤泡较多的沙眼，可作滤泡刮除术。少数倒睫者可去医院行电解术。

治疗沙眼如何选用中成药？

中医学将沙眼分为肝肾亏损型、气血两亏型和风邪外袭型。肝肾亏损型表现为流泪清稀，视物模糊，伴头痛、耳鸣或腰酸不适；气血两亏型常见流泪，长时间看东西伴有面色不佳，易忘事，疲乏无力，或见于产后妇女；风邪外袭型表现为平时两眼干涩不适，有风时眼泪增多，伴有头痛。

肝肾两亏损型可选用明目地黄丸、杞菊地黄丸等；外敷拨云眼膏、风火眼膏、马应龙八宝眼膏等。气血两亏型可服十全大补丸（煎膏）和人参养荣丸（颗粒、片、煎膏、酒）。风邪外袭型可服明目上清片。

急性结膜炎常见有几种类型？

结膜位于"白眼球"的表面，具有保护作用。急性结膜炎俗称"火眼"或"红眼病"，是发生在结膜（白眼球表面上的膜）上一种急性感染，在气候湿润温暖的春、夏或秋季极易发生，通过与患眼接触的水、毛巾、玩具或浴池、游泳池而相互传染，易在家庭、学校和公共场所中流行。日常生活中常见有急性卡他性结膜炎（由细菌感染）、流行性结膜炎（由病毒感染）及流行性出血性结膜炎（由流行性病毒感染）三种，后两种感染的病毒有所不同。急性结膜炎传染性极强，且广泛流行，但预后良好，几天内炎症即可消退。

（1）卡他性结膜炎：发病急剧，常累及双眼（或间隔1~2天），伴有大量的黏液性分泌物（眼屎），于夜间分泌较多，常在晨起时被分泌物糊住双眼。轻者眼内有瘙痒和异物感；重者眼睑坠重、灼热、畏光和流泪，结膜下充血、水肿或杂有小出血点，眼睑常红肿，角膜受累则疼痛及视物模糊，有些类似于沙眼。

（2）流行性结膜炎：一般局限于单眼，流泪较多和伴少量分泌物，分泌物最初为黏液性，之后为黏液脓化而呈脓性，耳朵前淋巴结肿大。

（3）过敏性结膜炎：一般较轻，结膜可充血和水肿，瘙痒而伴有流泪，一般没有分泌物或少有黏液性分泌物。

治疗结膜炎如何选用滴眼药？

结膜炎的治疗以滴眼为主，其疗程短、治疗效果好。常用的滴眼剂有磺胺醋酰钠、氯霉素、红霉素、庆大霉素等。原则上白天宜用滴眼剂滴眼，反复多次，睡前宜用眼膏剂涂敷。

选用滴眼剂宜按感染的病原体来区分，对沙眼衣原体感染的结膜炎可选红霉素、利福平、酞丁胺、磺胺醋酰钠滴眼剂；对病毒感染的结膜炎可选用碘苷滴眼剂、酞丁胺滴眼剂、阿昔洛韦滴眼剂或利福平滴眼剂；对细菌感染的结膜炎可选红霉素、四环素、杆菌肽滴眼剂；绿脓杆菌性结膜炎的病情较严重，病变进展迅速，短期内可致角膜溃破、穿孔和失明，因此需及早治疗，常用多黏菌素B、磺苄西林滴眼剂；对真菌性角膜炎可选用两性霉素B、克霉唑滴眼剂。

过敏性结膜炎宜选用醋酸可的松、醋酸氢化可的松或色甘酸钠滴眼剂，其不仅可抑制炎症过程的早期表现，还能降低毛细血管壁和毛细血管膜的通透性，减少炎症的渗出。

治疗结膜炎如何选用中成药？

中医学将沙眼和结膜炎统称为"暴发火眼"，中成药可选：

（1）清凉眼药膏：能消炎、抑菌、收敛，用于结膜炎、睑缘炎、沙眼、睑腺炎。用玻璃棒挑取少许药膏，点入眼睑内，一日2~3次。

（2）马应龙八宝眼膏：能明目退翳、解毒散结、消肿止痛。用于暴发火眼、目赤肿痛、沙眼刺痛、目痒流泪等。含服一次0.3克，一日3次；或外用取适量，用蒸馏水溶解后，点入眼睑内，一日2～4次。

（3）风火眼药：能清热解毒，退翳明目，用于暴发火眼、翳膜遮睛、沙眼。用点眼棒蘸凉开水沾药点入眼角内，闭目使药布于全目，点后避风，一日3次。

此外，中医学治疗眼病还有拨云眼膏、眼药锭、五黄膏等外用药，银翘解毒丸、牛黄解毒丸、牛黄上清丸、牛黄解毒片等内服药。

第八节 皮肤科疾病

为什么寻常痤疮俗称为"青春痘"？

寻常痤疮俗称"粉刺"，或"壮疙瘩"，多自青春期发病，男女两性各在15岁或12岁开始出现，到20多岁才缓慢停止，少数人可延迟至30多岁。因此，常有"青春痘"之称。痤疮是发生在毛囊皮脂腺的一种慢性炎症，其病因一是由于青春期雄激素增高，皮脂分泌旺盛，刺激皮脂腺产生皮脂聚集在毛囊内；二是在厌氧环境下，痤疮丙酸杆菌在毛囊内大量繁殖，并产生溶脂酶，分解皮脂产生游离脂肪酸，刺激毛囊而引起炎症，或淤积的皮脂进入真皮，引起毛囊周围程度不等的炎症；三是毛囊口角化，角栓形成，皮脂潴留成为粉刺。女性在月经期加重，妊娠期则好转。按症状，痤疮在国际上分为1~4级，类型有丘疹型、寻常型、囊肿型、结节型和聚合型等。此外，遗传、精神紧张、内分泌障碍、高脂肪饮食和多糖类及刺激性饮食（辣椒、胡椒、酒精）、高温及某些化学因素、生活不规律、口服避孕药或糖皮质激素、化妆品过敏、月经期对痤疮的发生也起到一定的刺激作用。

寻常痤疮有哪些表现？

（1）痤疮好发于前额、颜面、胸背上部和肩胛部等皮脂腺发达的部位。

（2）初起为多数散在的与毛囊一致的黑色丘疹，用手挤压后可有黄白色的脂性栓塞排出来，随后可引起毛囊内及其周围炎症。若位置在皮肤的表浅部则形成炎性丘疹或脓疱，如位置较深或相互融合则形成结节、囊肿或脓肿。当皮质腺口完全闭塞形成皮疹，顶端可出现小脓疱，破溃或吸收后，遗留暂时性色素沉着或小凹状疤痕。

（3）严重的痤疮除黑头粉刺、血疹、脓疱外，可有蚕豆至指甲大小的炎性结节或囊肿；炎症较深时，可长久存在，还可逐渐吸收或溃脓形成窦道。

（4）痤疮的病程缓慢，一般青春期过后则可自愈，愈后可留有色素沉着斑或瘢痕疙瘩。

治疗痤疮宜选用哪些药？

治疗痤疮宜以口服药为主，外用药为辅。

（1）对皮脂腺分泌过多所致的丘疹型、寻常型痤疮，可首选2.5%～10%过氧化苯酰凝胶（斑赛、碧波、酰舒）涂敷患部，一日1～2次。

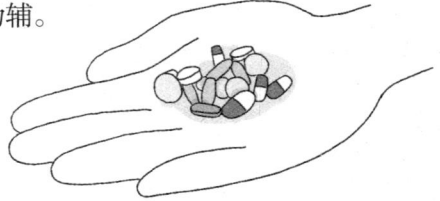

（2）对轻、中度寻常型痤疮可选0.025%～0.03%维A酸霜剂或0.05%维A酸凝胶剂（维特明）外搽，一日1～2次。于睡前洗净患部，连续8～12周为1个疗程，可显著减轻炎症对皮肤的损害。

（3）对合并细菌感染或炎症突出的痤疮，轻中度者可选维A酸和克林霉素磷酸酯凝胶外用治疗。对痤疮伴感染显著者可应用红霉素–过氧苯甲酰凝胶（必麦森）、克林霉素磷酸酯凝胶（克林美）或溶液涂敷，一日1～2次。对中、重度痤疮（1～3级）伴感染显著者推荐0.1%阿达帕林凝胶（达芙文），一日1次，并口服米诺环素（美满霉素）、多西环素（强力霉素）或罗红霉素（罗力得、严迪、罗迈欣、欣美罗），其中米诺环素一次50毫克，一日2次，连续10天为1个疗程，严重者可连续2～3个疗程，但每疗程间停药2～3天。

（4）对囊肿型痤疮推荐口服维胺酯（维甲灵）胶囊，一次50毫克，一日3次，其可促进上皮细胞分化，有较好的疗效。或者使用异维A酸（保肤灵），推荐剂量为一日0.1毫克/公斤体重，连续4～6个月后，改为外用涂敷维持，以控制复发。

（5）锌在体内合成激素的过程中起到了一定作用，每日补充30～40毫克有助于减轻炎症并促进痤疮愈合，可选葡萄糖酸锌一次10～20毫克，一日2次。

维A酸和过氧苯甲酰必须早晚交替应用吗？

必须交替应用！因为维A酸与过氧苯甲酰联合应用时，在同一时间、同一部位应用有物理性的配伍禁忌，影响疗效，应早晚交替使用，即夜间睡前应用维A酸凝胶或乳膏，晨起洗漱后应用过氧苯甲酰凝胶。如单独应用维A酸，初始时宜采用低浓度0.025%～0.03%制剂；皮肤耐受后改用0.05%～0.1%制剂。与有光敏感性合用有增加光敏感的危险。

另外，维A酸初始应用时可出现红斑、灼痛或脱屑等反应，继续治疗后效果在2～3周后出现，一般须6周后达到最大疗效。但不宜涂敷于皮肤皱褶部（如腋窝、腹股沟处）；不宜接触眼或黏膜部；用药部位要避免强烈的日光照射，宜在晚间睡前应用，急性或亚急性皮炎者、湿疹者、妊娠期妇女禁用。

治疗痤疮可用哪些中成药？

中医学将痤疮分为肺经风热、肠胃湿热和脾失健运三型，中成药也可选用，皮肤有丘疹型损害者可服防风通圣丸，伴多形皮损者可服丹栀逍遥丸，伴发便秘者可服栀子金花丸，一次1丸，一日2次。湿热血瘀者可服清热暗疮丸，或口服当归苦参丸。

（1）当归苦参丸：能活血化瘀、清热除湿。用于面生粉刺疙瘩，或有脓疱者。口服，成人一次1丸，一日2次。

（2）清热暗疮丸：能清热解毒，凉血散瘀，用于痤疮。口服成人一次2～4丸，一日3次，连续14日为1个疗程；片剂一次2～4片，一日3次。

（3）金花消痤丸：能清热泻火，解毒消肿。用于肺胃热盛所致的痤疮、粉刺、口舌生疮、胃火牙痛、咽喉肿痛、目赤、便秘、尿黄等。口服成人一次4克，一日3次。治疗痤疮的其他中成药还有化瘀祛斑胶囊、百癣夏塔热片等。

神经性皮炎怎么治疗？

神经性皮炎是皮肤苔藓样变及剧烈瘙痒为特征的神经功能障碍所致的慢性瘙痒性、肥厚性皮肤病，多见于青壮年。其病程缓慢，有时可减轻自愈，有时会加剧，或反复发作，可延时数年，故又名"顽癣"。本病病因多与大脑的兴奋及抑制功能紊乱有关，所以常伴随失眠、情绪激动等症状，饮酒、搔抓或应用热水洗烫也为刺激因素而加重病情。

神经性皮炎好发于颈项，其次为肘、眼睑、骶部、外阴等处，皮损先由颈周开始，逐渐蔓延直至躯干和四肢，属于泛发性的人可遍及全身。初起患部先有阵发性瘙痒，经反复搔抓后出现米粒大小密集的多角形扁平丘疹，与皮肤同色或为淡红色或淡褐色，时间一久皮疹可增多或扩大。

神经性皮炎局部治疗可选用神经性皮炎酊、煤焦油搽剂，也可应用0.5%泼尼松龙软膏或0.075%地塞米松软膏、去炎松–尿素乳膏涂敷，一日2次。对轻度苔藓化型可选用皮炎宁酊涂敷，一日2次。

瘙痒剧烈时可口服抗过敏药，安他乐一次25毫克，克敏嗪一次25毫克，赛庚啶一次2毫克，特非那定（敏迪）一次60毫克，6～12岁儿童一次30毫克，均一日2～3次。睡眠不佳时，可服用安他乐或非那根，一次12.5～25毫克。

脂溢性皮炎的表现有哪些？

脂溢性皮炎是发生于皮脂溢出部位的一种炎性皮肤病，多见于成年人及新生儿。脂溢性皮炎和头皮糠疹（头皮屑过多）是伴随表皮细胞的成熟和增生加快而发生的一种皮肤病，常见于表皮细胞更新速率处于正常变异上限的人群。头皮糠疹的症状主要是脱屑过多，以头皮表现最为明显，但皮脂动态并无异常。脂溢性皮炎主要在头皮和面部（特别是鼻唇沟处）发生炎症脱屑，有时也出现在眼睑、前胸上中部、背中部。皮脂潴留者鳞屑呈油性，表皮增生亢进，并有轻度瘙痒。

脂溢性皮炎的病因尚不清楚。但目前一些人认为皮炎是在皮脂溢出基础上，皮肤表面正常菌群失调，卵圆形糠秕孢子菌生长增多所致。此外，精神因素、饮食习惯、维生素B族缺乏、嗜酒等对其发生、发展均可能有一定的影响。

皮损好发于皮脂腺分布较丰富的部位，如头、面及皱襞处等，皮炎常从头部开始，症状加重时向面部、耳后、上胸部等其他部位发展。病程慢性，伴不同程度的瘙痒。

典型皮损为边缘清楚的暗黄红色斑、斑片或斑丘疹，表面被覆片状灰白色糠秕状鳞屑或油腻性鳞屑或痂皮，基底稍红，分布对称。重者表现为油腻性鳞屑性地图状斑片，可伴渗出和厚痂。

由于病变发生的部位不同，表现略有差别。皮疹好发于头皮、眉部、眼睑、鼻及两旁、耳后、颈、前胸及上背部肩胛间区、腋窝、腹股沟、脐窝等皮脂腺分布较丰富部位。自觉症状为不同程度的瘙痒。婴儿脂溢性皮炎常发生在出生后第 1 个月，皮损多在头皮、额部、眉间及双颊部，为溢出性红色斑片，上有黄痂。

治疗脂溢性皮炎如何选药？

（1）全身治疗：可口服维生素B_2、B_6等，一次 10 毫克，一日 3 次；瘙痒剧烈时，可给镇静剂等；炎症显著或炎症范围较大时可短期给予糖皮质激素及抗生素治疗。

（2）局部治疗：对有轻度皮屑者，每日应用非油性香波即可控制；对中至重度皮屑，大多应用含有二硫化硒、焦油、水杨酸和香波，皆可收敛。应用二硫化硒治疗时以 1% 乳膏涂敷头皮，一周 1～2 次，或以 1%～2.5% 洗剂外搽头皮，轻轻搓揉，直至形成肥皂样泡沫，保留 2～3 分钟，后用清水洗净，根据需要一周 1～2 次至每 4 周 1 次。应用香波，一次 1～2 匙，置于头皮或患部，5～10 分钟后，再彻底洗净，一周 2 次，连续 2～4 周为 1 个疗程。

严重的脂溢性皮炎可局部应用 1% 酮康唑洗剂或香波，涂敷在皮肤或头发上，保持 3～5 分钟，一周 2 次，连续 2～4 周，约 80% 的病例可收到卓越的效果。但顽固性的病例，有时也要联合糖皮质激素局部外用，而硫黄则可抑制皮脂溢出，可或外用 5%～10% 硫黄乳膏，涂敷患部，一日 3～4 次，或 1 次用 7～10 克，加适量温水溶化后洗头，搓揉数分钟后洗净。

在生活上少用碱水、肥皂洗头，忌剧烈搔抓和锐物刮洗；饮食上控制高脂肪、辛辣食物及酒，多吃蔬菜、水果，必要时可服维生素B_2、B_6或复合维生素B。

什么是日光性皮炎？

日光性皮炎又称为日晒伤或晒斑，是一种日光诱发的内源性、迟发性、变态反应性皮肤病。以春、夏季多见，儿童和妇女多发。由于日光中超过耐受量的中波紫外线达到表皮基底层时，造成表皮角质形成细胞坏死，释放炎症介质如前列腺素、白细胞介素和激肽等导致真皮血管扩张，组织水肿，继之黑素细胞合成黑素加速。其反应的程度常与光线强度、照射时间和范围、环境、肤色深浅和体质的不同而有差异。目前认为日光性皮炎是对光照后诱发的光产物的一种细胞免疫反应，皮肤中有淋巴细胞浸润，还有多种炎性介质的参与。

多形日光疹可分为红斑丘疹型、湿疹糜烂型、痒疹苔藓型和混合型4种。

日晒后2～6小时出现皮损，至24小时后达到高峰。患者暴露部位的皮肤上发生弥漫性边界清楚的红斑、水肿，甚至出现淡黄色浆液性的水疱、大疱及糜烂，伴有瘙痒、灼痛。严重者可出现全身症状，如发热、畏寒、头痛、乏力、恶心等。轻者出现红斑、水肿，1～2天后逐渐消退，遗留脱屑及色素沉着，重者恢复约需7天。有的患者可伴发眼结膜充血，眼睑浮肿。患者灼痛明显，常影响睡眠。若日晒面积较大，还可引起发热、头痛、乏力、恶心等全身症状。

如何防范用药导致的光敏性皮炎？

（1）一旦出现光敏反应或光敏性皮炎，及时查找并停用致敏药，并对症应用抗过敏药、钙剂（葡萄糖酸钙、乳酸钙）、维生素B_2及C，有红斑、水肿伴明显瘙痒者，选用炉甘石洗剂或用2.5%吲哚美辛溶液外搽，一日3～4次。若有渗出、糜烂、结痂者，应用3%硼酸溶液或5%醋酸铝溶液湿冷敷，一次15分钟，一日3～4次。

（2）严重者可服泼尼松，一次10毫克，一日3次，连续3天后停药。

（3）对敏感体质者服用上述药品后应注意采取遮光措施（避免强光照射、穿防护服、涂敷防护膏）。

（4）更改给药时间（睡前服药）。

（5）此外，还有一些食物也有光敏成分，如一些叶绿素含量高的蔬菜和野菜（灰菜、苦菜）都属于光敏性食物。常见的光敏性食物还有紫云英、雪菜、莴苣、茴香、苋菜、荠菜、芹菜、萝卜叶、菠菜、荞麦、香菜、红花草、油菜、芥菜、无花果、柑橘、柠檬、芒果、菠萝等。光敏性海鲜包括螺类、虾类、蟹类、蚌类等。食用时也需留意规避。

日光性皮炎如何用药？

日晒后仅有红斑水肿者，可不必治疗，一般2～3天内可自然消退。较重者治疗应以内服药为主,外用安抚止痒剂。

(1)口服抗过敏药,如西替利嗪(仙特敏、赛特赞)成人一次10毫克,6岁以上儿童一次5~10毫克,2~6岁儿童一次5毫克,1~2岁儿童一次2.5毫克,一日1~2次,或咪唑斯汀(皿治林)一日5毫克,连续2~3日。重者可短期应用糖皮质激素控制症状。氯喹一次0.125~0.25克,一日1~2次,见效后可减到一日0.125g,也可口服羟氯喹一次0.1克,一日2次。复合维生素B、维生素C、维生素B_6辅助治疗,严重病例可口服烟酰胺。外用糖皮质激素乳膏有效,但不宜长期使用。应避免使用焦油类等潜在性光敏物质。疼痛者服镇痛剂;重症者可口服糖皮质激素,如泼尼松一日20~40毫克,连续2~3日。对红斑丘疹型可选用赛庚啶,一次2毫克,一日3次,可控制瘙痒,外用氧化锌油或铝锌糊;湿疹糜烂型在应用上述药时最好并服泼尼松,一次10毫克,一日2次;痒疹苔癣型可服氯奎,一次0.125~0.25克,一日1~2次,见效后可减至0.125克/日或间日0.125克;混合型可兼顾上述治疗。

(2)局部治疗对仅有红斑、水肿伴明显和瘙痒者,选用炉甘石洗剂或用2.5%吲哚美辛溶液外搽,一日3~4次。若有渗出、糜烂、结痂者,用3%硼酸溶液或5%醋酸铝溶液湿敷,一次15分钟,一日3~4次。同时口服泼尼松,一次10毫克,一日3次,服用3天后停药。

螨虫性皮炎由哪种虫子引起?

螨虫性皮炎是由蠕形螨感染引起的皮肤寄生虫病,感染途径是家庭里所养殖的鸡、鸭、猫、犬等宠物。目前在我国与人类关系密切的螨虫也有数百种,致病者尤以蒲螨科、粉螨科最多。蒲螨大多寄生于农作物、面粉、杂货商品上;革螨多寄生于鸡、犬、猫、家鼠、鸽子、野鼠等动物上;蠕形螨则寄生于人的毛囊或皮脂腺内。当人体接触螨虫后,虫体的机械性刺激及分泌物会导致人体发生变态反应,出现瘙痒、丘疹或水疱、红肿等过敏性皮炎,其中以面、鼻感染为多见,发生在鼻部的感染俗称"酒渣鼻"。

螨虫性皮炎的病因与蠕形螨及幽门螺杆菌感染有关。其他如遗传性皮脂分泌过多、内分泌障碍(如甲状腺及性腺功能障碍等)、胃肠功能紊乱、体内慢性感染病灶等都可能是致病因素。常饮酒、吸烟、嗜辛辣刺激性食物的人群患病率相对较高。

螨虫性皮炎以鼻、面部出现红斑、丘疹、脓疱、日久生有鼻赘为主要症状。

（1）初起以鼻为中心的颜面中部发生红斑，尤以进食辛辣、热食或精神紧张后更为明显。初起为暂时性，日久不退，伴有毛细血管扩张呈丝网状，形如树枝，以鼻尖、鼻翼处最为明显。

（2）病情继续发展时，于红斑中出现成批的痤疮样丘疹、脓疱，可伴少许渗出液体，上结黄痂，或生脓疱。此时毛细血管扩张更为明显，纵横交错如网，毛囊口扩大呈橘皮状，但无粉刺形成。

治疗螨虫性皮炎可用哪些药?

（1）在螨虫性皮炎发病初期，即红斑期，一般来说可不用药，通过调节饮食及作息，保持良好的心态来控制。戒除烟酒，少吃辛辣刺激性食物，多吃蔬菜和水果，保持大便通畅，避免情绪激动，避免局部皮肤刺激及日晒。或适量服用维生素B_6或B_{12}一次10毫克或500微克，一日3次。

（2）螨虫性皮炎发展到丘疹脓包期时局部用药有四环素软膏、红霉素软膏、甲硝唑乳膏、酮康唑乳膏、维A酸或异维A酸软膏等，其中异维A酸软膏（维邦）一日2~3次；有脓疱的患者可用莫匹罗星软膏（百多帮）。

口服用药可选四环素族抗生素、维A酸、异维A酸、氯喹、甲硝唑等。其中甲硝唑一次0.2克，一日3次，连续1个月，逐渐停服，总疗程不超过3个月。对玫瑰痤疮尤其是对日光敏感者，可服氯喹，一次0.125克，一日2~3次，连续3~4周。为防止鼻赘的发展，可选服异维A酸，一次10毫克，一日2~3次，连续3~4周。

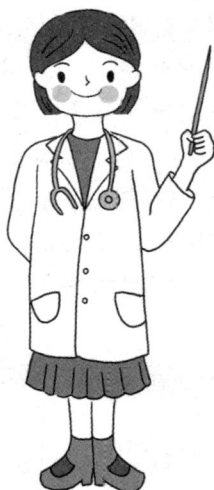

稻田皮炎由何引起?

稻田性皮炎常发生于水田劳动中的农民，以春夏农忙季节多发。其分为浸渍糜烂型皮炎与尾蚴皮炎。前者多因在水田尤其是碱性水田中浸泡时间过长，使皮肤变软起皱，加之在插秧中不断地遭受机械性摩擦，表皮擦破而发生糜烂。水田的温度越高，越会诱发皮炎的发生。尾蚴皮炎则是由禽畜类血吸虫尾蚴钻入皮肤而引起的局部炎症。

（1）浸渍糜烂型皮炎：多在连续下水田2~5天后发病。初始表现为指（趾）间皱褶皮肤浸渍发白，变软起皱，继而表皮脱落，露出潮红色糜烂面，并伴有渗液，自觉瘙痒或疼痛，重者可累及腕、踝等部位。如继发细菌感染可并发淋巴管炎及淋巴结炎，同时出现发热、疼痛等全身症状。此时宜立即停止下水。

（2）尾蚴皮炎：俗称"水毒"，一般下水后5~30分钟发病，多发于浸入水中的小腿、踝、手和前臂。先感觉瘙痒，继之出现红斑，几小时后发展成红丘疹，呈绿豆大小，周围有红晕，伴随有疼痛。皮疹多在停止下水田后1周左右消退，残留有色素沉着斑。

如何治疗稻田皮炎？

（1）浸渍糜烂型皮炎：浸渍阶段先用3%硼酸溶液洗涤，然后外扑10%硼酸滑石粉，一日3~4次。如皮肤上有糜烂时，先用0.02%高锰酸钾液湿敷10~15分钟，擦干后外涂2%龙胆紫液，一日3~4次。如继发感染，采用0.1%乳酸依沙吖啶（利凡诺）液冷敷，然后涂敷20%鞣酸软膏，一日3~4次。同时口服抗感染药，如复方磺胺甲噁唑（复方新诺明）、米诺环素（美满霉素）、红霉素（利君沙）或左氧氟沙星（利复星），任选其一。

（2）尾蚴皮炎：可用炉甘石洗剂或1%~3%樟脑酒精外搽，一日3~4次。若有感染可用1%乳酸依沙吖啶（利凡诺）软膏、1%红霉素膏或莫匹罗星软膏（百多邦）涂敷，一日3~4次。若瘙痒明显可服氯苯那敏（扑尔敏）一次4毫克，或特非那定（敏迪），一次10毫克，一日2次。

为防止尾蚴钻进皮肤，若在下田前在浸水部位的皮肤上涂一层皮肤防护剂，如防蚴油、20%松香酒精或20%软膏。收工后将手和下肢浸泡于明矾水（12.5%明矾和3%氯化钠）中15分钟，后让其自然晾干，其预防效果十分显著。

如何治疗尿布性皮炎？

有两类人群易得尿布性皮炎，首为婴儿，次为老人。因为尿液接触皮肤浸渍糜烂而成皮炎，多因未及时更换被尿液浸渍的湿布，所以发病的部位多在臀部、会阴、下腹部。人尿呈碱性并含氨，婴儿的皮肤又娇嫩，长时间浸渍会使臀部皮肤出现红斑（臀红），以后出现丘疹和水疱，如表皮脱落后会有糜烂。

臀红时先用5%鞣酸软膏涂敷，后扑敷5%硼酸滑石粉，一日2～3次。如皮肤上有糜烂时，先用3%硼酸溶液湿敷10～15分钟，擦干后外涂2%龙胆紫液，一日2～4次。如继发感染，选用0.1%乳酸依沙吖啶（利凡诺）溶液冷敷，然后涂敷1%红霉素或莫匹罗星软膏（百多邦），一日3～4次。

为防止尿液浸渍皮肤，宜注意勤换尿布，勤用温水清洗臀部并侧卧，用台灯烘烤以保持干燥。

第三章
科学挑战慢病和大病

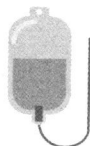

慢病的发病与年龄的增长密切相关，其病种虽然有限但罹患人数众多，在中国约可累计至数亿人群，成为当今老龄化社会的新挑战。慢病的疗程漫长，药物治疗和健康管理可能是长期乃至终身的。慢性疾病多是无法治愈和不可逆转的，因此慢病管理的终极目标并非治愈疾病，而是努力将慢病患者的药物治疗、健康状况、健康功能维持在一个令人满意的状态，使其独立生活，回归社会。同时，还需要我们改变不良的生活方式，有效减少疾病危险因素，合理用药（少用药、用好药），促使治疗达标，避免过度医疗，节约社会卫生资源。

第一节 不要让血压 "高高在上"

什么是血压?

血压是血液对血管壁的侧压,借以推动血液对各组织或器官的灌注。动脉血压的形成是由于心室射血和外周阻力两者相互作用对血管壁产生的压力所致。血压分为收缩压(高压)和舒张压(低压)。收缩压是心脏在收缩射血中期即心室收缩时的压力,借以推动血液在动脉内向前行进,此时动脉扩张,动脉血压急剧上升达到最大的压力;舒张压是心脏在收缩射血末期即心室舒张时的压力,此时的动脉壁回缩,动脉血压降到最低的压力。收缩压值的高低取决于心肌的收缩力大小和心脏搏出血量的多少;而舒张压值的高低取决于动脉壁的弹性和小动脉阻力的影响。收缩压和舒张压保持一定的脉压差,即收缩压与舒张压之差。且左、右两侧脉压差一般为1.3~2.7千帕(kPa),大约10~20毫米汞柱(mmHg),其中下肢较上肢偏高2.7~5.3kPa(20~40mmHg)。正常情况下,夜间血压的均值比白昼血压值低10%~15%。

在正常情况下,血压通过心排出量、外周血管阻力的瞬时调节来维持,其发生在小动脉、毛细血管后静脉(容量血管)、心、肾,通过血容量来调控血压。通过自主神经系统发挥作用的压力反射与激素调节机制包括肾素-血管紧张素-醛固酮系统等在四个调节部位维持着正常血压。

人体的左右两侧和上下肢均有正常的脉压差,一般脉压差30~40mmHg,左右两侧动脉脉搏差(脉压差)10~20mmHg;下肢较上肢偏高20~40mmHg。人体的脉压差大,说明动、静脉的血管韧性和弹性差。

什么是高血压?

高血压是一个渐进性,由复杂和相互关联着的病因学引起的心血管症状,是心血管病中最常见的疾患。早期症状常在持续血压升高前就有表现,因此高血压不能仅以离散的血压升高来判断，其最终损害的是靶器官（心肾、脑血管和其他器官），从而导致过早的病态和死亡。据我国2010年普查，全国已知高血压患者数达2亿3千万例，也就是说每5个成年人中就有1个高血压患者。由中国高血压联盟制定的《中国高血压防治指南》（2010年版），对高血压的定义和分类如表3-1。

表3-1 血压水平的定义和分类

类别	收缩压/kPa（mmHg）	舒张压/kPa（mmHg）
理想正常血压	＜16.0（120）	＜10.6（80）
正常高值	16.0～18.5（120～139）	10.6～18.86（80～89）
高血压	≥18.66（140）	≥12.0（90）
1级高血压（轻度）	18.66～21.2（140～159）	12.0～13.2（90～99）
2级高血压（中度）	21.33～23.86（160～179）	13.33～14.53（100～109）
3级高血压（重度）	≥24.0（180）	≥14.66（110）
单纯收缩期高血压	≥18.66（140）	＜12.0（90）

高血压分为原发性高血压（高血压病）和继发性高血压（症状性高血压），发病机制尚未完全阐明，早期仅见全身小动脉痉挛，持久的小动脉张力增高，进而加重病情，使多种器官血流减少而发生功能障碍，尤以心、脑、肝、肾最甚。在病情进展上，高血压分为缓进型和急进型。

（1）缓进型：原发性高血压早期无症状或有头痛、头晕、头胀、耳鸣、眼花、急躁、记忆力减退、对外界变化较淡漠、心悸、失眠等症状。中、后期的表现主要决定于心、脑、肾的病变。心脏除有时心悸外，其他症状不明显；可有脑血管间歇性痉挛、脑出血和脑动脉血栓形成。肾功能减退时，可出现多尿、夜尿，尿液中检查有蛋白、红细胞和管型细胞，尿比重低，最后可发展为尿毒症。

（2）急进型：即恶性高血压，多见于30岁左右人群，发病急骤，病程进展较快，血压显著增高，舒张压常持续在13.3kPa（100mmHg）以上。

高血压、糖尿病和高脂血症的发病与遗传基因有关吗?

答案是肯定的。有些人大吃大喝也不见患有高血压,有些人吸烟一辈子也未曾患肺癌,而有些人年纪轻轻就得上糖尿病或不吸烟的人却早早地罹患肺癌。的确,有些疾病具有遗传倾向,对一些疾病就有易感性。为此,科学家曾培养了一群"遗传性自发高血压"的老鼠模型观察,结果它们子孙100%会患高血压。专家认为,高血压属于与遗传因素密切相关的最典型的病种。通过对高血压家系调研发现,父母患有高血压者,其子女患高血压的概率为45.5%;父母一方患高血压者,子女患高血压的概率为28.0%;而父母血压正常者,其子女患高血压的概率仅为3%。糖尿病也具有遗传易感性,尤其是2型糖尿病,有糖尿病阳性家族史的人群,其患病率明显高于家族史阴性者,而父母均为糖尿病患者,其子女患糖尿病的几率为正常普通人的15~20倍。导致血脂代谢异常的原因有很多,其危险因素包括有遗传、环境、营养过剩、缺乏锻炼、超重和肥胖等。多发血脂异常患者存在一个或多个遗传基因缺陷,由于遗传基因缺陷所致的血脂异常具有家庭聚集性,所以称为"家族性血脂异常"。

此外,乳腺癌、胃癌、大肠癌、肺癌、抑郁、哮喘、痴呆等均与遗传因素有关。其中抑郁症者亲属中患病的几率远高出正常人30倍,且亲属的血缘关系越近,患病率就越高,其概率为一级亲属(父母、子女)为16%,二级亲属(伯、叔、姑、姨、舅)为14%,三级亲属(堂兄妹)为3.6%。

高血压的危害有哪些?

高血压在直观上表现为血压升高,症状和感觉并不太明显,但实际而深层损害却落在靶器官上,涉及心、脑、肝、肾、眼等器官,导致残疾或死亡。因此,高血压常被称为"无形杀手"。

(1)心脏:血压升高后可加重心脏负荷,引起左心室肥厚,继而导致心脏扩大、心律失常和心力衰竭反复发作。此外,高血压也是冠心病的危险因素,常出现心绞痛、心肌梗死等。若血压和病情未能控制,可发生夜间阵发性呼吸困难、咯粉红色泡沫样痰、肺底出现水泡音等急性肺水肿征象。高血压反复发作或血压忽高忽低的冲击,促使心脏在收缩时,为了把血液射入周围血管,所承受的压力比正常血压时更大。心脏只能"另谋出路",致使左心室产生离心性肥厚,心脏扩大,后期甚至发生心力衰竭。

（2）肾脏：伴随病情进展，可出现夜尿增多，继而出现蛋白尿、管型细胞、红细胞。高血压患者有严重肾功能损害时，可出现慢性肾衰竭，出现恶心、呕吐、厌食、尿量下降等症状，血液中非蛋白氮、肌酐、尿素氮上升，代谢性酸中毒和电解质紊乱。

（3）脑：高血压可致脑小动脉痉挛，发生头痛，多发生在枕部，合并眩晕、头胀、眼花、耳鸣、健忘、失眠、乏力等。当血压突然显著升高时可产生高血压脑病，出现剧烈头痛、呕吐、视力减退、抽搐、昏迷等脑水肿和颅内高压症。

（4）眼和视网膜：视网膜病变是严重高血压的并发症，可致眼底出血、渗出。

但大部分患者对高血压症状往往麻痹大意，并不知道高血压有多么厉害。我国大部分人群对高血压的认知率、治疗率和治疗达标率极低，在高血压患者中有70%不知道自己患有高血压，75%没有用药治疗，即使吃药而控制率也仅为6%，也就是说有94%的人血压控制不佳。表现为：①不按血压的波动规律吃药；②吃药停停续续，症状稍好一点便停药；③服用短效降压药，血压控制不达标；④膳食中不限盐、肥胖后不减重、生活不戒烟酒等。

殊不知高血压并非只停留在对血管壁的冲击上，它在无声无息中慢慢地损害着人体的重要脏器，还会导致冠心病、高血压肾病、脑卒中、支气管哮喘、糖尿病、蛋白尿等。高血压严重时还可发生危象，甚至导致死亡。

✚ 高血压降至多少算达标?

治疗高血压的主要目的是最大限度地控制动脉粥样硬化，减少高血压对靶器官的损害，降低心脑血管发病和死亡的总体危险。因此，在治疗高血压的同时，还应当干预患者检查出来的所有可逆性危险因素（如吸烟、高胆固醇血症或糖尿病），并适当处理患者同时存在的各种临床症状。危险因素越多，其程度越严重，若还兼有临床情况，主要心血管病的绝对危险就更高，治疗这些危险因素的力度应更大。

降压目标是一般高血压患者，应将血压应降至＜140/90mmHg；年轻人或糖尿病及肾病患者降至＜130/80mmHg；65岁及以上老年人收缩压降至＜150mmHg。如能耐受，还可进一步降低。对伴随肾脏疾病、糖尿病，或病情稳定的冠心病或脑血管病的高血压患者治疗更宜个体化，一般可将血压降至130/80mmHg以下；伴有严重肾脏疾病或糖尿病，或处于急性期冠心病或脑血管病患者，应按相关指南进行血压管理。

高血压有晨峰现象吗？

　　类似于风湿性关节炎者的关节"晨僵"现象、慢性咽炎者的声带"晨嘶"一样，人体的血压也有晨峰现象。即一般人从清晨起，收缩压开始迅速升高20～50mmHg，舒张压升高10～15mmHg，大约在中午达到高峰；或在清晨、下午3点各出现1次高峰，使血压的曲线形态呈"双峰一谷"的长柄构形状。而在晚上血压则开始降低，于睡眠时降至低谷，血压在日间的峰值上降低10%～20%，曲线好像一个盛饭的大杓子似的，被称为杓型高血压。但少部分患者的血压于夜间降低小于10%或大于日间血压的20%，血压曲线呈非杓型，又称为非杓型高血压者。两种类型的高血压者选药是不同的，服药时间分别适宜在晨起或者睡前，大不一样！但个人是不易测出晨峰和血压类型的，需去医院作24～48小时动态血压监测。

　　为降低血压晨峰，安全度过心血管病的高发时段，恢复高血压者的正常和杓型血压，建议有血压晨峰现象的患者避免在清晨进行激烈和大运动量的锻炼，选择适宜的服药时间，达到个体化和优化治疗。

　　人的血压受到神经、体液的多种因素调控，在许多重要的介质中，肾素、醛固酮、血管紧张素Ⅱ水平同样也具有节律性，这些物质在清晨明显增高是导致血压升高的主要原因，同时老年人动脉的弹性差，更易出现血压晨峰。清晨血压过高，易致心肌梗死、心肌缺血、心脏猝死、出血性脑卒中、左室肥大等症状的发生，而夜间血压不高（在日间的峰数值基线上降低大于20%）和血液灌注不足，则会出现因脑供血不足而诱发的缺血性脑卒中。

收缩期血压（高压）升高的患者如何选药？

　　在高血压患者中，有一群人的表现是高压高，即单纯收缩期高血压，其是指收缩压（高压）≥140mmHg，舒张压＜90mmHg的临床一种类型，在老年人中非常多见，为冠状动脉心脏病、脑卒中和心血管疾病的危险因素。老年人由于动脉粥样硬化，血管的弹性纤维减少，胶原纤维增生，大动脉的僵硬度增加，主动脉的顺应性下降。当心脏收缩时，大动脉缓冲能力降低，导致收缩压增高；而在心脏舒张时，由于大动脉弹性减退，回缩力降低，输送的血量减少，导致舒张压降低，使脉压差（高压与低压之差）增大所致。

用药可首选钙通道阻滞剂（CCB）或利尿剂，或CCB+利尿剂，严重时可用CCB+血管紧张素转换酶抑制剂（ACEI）+利尿剂。CCB具有下列作用优势：

（1）对单纯性收缩期高血压效果较好，降幅最大；可阻断钙内流，促使血管平滑肌扩张，对冠状动脉、周围血管、肾、脑、肠及肢体血管均有扩张作用，降低总外周阻力。

（2）中国人群饮食喜咸（食盐日摄入量高），因此高钠人群较多，脑卒中患病发生率高，人群使用CCB的受益优于西方人，降压效果CCB优于ACEI。

（3）CCB可显著降低高血压患者发生脑卒中的风险。鉴于中国高血压人群的主要不良终点事件为脑卒中，发病率是冠心病的5倍。中国人高血压的预后与欧洲人有明显差别，西方约50%以上的高血压患者最终死于心脏病，而中国人的高血压患者77%死于脑卒中，其余死于心脏病和肾衰竭等。中国人群79.8%的脑卒中归于高血压，仅有36.6%的冠心病事件归于高血压，尤其是出血性脑卒中高血压是唯一的独立危险因素。所以，在中国高血压防治策略中，要重视脑卒中的预防，应首选CCB。CCB通过控制血压、神经保护、延缓动脉粥样硬化进展等3条作用途径，对缺血性脑卒中发挥防治作用。

（4）使用CCB没有绝对的禁忌证，不良反应较少，消费水平也适合国情。利尿剂可消除水肿，不致过度反射性增强交感神经和肾素–血管紧张素–醛固酮系统活性。

（5）对老年患者有较好降压疗效。

舒张期血压（低压）升高的患者如何选药？

单纯舒张期高血压是指收缩压≤140mmHg，同时舒张压≥90mmHg，在中青年人中的发生率较高，好发年龄为35～49岁，占全部原发性高血压的10%～15%。随着年龄增长，其发生率减少。中青年人群由于动脉血管痉挛、血管阻力增高、交感神经和肾素–血管紧张素–醛固酮系统活性亢进、脉压差小所致。表现为收缩压增高不明显，舒张压高。舒张期高血压患者发生心脑血管不良事件的几率为正常血压者的1.8～2倍，缺血性心脏病和脑卒中（卒中院内死亡）可伴随舒张期高血压的升高而增加。用药可选血管紧张素转换酶抑制剂（ACEI）+血管紧张素Ⅱ受体阻滞剂（ARB），或ARB+ACEI+利尿剂。若心率过快，可适量联合+β-受体阻滞剂（阿替洛尔、美托洛尔等）或维拉帕米缓释片。

血管紧张素转换酶抑制剂（ACEI）具有下列作用优势：①ACEI对肾素-血管紧张素-醛固酮系统（RAAS）的持续抑制可改善左心室功能，对心力衰竭者可降低肺毛细血管楔压；②ACEI可舒张静脉，增加静脉床容量，降低外周阻力；③增加肾血流量，增加肾小球滤过率，利于尿钠的排泄，使体液总量减少，有助于左心室功能的改善；④可改善肾脏的血流动力学，进一步改善肾脏的盐分泌，减缓慢性肾病和肾损伤的发展；⑤改善糖尿病患者多蛋白尿或微量蛋白尿。此外，舒张期血压升高者同时宜减重，每减重5kg可降低舒张压约5mmHg。

🫧 伴有浮肿、脉压差大的高血压患者如何选药？

收缩压较高或伴全身后下肢水肿者，应选噻嗪类利尿剂（氢氯噻嗪、氯噻酮、苄噻嗪、氢氟噻嗪和环戊噻嗪）或吲达帕胺。

利尿剂是唯一能够充分控制心力衰竭患者液体潴留的药物，适用于所有曾有或现有液体潴留证据的心力衰竭患者。噻嗪类利尿剂仅适用于有轻度液体潴留、伴有高血压而肾功能正常的患者。利尿剂也作为临床常用抗高血压药之一，常与ACEI、ARB、CCB和周围血管扩张剂组成复方制剂，用于高血压的治疗。需要特别指出的是，中国城乡居民人均盐摄入量为12克/日，远远高出世界卫生组织所推荐的6克/日的标准。血容量较大，个体之间存在对盐的遗传易感性差异。利尿剂的利钠、缩容作用机制特别适宜于高盐摄入患者的血压控制，对提高我国高血压患者的血压治疗率和控制率的作用不可低估。

此外，再有几个因素也不容忽视：①利尿剂特别适宜于有色人种，尤其是老年人，可使其收缩压下降幅度更大，适用于老年性单纯性收缩期高血压患者，还有肥胖及高血压合并心力衰竭的患者；②价格低廉，适合国情，在我国应用更有普及的价值；③可作为联合用药的基础，包括与CCB、ACEI、

ARB组成的复方制剂。

合并良性前列腺增生症的高血压患者如何选药?

中老年男性高血压患者常常伴随前列腺增生症,伴发尿频、尿急、少尿、排尿不畅、尿潴留及感染等后尿道症状,并使高血压难以控制或加重。为控制血压和前列腺的增生,选择"一箭双雕"的药品,可优先联合应α–受体阻滞剂(哌唑嗪、多沙唑嗪、特拉唑嗪、布那唑嗪、坦洛新)。选择性抑制α₁–受体阻滞剂除了降低外周阻力从而降低血压,同时还可使膀胱颈、前列腺、前列腺包膜平滑肌松弛,降低尿道、膀胱阻力,抑制前列腺组织痉挛,缓解增生的尿道压力或排尿困难症状,促进尿量增加,起到"一石二鸟"的效果。α–受体阻滞剂一般不作为普通高血压者的首选药,仅适用高血压伴良性前列腺增生者。难治性高血压患者,给药时间应放在睡前。

高血压合并冠心病患者可选用哪些药?

不同类别的降压药在某些方面具有相对的优势,可依据病情、年龄、个体差异、合并症分别选用。

(1)高血压合并心力衰竭:症状较轻者除控制体重、限制盐量、积极降压外,选用卡托普利、赖诺普利、福辛普利+美托洛尔或拉贝洛尔。

(2)高血压合并左心室肥厚:可服用缬沙坦、坎地沙坦,可延缓颈动脉粥样硬化。

(3)高血压合并心绞痛:尤其是劳力型心绞痛首选普萘洛尔、美托洛尔、卡维地洛等;稳定型心绞痛者可选服硝苯地平缓释片、非洛地平、左氨氯地平,均有降压及缓解心绞痛的作用。

(4)高血压伴心房颤动:房颤是脑卒中的危险因素,非瓣膜性房颤患者每年发生缺血性脑卒中的风险性为3%～5%。所有高血压合并房颤的患者都应进行血栓栓塞的危险评估。凡是具有血栓栓塞危险因素的房颤患者,应按照现行指南进行抗凝治疗,宜在国际标准化比值(INR)指导下口服抗凝剂华法林。有资料说明,由于我国人群华法林代谢基因特点,在初始或调整华法林治疗剂量时应给予特别考虑和注意,以保证疗效并避免出血等不良反应。有条件的患者,可做相关基因型检测。目前已有新的抗凝药问世,将为房颤抗凝增加新的选择。高血压合并心房颤动的低危患者最好也应用华法林，但也可给予阿司匹林。

（5）高血压伴随心肌梗死：非ST段抬高心肌梗死的高血压者常需采用综合性治疗方案，包括卧床休息、持续心电监护、氧疗、静脉给予硝酸酯类药、应用吗啡及β-受体阻滞剂或其替代药物非二氢吡啶类钙通道阻滞剂（维拉帕米、地尔硫䓬）。β-受体阻滞剂或非二氢吡啶类钙通道阻滞剂应在无禁忌证且无低血压或心力衰竭的状况下应用。伴前壁心肌梗死、糖尿病、未控制的高血压，或左室收缩功能障碍的患者应加用ACEI。利尿剂对于长期的血压控制，尤其是对伴容量超负荷的患者，往往也是必需的。研究表明，血管紧张素Ⅱ受体阻滞剂或血管紧张素转换酶抑制剂治疗心血管高危患者（冠心病、脑卒中、周围血管病、糖尿病），可降低心血管事件风险。

对伴ST段抬高的心肌梗死高血压患者的治疗与上述的不稳定性心绞痛或非ST段抬高心肌梗死相似，不过溶栓治疗、直接经冠介入以及控制心律失常等治疗可能更重要，更具紧迫性。抗高血压药β-受体阻滞剂和血管紧张素转换酶抑制剂适用于所有无禁忌证者。血流动力学稳定者（无低血压、心力衰竭或心源性休克）可即开始应用β-受体阻滞剂，建议口服应用。只有在患者伴严重高血压或心肌梗死后心绞痛，且其他药物无效时，方考虑应用静脉短效的$β_1$选择性阻滞剂。急性期以后的患者仍应继续使用口服β-受体阻滞剂作为冠心病的二级预防。早期应用血管紧张素转换酶抑制剂可显著降低发病率和病死率，尤其适用于前壁心肌梗死，伴持久性高血压、左室功能障碍或糖尿病患者。钙通道阻滞剂一般不宜使用，除非患者有应用β-受体阻滞剂的禁忌证，或伴严重的梗死后心绞痛、室上性心动过速等且应用其他药物未能有效控制者，或者用于辅助性进一步降低血压的治疗。

（6）高血压合并高脂血症：首选美托洛尔，可降低高血压合并高脂血症的猝死率，或选多沙唑嗪、特拉唑嗪，可降低血浆胆固醇，增加高密度胆固醇。

高血压合并糖尿病患者如何选药？

高血压伴糖尿病患者发生心血管病的危险性更高。高于正常的空腹血糖或糖化血红蛋白（HbA1c）与心血管危险增高具有相关性。治疗糖尿病的理想目标是空腹血糖≤6.1mmol/L或HbA1c≤6.5%。对于老年人，尤其是独立生活的、病程长、并发症多、自我管理能力较差的糖尿病患者，血糖控制不宜过于严格，空腹血糖≤7.0mmol/L或HbA1c≤7.0%，餐后2小时血糖≤10.0mmol/L即可。对于中青年糖尿病患者，血糖应控制在正常水平，即空腹≤6.1mmol/L，餐后2小时血糖≤8.10mmol/L，HbA1c≤6.5%。

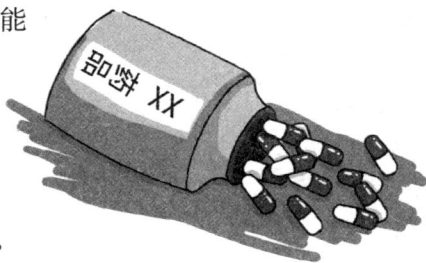

　　为避免肾脏和心血管的损害，要求将血压降至130/80mmHg以下，因此常须联合用药。收缩压处于130～139mmHg或者舒张压处于80～89mmHg的糖尿患者可以进行不超过3个月的非药物治疗。血压≥140/90mmHg的患者应在非药物治疗的基础上直接加用药物治疗，对于已出现微量白蛋白尿的患者，也应直接使用药物。理论上，糖尿病患者的血压应当控制在患者能够耐受的尽可能较低的血压水平。

　　药物治疗首先考虑使用ACEI或ARB，两者为治疗糖尿病高血压的一线药。当单一药有效时，可优先选用ACEI或ARB，当需要联合用药时，也应当以其中一种为基础。如果患者不能耐受，二者可以互换。ACEI对1型糖尿病防止肾损害有益。利尿剂、β-受体阻滞剂、CCB可作为二级药物，或者联合用药。利尿剂和β-受体阻滞剂宜小剂量使用，比如氢氯噻嗪日剂量不超过12.5～25毫克，以避免对血脂和血糖造成不利影响。对于反复低血糖发作的1型糖尿患者，慎用β-受体阻滞剂，以免其掩盖低血糖症状。除非血压控制不佳，或有前列腺增生，一般不使用α-受体阻滞剂。老年糖尿病患者降压治疗应循序渐进、逐步达标，血压控制标准可适当放宽，如以140/90mmHg为治疗目标，以避免血压骤降引起脏器供血不足。

妊娠合并高血压（妊高症）如何处理？

　　女性在孕期会引起血压升高，妊娠合并高血压的患病率占妊娠妇女中约占5%～10%，其中70%是与妊娠有关的高血压，其余30%在怀孕前即存在高血压。

　　治疗妊娠高血压的目的是减少孕妇的危险，但须选择对胎儿安全的有效药品。当血压升高＞170/110mmHg时，积极降压，以防中风及子痫发生。究竟血压降至多低合适，目前尚无一致的意见。常用的紧急降压药有硝苯地平（10毫克口服，60分钟后必要时再给药）、拉贝洛尔（25～100毫克加入5%葡萄糖注射液20～24毫升，静脉推注，15分钟后可重复）、肼苯达嗪（5毫克加5%葡萄糖注射液20毫升，静脉缓慢推注），常用缓慢降压的药物有阿替洛尔（100毫克，一日1次）、甲基多巴（0.25～0.5g，一日3次）、肼苯达嗪（口服25～50毫克，一日3次）、依拉地平（2.5毫克，一日2次）。对重度先兆子痫，建议静脉注射硫酸镁，密切观察血压、键反射和不良反应，并确定终止妊娠的时机。

遇到难治性高血压怎么办？

部分患者在改善生活方式的基础上，应用足够剂量且合理的3种抗高血压药（包括利尿剂）后，血压仍不达标，或至少需要4种药物才能使血压达标时，称为难治性高血压（或顽固性高血压），比例约占高血压患者中的15%～20%。

难治性高血压患者应积极寻找影响血压升高的原因和并存的疾病因素，包括与药品应用相关的原因：①患者依从性差（未坚持服药）；②选药或使用不当（剂量偏低、联合用药不合理）；③长期应用拮抗降压的药品（口服避孕药、非甾体抗炎药、糖皮质激素、抗肿瘤药、可卡因、甘草、麻黄碱和伪麻黄碱等）；④未改变不良生活方式或改变失败（体重增加或肥胖、吸烟、重度饮酒）、容量负荷过重（利尿剂治疗不充分、高盐摄入、进展性肾功能不全）及伴随慢性疼痛和长期焦虑等。患者可能存在1种以上可纠正或难以纠正的原因。

排除上述因素后，应启动继发性高血压的筛查和处理：①此类患者最好转高血压专科治疗；②多与患者沟通，提高长期用药的依从性，并严格限制钠盐摄入；③选用联合方案：先采用3种药联合方案，如ACEI或ARB + CCB + 噻嗪类利尿剂，或由扩张血管药、减慢心率药和利尿剂组成的三药联合方案，能够针对血压升高的多种机制，体现平衡的高效降压的特点，往往可以奏效。效果仍不理想者可再加用一种利尿药螺内酯、β-受体阻滞剂、α-受体阻滞剂或交感神经抑制剂（可乐定）；④调整联合用药方案：在上述努力失败后，可在严密观察下停用现有抗高血压药，重启另一种治疗方案；⑤改善胰岛素抵抗。

为何联合用药治疗高血压？

一种抗高血压药往往只针对一种发病机制进行调整，使治疗获益受限。据国外报道，对354项临床研究分析显示，一线抗高血压药中β-受体阻滞剂（β-B）、血管紧张素转换酶抑制剂（ACEI）、血管紧张素Ⅱ受体阻滞剂（ARB）、钙通道阻滞剂（CCB）及利尿剂在单药治疗时疗效相似，血压难以达标，上述5个一线药有效率分别为33%～38%、40%～60%、42%～62%、35%～40%和17%～33%。

为增加降压效果而减少不良反应，对采用低剂量单药治疗效果不满意者，可采用两种或多种作用机制不同的抗高血压药联合治疗。主要缘于：①一种抗高血压药往往只针对一种发病机制进行调整，单药治疗的有效率仅为40%～60%；②联合治疗可使作用协同和互补，增强降压效果；③抵销彼此的不良反应；④利于重要器官的保护；⑤降低各药剂量；⑥方便服用，提高用药依从性。联合用药可减少服药次数，简化用药方案，采用小剂量联合，降低药品不良反应。

如利尿剂+ACEI+ARB的降压作用协同，ACEI+ARB对肾素-血管紧张素-醛固酮系统的双重阻断作用，利尿剂可降低体液系统。同时利尿剂可激活神经激素，ACEI可拮抗神经激素活性，具有留钾作用，并减轻利尿剂引起的醛固酮增加所致的低血钾症，减轻利尿剂抑制远端输尿管对尿酸排泄所致的高尿酸血症。联合用药一般分为临时组合或固定组合。前者为处方的个体化，后者为上市的固定制剂。

老年高血压病有哪些特点？

（1）老年高血压主要由动脉粥样硬化、血管弹性减退所致，部分由老年前期高血压病演变而来。

（2）半数以上为收缩压升高，外周阻力增加，主要表现为以收缩压高，且波动性大，由于动脉粥样硬化和血管弹性差，脉压差大。同时易引起体位性低血压和心力衰竭。

（3）由中年原发性高血压病发展而来，多为混合型高血压病。

（4）多数人伴有心、肾、脑、眼等（高血压靶器官）不同程度的损害，治疗预后较差。尿中可能出现蛋白及管型，尿液变化异常在先，高血压症状出现在后，则是肾性高血压。反之，尿液变化异常在后，高血压症状出现在前，则多是原发性高血压。

（5）老年人的血浆容量及体液量趋于降低，血管壁张力下降，肾素受体、β受体及压力感受器的敏感性均下降，血浆肾素及醛固酮水平相对低下，心房肽增加及老年人血压在夜间有自发下降等特点。对老年人而言，能适用血管紧张素转换酶抑制剂和钙通道阻滞剂者较多。血管紧张素转换酶抑制剂不仅降压，还可对抗由衰老导致的动脉壁肌层增厚和内皮增生，修复高血压累及的心、脑、肾的损害，显著改善生活质量。世界卫生组织提倡：治疗老年人高血压病的选药顺序为利尿剂、β-受体阻滞剂、钙通道阻滞剂、血管紧张素转换酶抑制剂。

老年高血压患者如何选用降压药?

（1）需长期服用降压药，并因人和并发症而异，初始用药剂量宜小。

（2）并用两种或两种以上的药。如利尿剂有很好的降压作用，对老年单纯收缩期高血压（高压）的疗效显著，可降低心、脑血管病的死亡率。对老年人而言，选用血管紧张素转换酶抑制剂和钙通道阻滞剂，不仅降压，还可对抗动脉壁肌层增厚和内皮增生，有助于修复心、脑、肾的损害。

（3）收缩压较高或伴浮肿的老年人，应选利尿剂或吲达帕胺；舒张压较高者或心率偏快的老年人，应选β-受体阻滞剂；收缩压和舒张压均较高或脉压差较大的老年人，应选钙通道阻滞剂；伴心肌肥厚、心力衰竭、高血压肾病者应选用血管紧张素转换酶抑制剂；伴糖尿病、高脂血症的老年人，应选用α-受体阻滞剂，此类药不会引起血脂增高，且对老年前列腺增生者有治疗作用。

（4）平稳降压，维持血压在一个稳定的水平，血压不宜忽高忽低。理想的降压药应平稳、缓和、持久、方便，一日仅服一次，作用维持24小时。

（5）降压时注意血糖、血脂的改变，更重要的是保护心、脑、肝、肾。口服降压药时，推荐并用阿司匹林，它有对抗血小板聚集的作用，防止血栓形成，小剂量给药（一日75~125毫克）可预防暂时性脑缺血、心肌梗死、血栓。国外大量的研究表明，在控制血压时并用阿司匹林，可使急性心肌梗死的发生率降低36%。

治疗高血压可选用哪些中成药?

中医学将高血压归纳在"眩晕""头痛"等范畴之中。临床上分为肝火上炎型、阴虚阳亢型、阴阳两虚型和痰浊内蕴型4型，在症状和选药上宜有所区别：

（1）肝火上炎型：症状有眩晕头痛、耳鸣口苦、面红目赤、烦躁易怒、舌红、苔黄燥、脉弦，用药上宜清肝泻火。可选用清脑降压片，或清肝降压胶囊。

（2）阴虚阳亢型：常有眩晕头痛、腰酸耳鸣、手足心热、舌红、苔黄、脉弦细数，治疗上宜滋阴降火。可选罗布麻降压片，或山楂降压片。肝阳上亢眩晕，可选脑立清丸。

（3）阴阳两虚型：眩晕头痛、耳鸣、心悸气短、畏寒肢冷、夜间尿多、舌淡、苔白、脉沉细弦，治疗宜滋阴壮阳。可选桂附地黄丸、绞股蓝总苷片。

（4）痰浊内蕴型：头胀如蒙、眩晕重痛、胸膈满闷、恶心呕吐、痰涎、心烦失眠、舌淡、苔腻、脉弦滑，治疗上可化痰降浊。

警惕降压灌注不良综合征

降压灌注不良综合征是指应用抗高血压药治疗时，由于药物作用过强、降幅过大、速度过快，使人体难以忍受，使原有的心、脑、肝、肾血管的供血不足进一步加重，严重者可引起休克，造成心脑肾血管闭塞综合症候群。降压灌注不良综合征最常见于脑出血、脑梗死患者高血压的处理，在脑循环自动调节功能损害时，血压急剧下降可影响脑组织灌流，加重脑缺血和脑水肿，使病情加重，甚至死亡。

高血压病的形成有一个慢性过程，人体对高血压有一定代偿和适应能力。研究显示：血压降幅达到原血压25%以上，即易出现降压灌注不良综合征。尤其在夜间人体血压处于低谷（在日间峰值基线降低大于20%）和血液对组织灌注不足（尤其舒张压低）之时，则易出现由脑供血不足而诱发的缺血性脑卒中。

老年人有多种危险因素、靶器官损害和心血管病，需综合考虑选药。老年人将收缩压降至140mmHg以下较困难，舒张压降至70mmHg以下可能对身体健康不利（脑梗死风险）。建议老年人收缩压目标为150mmHg。如能耐受，还可进一步降低。各年龄段（＜80岁）高血压患者均可受益于利尿剂、钙通道阻滞剂等抗高血压药的治疗。

✚ 如何处理由血管紧张素转换酶抑制剂引起的干咳？

血管紧张素转换酶抑制剂可引起非特异性气道超反应性、呼吸困难、支气管痉挛、持续性干咳、水肿。其中咳嗽多发生于夜间，或于夜间或平卧时加重，尤其是妇女或非吸烟者。

干咳和水肿是与服用的血管紧张素转换酶抑制剂中的缓激肽增加、P物质水平增高和刺激迷走C纤维有关。对有干咳者，给予硫酸亚铁一次0.3克，一日3次，或阿司匹林一次0.25克，一日3次，或以色甘酸钠气雾吸入，严重者以ARB的氯沙坦、缬沙坦替代治疗。

◑ 谨防部分抗血压药所引起的体位性低血压

体位性低血压又称为直立性脱虚，是指当从卧位站起时血压显著降低，同时可伴有眩晕或晕倒症状的低血压反应，收缩压降低超过20mmHg，或舒张压降低超过10mHg。老年患者（特别是收缩性低血压者）、糖尿病患者、血容量不足以及血管压力感受器敏感性降低以及中枢神经的调节功能障碍者及使用扩张血管药者都会增加发生体位性低血压的危险。包括：

（1）α－受体阻滞剂：哌唑嗪、布那唑嗪、多沙唑嗪、妥拉唑林、乌拉地尔、萘哌地尔可出现首剂现象，尤其在服后0.5～2小时最易发生。β－受体阻滞剂中的阿替洛尔、拉贝洛尔、卡维地洛也可引起体位性低血压。

（2）单胺氧化酶抑制剂：帕吉林。

（3）交感神经递质耗竭剂：利血平可使神经末梢囊泡内神经递质逐渐减

少或耗竭，引起体位性低血压。

（4）血管扩张剂：甲基多巴、硝普钠。

（5）血管紧张素转换酶抑制剂：福辛普利、赖诺普利、雷米普利、阿拉普利、西拉普利、咪达普利偶见体位性低血压、步履蹒跚、眩晕等。

（6）利尿剂：由于利尿、血容量减少，直接松弛血管平滑肌而减弱血管收缩作用，诱发体位性低血压。

为避免发生体位性低血压，应告戒患者：①初始剂量宜小（服用半量），渐增剂量；②起床时宜缓慢（宜端坐床边1～2分钟），避免突然站立、站立后行走不宜过久，或在站立前先做些准备动作（轻微的四肢活动），有助于促进静脉血向心脏回流，升高血压，做好体位转换的过渡动作（卧位到坐位，坐位到站立位）；③服药后注意休息；④避免过度饥饿。

哪些抗高血压药影响了您的"性福"？

常用的抗高血压药如氢氯噻嗪、普萘洛尔、哌唑嗪、肼曲嗪、可乐定、甲基多巴、依那普利、硝苯地平、胍乙啶可使患者性欲减退并发生阴茎勃起障碍；胍乙啶可抑制射精反射；甲基多巴长期服用可致男性乳房肥大；利血平在停药后仍可出现阴茎勃起障碍、性欲减退。服用可乐定或甲基多巴常引起性欲减退。对长期应用者应预先提示，给予规避或更换药品。切莫让用药影响了"性福"！

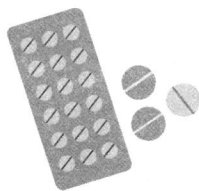

高血压患者有哪些忌讳？

（1）忌情绪激动：愤怒、恐惧、悲伤等情绪均能使血压升高，引发心脑血管疾病（出血）。

（2）忌寒冷：寒冷刺激可使交感神经兴奋、收缩，血压升高。中老年人一年四季都要随天气变化增减衣服，冬天外出戴上帽子。

（3）忌服非甾体抗炎药：吲哚美辛（消炎痛）布洛芬、吡罗昔康、美洛昔康、氯诺昔康等能抑制前列腺素在体内的合成，使体内前列腺素含量减少，血管发生痉挛性收缩，导致血压升高。前列腺素合成减少，又降低肾血流量及水钠的排泄，使血压更易升高。

（4）忌烟：烟草中的有毒有害物质能使血管发生痉挛性收缩，影响机体器官供血供氧。

（5）忌高胆固醇食品：长期、大量摄入含胆固醇食物，内脏、蟹黄、鱼子、鱿鱼、松花蛋等，可引起血脂异常症、高黏血症，导致动脉粥样硬化的发生。

（6）忌高盐饮食：长期大量摄入钠盐（＞6克/日），导致血压升高。

（7）忌体位突变：多数高血压患者伴有动脉粥样硬化，心脑供血供氧不足，体位突变特别是夜间起床时，易发生一过性脑缺血而昏倒，造成脑外伤和脑出血。

（8）忌大便干燥和便秘：排便时过度用力，腹压突然升高，超过了心脑血管的承受能力，易发生心脑血管意外。

（9）忌突然停药：长期服用抗高血压药，一旦突然停服，往往会出现反跳性血压升高，导致心脑血管意外的发生。

（10）忌长期服用对器官（心、肝、肾）有损伤的药品：不要自行购买价值低廉的复方降压片等药物长期服用。

瘦腰是否有助于降压？

肥胖是导致高血压独立而重要的危险因素，体重指数（BMI）的差别对人群高血压水平和患病率有着显著的影响，基线体重指数每增加3，其4年内发生高血压的危险在男、女两性中分别增加50%和57%。同时，肥胖也是糖尿病、高脂血症、冠心病、脑卒中的危险因素。因此，减肥不仅能降低高血压、糖尿病、高脂血症、冠心病、脑卒中的患病率，同时也能降压和减少抗高血压药的用量。

据我国一项对24万例成人的调研表明：BMI≥24的肥胖者患高血压的可能性为正常体重者的2~4倍，患糖尿病的可能性为正常体重者的2~3倍。另一研究发现，肥胖可使患冠心病的危险性增加3倍，患脑卒中的危险性增加4倍，而腰围是大肚子肥胖的指标，因此控制腰围成为关键。所谓腰围是脐带上2厘米的水平线，如男性≥90厘米、女性≥80厘米则为黄色警戒线，男性≥102厘米、女性≥88厘米则为红色警戒线，因此瘦腰是控制血压最有效的方法。研究结果显示，高血压患者体重每减少10公斤，则血压相应降低5~20mmHg。

降压是否"越低越好"？

应用抗高血压药治疗，由于药品作用过强、血压降幅过大、速度过快，使人体难以忍受，使原有的心、脑、肝、肾血管的供血不足进一步加重，严重者可引起休克，造成心、脑、肾血管的"降压灌注不良综合征"。常见于脑出血、脑梗死者，在脑循环自动调节功能损害时，血压急剧下降可影响脑组织灌流，加重脑缺血和脑水肿，使病情加重，甚至死亡。夜间人体血压处于低谷（在日间峰值基线降低大于20%）和血液对组织灌注不足（舒张压低），易出现脑供血不全而诱发缺血性脑卒中。

老年人将舒张压降至70mmHg以下可能对身体不利（有脑梗死风险）。建议老年人收缩压目标值设为150mmHg，如能耐受还可进一步降低。国外一项针对大于85岁老年高血压者4年随访研究表明：收缩压小于120mmHg者，死亡率增高达81.4%。这提示我们降压并非"越低越好"。由血压致死的风险呈双相曲线（过高和过低），因此降压不能太随意。

低血压有哪些表现？

上臂血压低于12.0/8.0kPa（90/60mmHg）时，称为低血压，可分为急性和慢性两种。前者多为继发于大病之后，如心肌梗死、腹泻、大出血、疼痛、过度失水，甚至出现昏厥；后者见于体质虚弱者。慢性低血压可分为3类：

（1）体质性低血压：多见于20~50岁体质虚弱、瘦弱和缺乏身体锻炼的女性，轻者无症状，重者可出现头痛、疲乏、晕厥，在夏季气温较高时表现更为明显。

（2）体位性低血压：当人从卧位到坐位或直立时，突然出现血压下降，下降幅度可达2.67kPa（20mmHg），并伴有明显的头晕、视物模糊、疲乏、恶心、呕吐、心悸、颈背疼痛等症。严重的低血压表现为一旦变换体位，血压就下降，出现昏厥，以致卧床不起。此外，尚可诱发脑梗死、心肌缺血。

（3）继发性低血压：是继发于某些疾病或药品引起的低血压，如风湿性心脏病、慢性营养不良，或不适当地服用抗高血压药、利尿药、催眠药、抗抑郁药等。

低血压者轻微时，可出现头晕、头痛、食欲减退和精神不振、疲劳、面色苍白、消化不良、晕车、晕船、情绪控制力差、反应迟钝、末梢循环不良、手足冰凉、心悸、呼吸困难，甚至昏厥，如长期低血压得不到纠正，会使人体功能大幅度下降，出现视力和听力降低、骨折、抑郁、压抑，严重影响生活的质量。

对低血压的治疗可选服麻黄碱，其可使皮肤、黏膜和内脏的血管收缩，用药后使血压升高，脉压差加大，一次15～30毫克，一日2次；或选用哌甲酯（利他林），一次10毫克，一日2次，于早餐或午餐前服。另外，盐酸米多君（米维）可治疗各种原因的低血压，尤其是血循环失调所引起的直立性低血压，初始一次2.5毫克，一日2～3次，可渐增至一次10毫克，一日3次维持。中成药可选金匮肾气丸、六味地黄丸，甘草单味药水煎服用是有效的治疗低血压的方法。低血压患者注意从卧位到起立时宜缓慢，尽量穿紧身的衣裤和袜子，饮食可偏咸，多喝白开水，以增加血容量。

第二节　最为凶险的血脂异常

什么是血脂？血脂包括哪些成分？

脂肪是人体的重要成分之一，占体重的13%左右（男女有别），主要分布在肝脏、肌肉、腹膜和血浆中。血脂是血浆中的脂类，包括中性脂肪（三酰甘油、胆固醇）和类脂（磷脂、糖脂、胆固醇、类固醇）。人的脂肪约66%在体内合成，仅33%源于食物。

人体血脂主要有三酰甘油（TG）、胆固醇（CH）、胆固醇酯（CE）、磷脂（PL）和游离脂肪酸（FFA）。根据脂蛋白组成和特性（颗粒大小、分子量、水合密度、电荷），利用电泳和超速离心法将血脂蛋白分成乳糜微粒（CM）、极低密度脂蛋白（VLDL-ch）、低密度脂蛋白（LDL-ch）、中密度脂蛋白（IDL-ch）和高密度脂蛋白（HDL-ch）5种。其中，高水平的低密度脂蛋白可作为首要的药物干预或治疗靶点。

在所有胆固醇脂蛋白成分中，谁最有风险？

答案是唯一的——低密度脂蛋白胆固醇。原因如下：

（1）低密度脂蛋白是一种可以运载胆固醇进入外周组织细胞的脂蛋白颗粒，颗粒大小适中，水平若过高易透过血管内膜。

（2）可被修饰成氧化型低密度胆固醇，更易在血管内皮上沉积。

（3）可与单核细胞结合并被巨噬细胞吞噬。

（4）促使细胞增殖。形成大量的泡沫细胞，后者不断地增多、融合，或泡沫细胞死亡破裂后，释放大量游离的低密度脂蛋白，在血管内皮下形成"脂质核心"（动脉粥瘤或斑块），构成脂纹和动脉粥样硬化。

（5）低密度脂蛋白胆固醇可促使血管内皮炎症、脂质斑块的形成。

（6）两种斑块：①不稳定型斑块栓冒破裂—血管内皮下胶原组织暴露—血小板聚集—血栓形成—导致冠脉综合征—不稳定型心绞痛、脑血栓、心肌梗死等；②稳定型斑块虽不破裂，但体积逐渐增加，促使血管管腔狭窄，当阻塞管腔超过70%以上，导致组织缺血缺氧，形成稳定型心绞痛、脑血栓。

所以说在诸多的脂蛋白中，低密度脂蛋白最有风险，应当优先控制和降低。早期调节较晚期效果更好，效益比约为3倍。

血脂异常症的危害有多大？

血脂异常被称为高脂血症，对人体的危害极大。血脂异常，尤其是低密度脂蛋白升高（或高密度脂蛋白水平过低），是加速动脉血管壁粥样硬化（冠状动脉、大脑中动脉、颈内动脉、椎–基底动脉）最危险的因素，也是血栓形成而致心肌梗死、脑卒中等心脑血管事件的始动因素。

低密度脂蛋白水平过高导致动脉粥样硬化，在动脉内壁不平滑（损伤、炎症、管腔狭窄、斑块、闭塞、痉挛）、不柔软、不稳定型斑块破裂的基础上，血小板聚集是血栓形成而致急性心肌梗死、不稳定型心绞痛、心房颤动、缺血性脑卒中等事件的始动因素，而成为全球疾病中的首要死因，严重威胁人类的健康。

高脂血症有哪些表现？

高脂血症的表现包括两个方面：一是脂质在真皮内沉积所引起的黄色瘤；二是脂质在血管内皮沉积所引起的动脉粥样硬化，导致冠心病和周围血管病变。

（1）血脂（胆固醇、总胆固醇、三酰甘油、低密度脂蛋白）测定高于同性别正常值。总胆固醇＞5.5mmol/L，低密度脂蛋白＞3mmol/L，三酰甘油＞1.5mmol/L，高密度脂蛋白＜1.08mmol/L。

（2）动脉粥样硬化：脂类代谢异常导致动脉内膜局部出现脂质类积聚、出血和血栓形成、纤维组织增生和钙质沉着，并有动脉中层的逐渐退变和钙化，弹性减退，管腔狭窄甚至完全闭塞，造成组织缺血或坏死。如累及冠状动脉可引起心绞痛或心肌梗死，如累及下肢动脉可引起间歇跛行或下肢坏死，累及肾动脉可引起高血压或肾脏萎缩。

（3）多伴有脂肪肝或肥胖。

（4）角膜弓和脂血症眼底改变：角膜弓又称为老年环，多见于40岁以上的中老年者，多伴有高脂血症。高脂血症眼底改变是由含有三酰甘油的大颗粒脂蛋白沉积在眼底小动脉引起的光散所致，常伴有高三酰甘油血症并有乳糜微粒症的特征表现。

（5）可并发有高血压、动脉粥样硬化、糖尿病等。

治疗血脂异常症可选用哪些药品?

治疗主要是针对脂质代谢的不同环节，使血浆中胆固醇、三酰甘油水平降低，以延缓动脉粥样硬化的进程。调节血脂药品种很多，效果各异。迄今为止，尚无一种药对所有脂质紊乱均有效果，缺少全效药，其对脂质和脂蛋白的调节均有一定侧重。因此，宜依据高脂血症的类型分别选择。调节血脂药选用可参考表3–2。

表3–2　调节血脂药的选用参考

高脂血症类型	首选	次选	可考虑的用药
高胆固醇血症	他汀类	他汀+依折麦布	烟酸或贝丁酸类（贝特类）
高三酰甘油血症	贝丁酸类	烟酸	多烯脂肪酸类（深海鱼油）
混合型血脂异常			
以高胆固醇为主	他汀类	他汀+依折麦布、烟酸	贝丁酸类
以高三酰甘油为主	贝丁酸类	烟酸	
高三酰甘油和胆固醇	胆酸螯合剂+贝丁酸类	他汀类	贝丁酸类+血脂康
低高密度脂蛋白血症	贝丁酸类、阿昔莫司	他汀类	多烯脂肪酸类（深海鱼油）
阻止脂质浸润沉积	吡卡酯、泛硫乙胺		

降脂到多少算达标?

让低密度脂蛋白水平保持在2.59mmol/L（100毫克/分升）以下，使低密度脂蛋白不易进入血管内壁沉积。同时，要逆转动脉粥样硬化脂质斑块必须使低密度脂蛋白胆固醇降得更低，要低于1.8mmol/L（70毫克/分升）（表3-3）。

表3-3 中国动脉粥样硬化性心脑血管疾病一级预防人群血脂合适水平和异常的分层标准

脂类	TC[mmol/L（毫克/分升）]	LDL-ch[mmol/L（毫克/分升）]	HDL-ch[mmol/L（毫克/分升）]	非HDL-ch[mmol/L（毫克/分升）]	TG[mmol/L（毫克/分升）]
理想水平		<2.6（100）		<3.4（130）	
合适水平	<5.2（200）	<3.4（130）		<4.1（160）	<1.7（150）
边缘升高	≥5.2（200）	≥3.4（130）		≥4.1（160）	≥1.7（150）
升高	≥6.2（240）	≥4.1（160）		≥4.9（190）	≥2.3（200）
降低			<1.0（40）		

2016年中国新版《血脂异常防治指南》提出，血脂调整治疗需要设定目标值，极高危者低密度胆固醇脂蛋白<1.8mmol/L（70毫克/分升），高危者低密度胆固醇脂蛋白<2.6mmol/L（100毫克/分升），中危和低危患者低密度胆固醇脂蛋白<3.4mmol/L（130毫克/分升）。新版《血脂指南》同时也指出："低密度胆固醇脂蛋白基线值较高不能达目标值者，低密度胆固醇脂蛋白至少降低50%，极高危患者低密度胆固醇脂蛋白基线在目标值以内者，低密度胆固醇脂蛋白仍应降低30%左右。"

降脂不宜矫枉过正

对于降血脂，也应辩证看待。血脂水平过高可以发生动脉粥样硬化，但过低也可致抑郁、老年期痴呆症（阿尔茨海默病）和出血性死亡（胆固醇有助于维持血管壁柔软性和合成甾体激素），因此不要强调过度降脂，血脂达标即可。调节血脂以降低低密度脂蛋白为重，每降低 1.0mmol/L，心血管不良事件几率减少 55%；早期治疗的受益率较后期高 3 倍。疗程以治疗降脂达标，但作为一、二级预防则需长期乃至终身治疗。但降脂有底线，血清总胆固醇、三酰甘油和低密度脂蛋白水平与心血管事件和死亡率呈 U 型（双项死亡），过低水平可致非心血管事件和死亡率增加，包括脑出血、肿瘤、感染、抑郁、记忆力下降、健忘、思维紊乱、老年期痴呆症、血糖水平升高和误诊糖尿病、激素分泌缺乏、营养不良、贫血、出血性脑卒中，甚至死亡。因此，调脂应有底线，注意控制血清总胆固醇水平，不宜过低。

常吃素食就好吗？

不好。鉴于血脂的利弊双依，且有三个路径，所以应当权衡。高脂血症患者必然要服用调节血脂药，控制饮食，少食油腻、肥甘厚味。但有些人不沾烟酒、荤腥油腻。你会常常看到有女孩子在饭桌上，吃鸡蛋把蛋黄扔掉。这其实太可惜，蛋黄中含有丰富的卵磷脂，其一可增强动脉的柔软性，其二可以携带胆固醇排出血管外。因此，素食主义者也常有血脂异常，北京大学的胡大一教授曾诊治过一位法华寺的方丈，常年素斋，但他患有动脉粥样硬化、脂肪肝，最后脑卒中发作死亡。"过犹不及"正是这个意思。

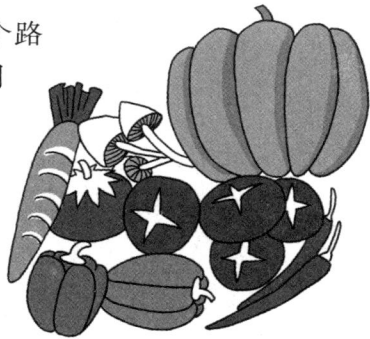

如何提倡联合用药治疗血脂异常？

血脂异常多为混合性血脂（高胆固醇、高三酰甘油、高低密度脂蛋白）增高，单一药治疗往往难以奏效，如单纯增加他汀类药剂量（加倍）的降脂效果（降低低密度脂蛋白）仅提高 2.23%，但他汀类+依折麦布则可提高 25%。混合性高脂血症可选他汀类+非诺贝特，或贝丁酸类+血脂康（天然他汀）；高胆固醇血症可选胆酸螯合剂+依折麦布；低高密度脂蛋白血症可选他汀类+烟酸；严重高三酰甘油血症可联合应用非诺贝特+Ω-3 不饱和脂肪酸（深海鱼油）；严重混合高脂血症可联合应用胆酸螯合剂+烟酸。

需要定期监测由调节血脂药所致的肌毒性吗？

多数调节血脂药具有肌毒性，有0.01%服药患者可发生横纹肌溶解症和急性肾衰竭。因此，服用者应定期检查肌磷酸激酶（CK），长期服药者应当3～6个月监测1次，调整药物剂量者应当1～2个月监测1次。如表现有弥散性肌痛（胸背、腰肩、腿足、乳房呈对称性疼痛）、肌软弱（肢体无力）或痉挛、赤褐色尿、CK升高至大于正常值10倍（25～200U/L×10）以上、转氨酶（AST及ALT）大于正常值3倍（40U/L×3）以上，就必须停药。

与他汀类药相关的肌病发生率约为2%～5%，横纹肌溶解症发生率为0.01%，横纹肌溶解症致死率为0.00016%，其中以西立伐他汀最高，氟伐他汀最低。

为何提倡他汀类药的初始剂量宜小？

他汀类药可致肌毒性（依据程度分为肌痛、肌病、横纹肌溶解症三种），应用他汀类药初始宜从小剂量起，并关注所发生的肌痛（胸背、腰肩、四肢、乳房）、触痛或肌无力。对具有横纹肌炎继发肾衰竭的危险因素（严重急性感染、大手术、创伤、严重的代谢内分泌和电解质紊乱、癫痫）者，应及时停用他汀类药，并避免同时应用大环内酯类抗生素。

调节血脂药有肝毒性吗？

肝脏是合成和储存脂肪的重要器官，且调节血脂药可增加胆固醇向胆汁中排泄，因此可引起肝功能异常或胆结石。约有2%病例发生肝脏转氨酶ALT及AST升高，且呈剂量依赖性，减少剂量或停药可使ALT及AST水平回落。

（1）检查血脂或安全指标，如肝功能（AST、ALT）、血钙、碱性磷酸酶、肌磷酸激酶（CK）水平有异常，应考虑是否需减量或停药，并对异常指标进行跟踪观察。如AST及ALT升高超过正常值上限3倍（120U），须即停药，但非禁忌证。

（2）有胆囊病、胆石症、严重肝功能不全、原发性胆汁性肝硬化、肝功能持续异常者禁用。

（3）他汀类药可引起蛋白尿，发生率约为1%，对轻、中度肾功能不全者无须调整剂量；严重肾功能不全者（肌酐清除率＜30毫升/分钟）应慎用，起始剂量应为5毫克/日，并密切监测。肝脏氨基转移酶AST及ALT升高，但为功能性、一过性、可逆性的反应，停药后多可恢复，主要机制为肝脂肪动力学结果。

为何提倡睡前服他汀类药？

提倡晚间服用他汀类药，晚餐或晚餐后服药有助于提高疗效，主要原因为：①肝脏合成脂肪峰期多在夜间；②使药物血浆峰浓度与达峰时间（2～3小时）与脂肪合成峰时同步；③他汀类药效应体现出相应的昼夜节律，夜间服用效果好；④药品不良反应较小。其中，阿托伐他汀、瑞舒伐他汀的血浆半衰期较长，可安排每日相对固定的时间服用，但最好也是睡前。

哪些人不宜服用他汀类药？

（1）胆汁郁积和活动性肝病者禁用他汀类药；合并心房颤动和心功能不全者应在监测血肌磷酸激酶的情况下慎用；长期服用者在患急性感染、代谢紊乱、创伤或做大手术前后应暂停服用，且用药期间不宜服用可降低内源性类固醇激素或活性的药物（螺内酯、西咪替丁）。

（2）他汀类药不宜与大环内酯类抗生素、环孢素、奈法唑酮、华法林、胺碘酮、酮康唑、伊曲康唑、硝苯地平、维拉帕米、西咪替丁、吉非贝齐、烟酸等联合应用；瑞舒伐他汀、辛伐他汀、洛伐他汀等不能与葡萄柚汁合用，以免因血浆药物浓度升高而出现不良反应。

（3）他汀类药可能引起患者的血糖升高，尤其是服用大剂量的他汀治疗，引发糖尿病的风险可能性极大地增加，主要表现为空腹血糖升高、糖化血红蛋白升高、新发糖尿病及原有糖尿病血糖水平控制不佳。此时，宜考虑减量或服用二甲双胍。

服用他汀类药会出现哪些不适？

胆固醇在大脑的形成及其功能至关重要，因此降低其浓度可能会引发精

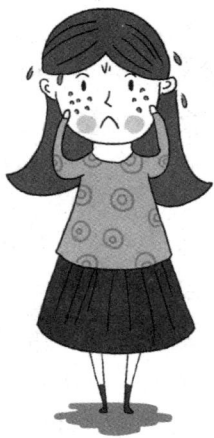

神和神经症状，如严重的易激惹、攻击行为、自杀冲动、认知功能障碍、记忆丧失、完全健忘、多动神经症及男性勃起功能障碍等。临床出现上述症状时，应考虑可能与服用他汀类药有关，宜及时停药。

临床中应用他汀类药物期间出现不良反应时，要注意：①减量与间断应用（定期停药）；②他汀类药之间的转换应用；③非他汀降脂药的替换应用；④他汀与其他调节血脂药联合应用（依折麦布、烟酸类）；⑤与保护性药物联合应用。

第三节　别把心绞痛不当回事

心绞痛的产生原因有哪些？

　　心绞痛是指心肌氧的消耗与氧供应之间暂时不平衡所引起的发作性胸痛综合征。在欧美国家，其发病和死亡率均居首位，在我国也常见，尤其是40岁以上的中老年人。

　　冠脉粥样硬化是心绞痛最常见的原因；其次，冠脉痉挛、畸形、炎症、严重的主动脉异常、心肌病、大动脉炎引起的冠状动脉纤维化等使冠状动脉血流不能满足心肌代谢的需要，从而导致心绞痛。其诱因多为劳累、情绪激动、剧烈运动、饱食、排便、寒冷、吸烟，或休克使心脏负荷突然增加。典型的心绞痛者，发作时在胸骨后或左前胸感到阵发性绞痛或闷痛，可向左肩放射性疼痛，引起背痛。您可对应下列问题监测自己是否存在心绞痛。

　　（1）您最近是否工作过累或做过剧烈运动？（是，稳定型心绞痛是由于劳累、剧烈运动等增加心肌的耗氧量所诱发的，休息后可缓解。）

　　（2）疼痛多在夜间发生吗？（是，不稳定型心绞痛多在休息时或夜间发生，心电图检查会发现S-T段抬高，这是由冠脉痉挛所致。）

　　（3）您的情绪激动、精神紧张吗？（可能，不稳定型心绞痛常伴有情绪的波动。）

　　（4）每次发作历时在30分钟以上吗？（是，不稳定型心绞痛且伴有心电图S-T段抬高的为重度心肌缺血性改变。）

心绞痛会带来哪些风险？

　　心绞痛为冠状动脉心脏病（冠心病）的表现之一，如不能恰当及时地治疗，患者可能发展成为急性心肌梗死。持续性静息心绞痛并有冠状动脉腔内血栓形成的老年人，左心衰竭和冠状动脉多支病变者，多提示预后不良。运动试验出现心绞痛或缺血型心电图S-T段压低明显，或心率-血压乘积降低者，其心肌梗死、复发性不稳定型心绞痛的发生率和死亡率均较高。与稳定性心绞痛相比，不稳定性心绞痛者的疼痛更强，持续时间更长，较低的活动量就可诱发，休息时也可自发出现（卧位心绞痛），性质呈进行性（恶化型），这些改变可任意组合。大约30%的不稳定型心绞痛患者在发作后3个月内可能发生心肌梗死。

心绞痛分为哪两种？

按发病机制，心绞痛可分为慢性稳定型心绞痛及不稳定型心绞痛两类。其中不稳定型心绞痛与急性心肌梗死合并称为急性冠脉综合征。

（1）慢性稳定型心绞痛：也称为劳力型心绞痛。由于冠状动脉粥样硬化导致管腔狭窄，管腔直径减少50%～75%或更多时，体力或精神应激可诱发心肌缺血，引起心绞痛。同时，由心肌无氧代谢中某些产物如乳酸、丙酮酸等酸性物质或类似激肽的多肽类物质刺激心脏内传入神经末梢所致，且常传播到相同脊髓段的皮肤浅表神经，引起放射性疼痛。发作时疼痛为压榨样，有压迫或挤压感，一般持续数分钟至十余分钟，多为3～5分钟，极少超过30分钟，发作停止后疼痛缓解，或服用（含服）硝酸酯类药可以缓解。临床上，心绞痛发作常由体力劳动或情绪激动所诱发，其诱因、频度、性质、程度、缓解方式等在数周内无显著变化，一般停止原诱因的活动后即可缓解。

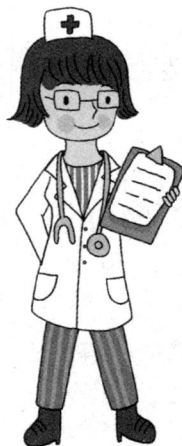

（2）不稳定型心绞痛：常称为变异型心绞痛，主要由于冠状动脉粥样硬化形成不稳定型斑块纤维帽破裂或斑块内出血、表面血小板聚集，血栓形成或诱发冠状动脉痉挛，导致心肌缺血。其心绞痛发作不一定与劳累相关，可在休息时或睡眠中发作。心绞痛程度重、持续时间较长，可达数十分钟，硝酸酯类药缓解作用较弱，重者可出现明显心电图缺血性ST–T变化或转化为心肌梗死。

两种心绞痛的治疗用药有何差异？

（1）稳定型心绞痛治疗药：治疗包括改善预后的药品（阿司匹林、β－

受体阻滞剂、血管紧张素转换酶抑制剂和他汀类药）和缓解心肌缺血药。β–受体阻滞剂可减少稳定型心绞痛的发作，增加患者的运动耐量，无禁忌证者应将它作为首选。常用药有美托洛尔、比索洛尔、阿替洛尔、阿罗洛尔等。心绞痛急性发作时给予硝酸甘油（一次0.3~0.6毫克）或硝酸异山梨酯（一次5毫克），舌下含化。缓解期可选用缓释或长效硝酸酯类制剂，如单硝酸异山梨酯、硝酸甘油皮肤贴片。β–受体阻滞剂常与硝酸酯类合用，以增强疗效。心绞痛控制不满意时可加用钙通道阻滞剂，后者还具有解除冠状动脉痉挛的作用。治疗变异型心绞痛的首选药品为二氢吡啶类钙通道阻滞剂和非二氢吡啶类钙通道阻滞剂，如维拉帕米、地尔硫草、硝苯地平等。

（2）不稳定型心绞痛治疗药：心绞痛急性发作时，除给予休息、吸氧、硝酸甘油或硝酸异山梨酯舌下含服外，常采用静脉滴注，以硝酸甘油10微克/分钟开始，每3~5分钟可增加5~10微克/分钟，直至症状缓解，并可维持静脉滴注，但持续时间一般不应超过48小时，以免出现对硝酸酯的耐药性。对无低血压或禁忌证者，应及早开始应用β–受体阻滞剂。对症状缓解不理想者可加用钙通道阻滞剂。在心绞痛发作时伴有S-T段抬高的患者，钙通道阻滞剂应为首选，应避免单独使用β–受体阻滞剂。抗凝药及抗血小板药治疗极为重要，首选抗凝药为低分子肝素或肝素，抗血小板药阿司匹林与氯吡格雷联合应用，并尽早进行他汀类药治疗。

治疗心绞痛可服用什么药?

尽管目前市场上有多种类别的抗心绞痛药，但硝酸甘油舌下含服仍是心绞痛发作时的首选药。另外，硝苯地平舌下含服对稳定型心绞痛更为适用。发作时立即休息；舌下含服硝酸甘油一次0.3~0.6毫克，疼痛约在1~2分钟内消失；或舌下含服硝苯地平（心痛定）10~20毫克，长期控制可口服硝酸异山梨酯（消心痛），一次20毫克，一日3次。

如患者的绞痛发作频繁，硝酸甘油类无效时可选用β–受体阻滞剂和钙通道阻滞剂。β–受体阻滞剂中可选用醋丁洛尔、噻吗洛尔或美托洛尔，作用安全而持久。如单一药物疗效尚不理想可以联合用药，硝酸酯类与β–受体阻滞剂或钙通道阻滞剂配伍应用，既可提高疗效，又可拮抗各自的不利作用。

中医学认为，心绞痛是由气滞血瘀所致，因此中成药多有活血化瘀作用，如苏冰滴丸、冠心苏合胶囊、愈风宁心片、复方丹参滴丸、元胡止痛颗粒、地奥心血康、速效救心丸、养血安神丸（片）、脑乐静口服液。品种众多，因人而异。

心绞痛急性发作时可即服哪些药？

情绪激动、剧烈活动、精神紧张或排便费力均为急性心绞痛发作的诱因，此时应立即停止一切活动，就地休息，平静心情，立即服用起效快、作用持续时间短的抗心绞痛药含服或喷雾用以急救。其中硝酸酯类化合物可直接松弛血管平滑肌，尤其是小血管平滑肌，使周围血管扩张，外周阻力下降，从而降低心肌耗氧量，缓解心绞痛症状。其中，硝酸甘油是治疗心绞痛急性发作的首选药，一次0.3～0.6毫克，舌下含服，疼痛约在2分钟内消失；另硝苯地平对稳定型心绞痛更为适用，一次10～20毫克，舌下含服；长期控制可服硝酸异山梨酯（消心痛），一次20毫克，一日3次。常用的药品用法见表3-4。

表3-4　硝酸酯类抗心绞痛作用时间与方法

药物名称	应用方法	作用起始时间/分钟	作用持续时间/小时	剂量与用法
硝酸甘油片	含服	2～3	0.45～0.55	一次0.6毫克，体力活动前5～10分钟含服，如无效，5～10分钟后可重复1次，最多3次，对频繁发作者可在大便前含服
硝酸甘油贴膜	贴敷	30	24	16毫克、25～154毫克不等，一次1贴，撕去保护层，贴敷于皮肤上
硝酸甘油喷雾	喷雾	2～4	3～4	一次0.5～1毫克（1～2喷），舌下黏膜喷射

续表

药物名称	应用方法	作用起始时间/分钟	作用持续时间/小时	剂量与用法
戊四硝酯	含服	30~90	3~5	预防发作一次10~30毫克，一日3~4次；餐前1小时吞服，缓释片一次80毫克，一日2次，不可咀嚼
硝酸异山梨酯	含服	2~5	1~2	急性发作时一次5毫克，预防发作一次5~10毫克，一日2~3次，治疗一次5~20毫克
	口服	15~40	4~6	
单硝酸异山梨酯	口服	30~40	6~8	一次10~20毫克，晨起服用，7小时后服第2次，渐调至120~240毫克，一日1次
	缓释片	30	7~9	一次30~60毫克，一日1次，晨起服用
硝苯地平	口服	15~30	6~8	缓释片一次10~30毫克，一日2次；控释片一次30~60毫克，一日1次
	含服	2~3	4~6	一次10~20毫克，可嚼碎舌下含服

注意：硝酸酯类药舌下含服或喷雾、贴敷持续应用需有一个为时12小时以上的间歇期，否则易致耐药性；且一般心绞痛不发作时尽量不用，连续应用不宜超过3日，预防尽可能改为口服给药，或联合服用维生素C、E。此外，服用控、缓释片时不宜咀嚼。

如何合理使用硝酸酯的各种剂型？

硝酸甘油除常用的片剂供舌下含服外，尚有气雾剂舌下喷雾，见效更快。注射液做静脉滴注，起效快且可维持稳定的血浆药物浓度。为了适应患者长时间预防心绞痛或治疗急性心肌梗死与充血性心力衰竭的需要，用硝酸甘油的软膏剂定量涂擦皮肤，将透皮贴剂贴敷于皮肤（常选择手臂腹面或胸腹部位）上，药物可通过皮肤吸收，且可以避免肝脏首关效应，并可随时停用去除掉。短效、舌下给药起效迅速，作用时间短，用于心绞痛发作时缓解症状；而长效、口服等其他给药方式更多地是为了预防心绞痛发作。合理使用硝酸酯的各种剂型，应注意以下几个方面：

（1）使用本品敷贴剂时，将膜侧敷贴于皮肤上，避开皮肤破损、毛发、疤痕或易受刺激部位，使药物以恒速进入皮肤，作用持续24小时，切勿修剪敷贴剂。外用与皮肤接触后可有轻微瘙痒和热灼感，皮肤轻微变红，一般在停药后数小时可自然消失。

（2）含服时尽量采取坐位，用药后由卧位或坐位突然站立时须谨慎，以防止发生体位性低血压。舌下含服如无麻刺烧灼感或头胀感，表明药物已经失效；如舌下黏膜干燥，可使部分患者舌下含服无效，建议黏膜明显干燥者用水或盐水湿润后再行含服。

（3）使用喷雾剂前不宜摇动，使用时屏住呼吸，最好喷雾于舌下，每次间隔30秒。

（4）不可突然停药，以避免反跳现象。

哪些人群不能应用硝酸酯类药？

硝酸酯类药物所致的不良反应主要继发于其舒张血管的作用，舒张血管可引起搏动性头痛、面部潮红或有烧灼感、血压下降、反射性心律加快、晕厥、血硝酸盐水平升高等。偶见口唇轻度局部烧灼感，或胃食管反流加重。

下列人群应禁用硝酸酯类药物：①对硝酸酯过敏者；②急性下壁伴右室心肌梗死者；③收缩压＜90mmHg的严重低血压者；④肥厚性梗阻型心肌病者；⑤重度主动脉瓣和二尖瓣狭窄；⑥心脏压塞或缩窄性心包；⑦限制性心肌病；⑧已使用磷酸二脂酶-5抑制剂（如西地那非、他达那非等）者；⑨颅内压增高者。

阿司匹林是否人人皆宜？服用前要做好哪些准备？

（1）注意识别有心脑血管不良事件的高危人群，严格遴选适应证（权衡用药后获益超过用药风险的人群），阿司匹林并非人人皆宜。

高危人群＝50岁年龄（男性≥50岁，女性绝经期后）＋一项基础疾病（高血压≥150/90mmHg、糖尿病、血脂异常、肾功能不全、家族病史）＋一项危险生活习惯（吸烟、酗酒、肥胖、动脉粥样硬化、不运动、久坐）

（2）控制年龄：30岁以下的青年人不推荐（没有服药后获益的证据），70岁以上老年人服用要慎重。适宜的年龄为男性≥50岁，女性绝经期后（50～55岁）。

（3）对有消化道溃疡病（胃溃疡、十二指肠溃疡、出血）的人，用前先根治胃溃疡，根除幽门螺杆菌（Hp）。

（4）有高血压的人群，先要控制好血压，血压≤135/85mmHg，否则易致大出血！

（5）提倡餐中服用。

（6）长期应用抗血小板药阿司匹林、氯吡格雷时，应将剂量调至最低，阿司匹林75～100毫克/日，氯吡格雷75毫克/日。

（7）服后要注意观察大便的颜色（是否为柏油便）、牙龈、口腔、鼻腔、胃肠、阴道的出血（月经量是否增多），经常到医院监测血常规。

（8）遇到择期手术（手术、介入、拔牙前）或创伤时（于7天前）是否停药？需告知手术医生，你在服用阿司匹林或氯吡格雷。

（9）胃肠道出血高危者服用，建议联合质子泵抑制剂或H_2受体阻滞剂，服前30分钟给予西咪替丁、奥美拉唑、雷贝拉唑、硫糖铝、米索前列醇，以树立胃保护屏障，减少阿司匹林对胃肠黏膜的直接刺激。

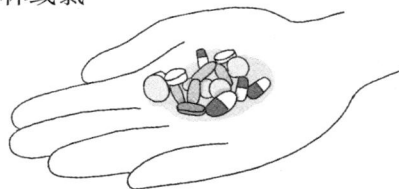

第四节　谨防要命的心肌梗死

为什么急性心肌梗死能要人命?

急性心肌梗死（AMI）属于急性冠动脉综合征，心肌梗死是冠状动脉急性、持续性缺血缺氧所引起的心肌坏死。临床上多有剧烈而持久的胸骨后疼痛，休息及服用硝酸酯类药并不能完全缓解，伴有血清心肌酶活性增高及进行性心电图变化，可并引发心律失常、休克、心功能不全（心力衰竭），常可危及生命。

急性心肌梗死的症状与稳定型心绞痛十分相似，突然发生剧烈而持久的胸骨后或心前区压榨性疼痛（少数患者没有疼痛或疼痛位于上腹部），疼痛严重程度和持续时间增加，可达数十分钟，发作时出汗、恶心、呕吐、腹胀、发热、低血压、心悸或呼吸困难、休克，含服硝酸甘油不能完全缓解。诱因有过劳、激动、暴饮暴食、寒冷刺激、便秘、吸烟或过量饮酒等。

目前，急性心肌梗死分为次全堵塞血管腔（表现为心电图非S-T段抬高）心肌梗死，完全堵塞管腔（表现为心电图S-T段抬高）心肌梗死。后者的临床症状主要有剧烈而较持久的胸骨后疼痛（时间可能超过15~30分钟，服用硝酸甘油往往不能缓解）、发热、胸闷气短、烦躁不安、大汗淋漓，严重者可发生意识丧失，甚至猝死。

怎样治疗急性心肌梗死?

早期、快速和完全地开通与梗死相关的动脉，迅速缓解缺血，减少心肌坏死面积，预防严重的不良后果，降低全因死亡率和梗死的再发率。对S-T段抬高型心肌梗死者早期进行再灌注（溶栓、急诊PTCA及支架植入术），恢复心肌血流和再灌注；对非S-T段抬高心肌梗死者早期进行抗缺血、抗凝和抗血小板治疗。

同步进行：①镇痛，小量吗啡静脉注射，或用哌替啶。对烦躁不安、精神紧张者可给于地西泮（安定）口服；②在起病早期，促使闭塞的冠状动脉再通，对缺血心肌实施再灌注治疗（溶栓、介入治疗）；③挽救濒死的心肌，缩小梗死面积，保护心脏功能；④有效控制各种并发症，如心脏破裂、心律失常、心脏功能不全、心源性休克、心肌梗死后综合征；⑤尽快建立静脉通道，前3天缓慢补液，注意输出、输入量的平衡。

为何提倡急性心肌梗死患者应及早溶栓？

冠状动脉急性梗死至心肌透壁性坏死有一段时间窗，大约6小时，对无溶栓禁忌证者，立即或尽快（30分钟内）实施溶栓，溶解冠状动脉内或血栓部位的血栓，可显著降低死亡率或致残率。可选择非选择性纤溶酶原激活剂尿激酶、链激酶，或新型选择性纤溶酶原激活剂阿替普酶、奈替普酶或来替普酶。应优先选择新型选择性纤溶酶原激活剂。

尽早服用阿司匹林，首次嚼服非肠溶性阿司匹林300～375毫克，以后100毫克/日，长期维持，或氯吡格雷75毫克/日，对高-中危的心肌梗死患者可选择肝素、低分子肝素治疗。

心脏搭桥术后是否服用阿司匹林？

心肌梗死患者在搭桥术前，不必停用阿司匹林，除非有禁忌证；术后应尽快服用阿司匹林325毫克，阿司匹林可以明显降低搭桥血管的闭塞或梗阻。如服用时间过晚，阿司匹林对搭桥血管的获益将会降低。因此，心脏搭桥术后24小时内应尽早服用阿司匹林。

第五节 "时间就是生命"的脑卒中

什么是血栓!

血栓是我们当前最重视和最要命的问题,包括静脉和动脉血栓,发生率以静脉血栓为高,两者的比例约为4:1。研究表明,静脉血栓的发生率为0.1%～0.3%,动脉血栓的发生率约为0.05%。其中60岁以上男性急性心肌梗死的发病率为13.2%,45～54岁脑卒中发病率约为0.2%～0.6%。

血栓在血管中形成,是血液在流动中发生凝聚后所形成的有特殊结构的血块,类似于栓子一样阻塞血管而造成各种栓塞,包括脑、肺、心肌、外周静脉、深静脉、术后栓塞等。组成血栓的主要成分有血小板、纤维蛋白、红细胞等,通过血小板的黏附作用而把大量的纤维蛋白、红细胞聚集在一起而形成聚合体。其中血小板起到关键的凝集作用,而起填充物支撑骨架作用的则是大量的红细胞和纤维蛋白。血栓在血管中形成是一个十分复杂的由量变到质变循序渐进的过程,其形成并非"一日之功"。整个过程可分为4个阶段:形成前期、形成初期、形成期、形成后期。

依据血栓组成成分,可分为血小板血栓、红细胞血栓、纤维蛋白血栓、混合血栓等。按血管种类,可分为动脉、静脉、心房及毛细血管性血栓。但动脉血栓、静脉血栓具有兼容性,如果上、下肢静脉栓子回流至肺动脉或肺支动脉,可引起肺栓塞。血栓栓塞是血栓由形成部位脱落,在伴随血流移动的过程中部分或全部堵塞某些血管,引起相应组织和(或)器官缺血、缺氧、坏死(动脉血栓)及瘀血、水肿(静脉血栓)的病理过程。

哪些是动脉血栓形成的高危因素?

(1)血管壁内膜改变(动脉粥样硬化、脂质斑块形成、动脉瘤、血管内膜炎症、管壁脆化、内膜溃疡、管壁损伤)为血栓形成第一危险因素,可促使血小板活化和聚集,促进凝血因子活跃和纤维蛋白原转化。因此,必须保持血管的平滑性。

（2）高血压、高尿酸血症、糖尿病、血脂异常等均可促使动脉血管壁粥样硬化（脑中动脉、颈内动脉、椎–基底动脉），大约60%～70%动脉粥样硬化患者伴有高血压，高血压患者较之非高血压者，血栓发病率增高3～4倍；糖尿病患者较之非糖尿病者多4倍，且发病迅速；血脂异常（总胆固醇、三酰甘油、低密度脂蛋白、载脂蛋白B）最为危险。

（3）胰岛素抵抗：血浆同型半胱氨酸水平升高，H型高血压者心脑血管事件发生率约为单纯高血压者的5倍，较正常人高出25～30倍；对卒中的影响大于冠心病。

（4）血流变改变（血黏度增高）。

（5）血液性质改变：①红、白细胞数量增加，变性能力降低；②凝血因子亢进/异常；③血浆纤维蛋白原浓度增高；④真性红细胞数量和聚集力增加。

（6）血小板数量和聚集力起关键凝集作用，而起填充物支撑骨架作用的则是红细胞和纤维蛋白。

（7）生活方式不健康：①吸烟（吸烟者与非吸烟者比较，血栓的发病和死亡率增高2～6倍）；②饮食不平衡；③缺乏运动；④心情急躁、焦虑、紧张。

（8）应用雌激素、孕激素、避孕药、促凝血药、前列腺素E、抗肿瘤药等。

什么是缺血性脑卒中？

缺血性脑卒中又名脑血栓，是由于供应脑血流的脑动脉壁动脉粥样硬化、血管内膜炎导致脑血栓形成，使动脉管腔狭窄或完全阻塞，导致其供血区脑局部组织缺血、缺氧、坏死，甚至闭塞而致的局灶脑梗死，形成血栓。鉴于脑血栓形成所致梗死的面积较大，其供应范围内的脑组织得不到充分的侧支循环而发生软化、坏死，并可发生脑水肿和周围毛细血管渗血。因此，症状和体征往往不能在24小时内恢复，所以又称为"永久性卒中"。

缺血性脑卒中多见于老年人，且男性多发。动脉粥样硬化是其病变的基础，由于血管壁损伤，血液成分改变和血流瘀滞或流速改变会导致血液在完整血管内形成血栓，形成血液循环障碍，引起组织或器官的缺血、缺氧和损伤。血栓的形成可由多种病症引起，如动脉粥样硬化、脑血管痉挛、早衰性脑退化、手术或外伤后静脉血栓形成。此外，当患者处于睡眠、失水、休克、心力衰竭、心律失常、红细胞增多等状态时多易发生血栓。

缺血性脑卒中的病因有颅内脑动脉粥样硬化、吸烟、感染、高血压、高脂血症、高血糖（糖尿病）、高血小板凝集。后四种因素为导致脑血栓的最危险因素。

缺血性脑卒中有哪些主要症状？

缺血性脑卒中发作，在脑部形成血栓后，起病时可有头痛，患者一觉醒来或在静止状态下，感觉肢体一侧反应迟顿、麻木、异常；重者行走困难、耳鸣、复视、眩晕、口眼歪斜、言语不清、失语、动作迟缓、一侧肢体瘫痪；严重者在短时内可昏迷。缺血性脑卒中的死亡率为5%～15%，多因脑水肿而致脑疝，并发出血、感染或心衰而死。梗塞的复发率为50%～60%。

（1）脑栓塞：起病突然，常在数分钟内神经功能缺失为一侧面肌、舌肌和一侧上肢瘫痪，常伴有运动性失语症或混合性失语症。

（2）脑血栓形成：脑血栓形成的症状主要取决于梗死病灶的部位和大小，通常在安静状态下（夜间睡眠）起病，迅速出现神经功能缺失，并在数小时或数日内症状达高峰。神经功能缺失的临床表现，以受损血管而定，受损程度不同而表现不同。

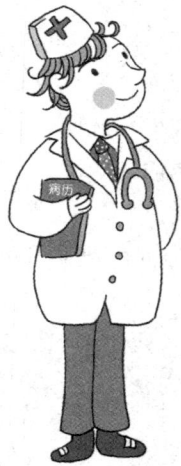

治疗缺血性脑卒中为何首选溶栓？

缺血性脑卒中发病3小时内应用阿替普酶或瑞普替酶的静脉溶栓疗法。对脑CT无明显低密度改变、意识清楚的急性缺血性脑卒中患者，在发病6小时内，采用尿激酶静脉溶栓治疗较为安全、有效。基底动脉血栓溶栓治疗的时间窗和适应证可以适当放宽。对发病6小时以内的急性缺血性脑卒中患者，在有经验和有条件的单位，可以考虑进行动脉内溶栓治疗。静脉溶栓治疗首选阿替普酶或瑞普替酶，无条件采用时，可用尿激酶替代。

（1）一般不推荐急性脑梗死患者立即使用常规抗凝血药。

（2）使用溶栓治疗者，一般不推荐在24小时内使用抗凝血药。

（3）大多数无禁忌证的不溶栓患者应在梗死后尽早（最好48小时内）使用阿司匹林，溶栓的患者应在溶栓24小时后使用阿司匹林。

（4）对于脑血流低灌注所致的急性脑梗死（如分水岭梗死）可酌情考虑扩容治疗，如低分子右旋糖酐，但应注意可能加重的脑水肿、心力衰竭等并发症。

急性期的有效溶栓剂为阿替普酶，治疗时间应在发病后3小时内，一般剂量为0.9毫克/千克体重（最大剂量90毫克）静脉滴注，其中10%剂量在1分钟内静脉注射，其余1小时静脉滴注，动脉溶栓剂量小于静脉溶栓，且时间窗及适应证要求严格，否则易引起颅内出血；瑞替普酶一次10MU缓慢静脉注射3分钟以上，间隔0.5小时可重复给药10MU。尿激酶一次100万～150万U，溶于氯化钠注射液100～200毫升中，持续静脉滴注30分钟。

应用溶栓酶为何需要尽早?

急性缺血性脑卒中发作后，闭塞动脉供血区中心部分缺血严重，梗死将在60分钟内形成。梗死周边部分缺血组织可通过侧支循环得到部分血流，使之维持在泵衰竭水平之上、电活动需要量以下，即缺血半暗带。尽早用药的目的有：①超早期治疗的关键是抢救缺血半暗带（早期恢复供血、缩小梗死面积），采取脑保护措施减轻再灌注损伤。对阿替普酶、瑞替普酶一般要求在3小时内应用，超过6小时的缺血性脑卒中者可给予尿激酶100万～150万IU，静脉滴注30分钟；②新鲜血栓富含水分，易于溶解，力争良好的治疗获益，使可逆性损害的缺血组织修复；③缩短缺血损害的时间（时间就是大脑），缩小脑梗死面积；④避免大出血反应；⑤改善神经损害；⑥提高患者的生活质量。

常吃阿司匹林可预防血栓吗?

阿司匹林可对抗血小板，防止血栓的形成。小剂量（一日75～150毫克）可用于预防暂时性脑缺血发作、心肌梗死或血栓。

　　一项临床研究选择轻型缺血性脑梗死及短暂性脑缺血者599人，随机分成两组，治疗组301人口服阿司匹林一日50毫克，但禁服其他抗血小板药；对照组283人禁服阿司匹林及其他抗血小板药。每3个月随访1次，连续1～5年，观察重点为发生脑血栓或死亡的数量。结果治疗组和对照组中发生血栓的分别有30人和40人，死亡各13人和20人，差异显著，治疗组的血栓发生率和死亡率明显低于对照组。治疗组发生心肌梗死19人，对照组28人，心肌梗死的发生率也显著低于未服阿司匹林的对照组。

　　另一研究旨在摸索阿司匹林的适宜剂量，研究对象分成3组，阿司匹林一日75毫克，心血管事件下降比例不足15%，一日75～150毫克下降32%，一日150～325毫克下降不及25%。所以，阿司匹林的每日最佳剂量是75～150毫克。

何时服用阿司匹林效果好？

　　阿司匹林对心肌梗死昼夜节律的影响的研究表明：隔日服用对6～9时发作的心肌梗死有明显疗效，对其他时段的作用弱。

　　小剂量阿司匹林可预防心肌梗死、心源性猝死。研究报道：采用随机、双盲、安慰剂对照的方法，隔日口服阿司匹林325毫克可明显抑制上午6～9时心肌梗死的发作高峰，使这一期间的发作降低59.3%，使其他时间发作的心肌梗死降低34.1%。同时发现，阿司匹林普通制剂于晨起6～8时服用：①药效高，体内排泄和消除慢；②晨起6～8时自主神经活动增强，儿茶酚胺、血管紧张素、肾素分泌增高，人体应激反应增加，血压增高，血小板聚集力增强；③心肌梗死发作的频率一般在晨醒后明显增加，于上午9～10时达到高峰；心绞痛发作的昼夜节律（稳定或不稳定型心绞痛），其发作均具有相似的昼夜节律。对1002例慢性稳定型心绞痛患者的总计33999次发作进行分析，发现从0～6时发作次数最少，6时后增多，10～12时发作达峰。而肠溶制剂服后需3～4小时才达血浆峰值，如上午服用则不能起到最佳保护作用。此外，18～24时是人体新血小板生成的主要时段，晚餐后（餐中）30～60分钟是最佳的服药时间。

第六节　并非甜蜜的糖尿病

为什么糖尿病并不甜蜜?

糖尿病是一种"不良生活方式病",虽然不疼不痒,但它的危害极大,可带来心脑血管、眼、肾、足和神经的各种并发症。血糖高并不能直接引起死亡,但糖尿病的病程长,血糖长期控制不好,不但会出现"三多一少",还可导致心脑血管病变、神经病变、肝肾功能不全、眼足等器官病变和感染,带来无限的麻烦。所以别看糖尿病血糖、尿糖偏高,但实际上并非甜蜜。

什么是血糖?

血糖是存在于血液中的葡萄糖,来源于我们的食物,包括米饭、馒头、烙饼、面条,也来源于常吃的新鲜果蔬。食物中都含有多糖、双糖、寡糖、麦芽糖等,经过酶的水解,最终都变成单糖(葡萄糖、果糖)。血糖(葡萄糖)可以提供我们的热能,就像烧火的木材或煤炭一样,使我们可以从事劳动、锻炼和日常生活,但血糖过高,且消耗不够,就会长期出现血糖水平过高,胰岛素抵抗,并诱发糖尿病。

糖尿病有哪几种类型?

糖尿病是由于胰岛素分泌相对或绝对不足,或人体组织对胰岛素的敏感性降低(胰岛素抵抗)而表现的以糖、蛋白质、脂肪、水和电解质代谢紊乱,以持续地血糖增高、糖尿为主要症状的疾病。糖尿病主要分为以下几种类型:

(1)1型糖尿病(胰岛素依赖型):大多为先天性,自身免疫反应引起胰岛炎破坏细胞,胰岛 β 细胞损伤,引起绝对的胰岛素缺乏或分泌不足。

(2)2型糖尿病(非胰岛素依赖型):约占糖尿病者总数的95%,分为肥胖和非肥胖两种类型，主要由以下5方面异常而致高血糖：胰岛素分泌不足；胰岛素释放延迟；周围组织对胰岛素的作用耐受，胰岛素抵抗；肝糖产生增加，肥胖引起某种程度的胰岛素抵抗；高热量饮食、精神紧张、缺少运动。

（3）特殊型糖尿病：共有8个类型近10种疾病，包括某些基因变异引起胰岛细胞功能遗传性缺陷、胰岛素作用遗传缺陷、外分泌胰腺的病变（胰腺炎、胰腺创伤、胰腺手术、胰腺肿瘤）、内分泌的病变如一些激素（生长激素、糖皮质激素、胰高血糖素、肾上腺素）拮抗胰岛素的作用、营养不良造成人体的蛋白质摄入不足等各种继发性糖尿病。

（4）妊娠糖尿病：由妊娠引起，在妊娠过程中初次发现的任何程度的糖耐量异常。

老年糖尿病是指年龄在60岁以上的人群所患的糖尿病，易患人群包括60岁后发病和60岁前发病而延续到60岁后的老年人。绝大多数为2型糖尿病，仅极少为1型糖尿病。

为什么中国人是糖尿病的易患人群？

依据上海宁光教授在2010年开展的调研结果显示：全国抽样调研98658例，提示中国糖尿病发病率已达11.6%（男性12.1%，女性11%），糖尿病患者总数大约1.14亿例；另外，处于糖尿病前期者（糖耐量异常）约占半数（一半中国人是糖尿病的预备役），超过印度、美国，位列世界第一名。糖尿病的发病率与年龄、国民生产总值、经济收入（生活富裕）呈正相关。

糖尿病的发病有遗传性（基因缺陷-遗传苦难基因）和获得性（环境因素）。中国人生活历来艰苦，受尽了饥饿、缺食、营养不足的苦难，祖辈所遗传的代谢基因是"白菜帮子基因""土豆基因"，而现代中国人所面对的饮食已经变为肥肉、海鲜、啤酒、含糖饮料、油炸食品，并暴饮暴食。我国已从一个吃饭需要粮票的国家膨胀为一个饕餮大国。

中国在1959~1962年经历过"自然灾害"，与未经历灾害者相比，在胎儿期经历过灾害的人，发生糖尿病的风险增加53%；在儿童时期经历过灾害者的糖尿病患病风险增加82%。

糖尿病的后天获得性因素包括胰岛素受体抗体、胰岛淀粉样多肽、高胰岛素血症、高血压、高血糖、高血脂、高尿酸血症、微量白蛋白尿、动脉粥样硬化、不运动、久坐、吸烟嗜酒、生活方式及饮食结构不合理等。

✚ 糖尿病的早期症状有哪些？

很多人是在体检时偶然发现或因出现糖尿病并发症（视物模糊、末梢神经病变等）才被确诊的。其实糖尿患者在发病早期可出现一些预兆，表现在几个方面，如果细心的话可发现和有所感觉：

（1）口腔：口干、口渴、饮水量多、口腔黏膜出现瘀点、瘀斑、水肿、牙龈肿痛、牙齿叩痛，或口腔内有灼热感。

（2）体重：体重缓慢减轻，且无明显的诱因。

（3）体力：疲乏、酸懒、常有饥饿感、出汗、乏力、心悸、颤抖、低血糖。

（4）尿液：男性尿频、尿液或夜尿次数增多。

（5）眼睑：眼睑下长有黄色扁平新生物（黄斑瘤）。

（6）皮肤：下肢、足部溃疡经久不愈；或有反复的皮肤、外阴感染；皮肤擦伤或抓破后不易愈合，或有反复发作的龟头炎、外阴炎、阴道炎。

（7）血管：动脉粥样硬化、高血压、冠心病、血脂异常（三酰甘油升高）。

（8）生殖器：女性发生多次流产、妊娠中毒、羊水过多，或分娩巨大胎儿；男性可能有性欲减退、阳痿等。

◑ 糖尿病的典型症状有哪些？

（1）多饮、多尿：糖尿病患者血糖升高时，尿糖也随之升高，尿量增多。每昼夜排尿可达20次以上，尿量可达2000~3000毫升以上。由于大量排尿而导致水分丢失，患者会感觉口干、口渴，饮水量随之增加。此外，尿液性状也会发生变化，如泡沫多、尿渍呈白色、发黏、衣服上尿渍干后会发硬。

（2）多食：糖尿病因多种因素的共同作用，使葡萄糖的利用率减低、刺激饥饿中枢产生饥饿感，促使进食量增加。同时由于糖尿病患者胰岛素水平升高，促进了葡萄糖的利用，也可造成多食，常表现为善饥多食，对食物的喜爱而无法控制，且进食后也难有满足感，但饥饿时有恐惧感。

（3）消瘦与体重减轻：糖尿病在未得到控制时，多出现食欲亢进、多

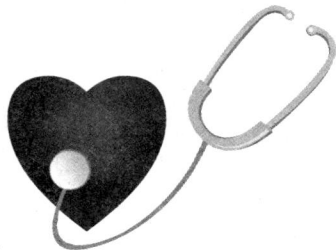

食，但由于胰岛素相对或绝对不足，严重影响糖、脂肪、蛋白质代谢。同时，因多尿出现失水，可引起快速消瘦，体重下降可达几公斤甚至几十公斤。但需要指出的是，并非所有糖尿病患者都消瘦。早期轻症的2型糖尿病患者，不仅无消瘦，还可能表现为肥胖，直到胰岛功能逐渐减退，"三多"症状出现，才会出现体重减轻，而此时患者血糖已呈中、重度升高。

（4）其他：疲乏无力、性欲减退、月经失调。中老年者常有骨质疏松，表现为腰腿痛。有神经系统并发症者可出现肢体麻木、针刺样、烧灼样疼痛、皮肤蚁走感、瘙痒等，还可表现有阳痿、便秘、顽固性腹泻、心悸、出汗、体位性低血压等。女性患者可有外阴部瘙痒，中老年患者常有视力下降，部分人免疫力减退，易发感染。

糖尿病有哪些并发症？

糖尿病表面上表现为血糖水平升高，但损伤的深层可危及多个靶器官（心、脑、肾、眼、足），造成器官损害，成为糖尿病患者致残和早卒的原因。糖尿病的并发症可分为慢性并发症（微血管和大血管损害病变）和急性并发症（糖尿病酮症酸中毒、糖尿病非酮症高渗昏迷、糖尿病性乳酸性酸中毒和低血糖症）。

（1）微血管病变：视网膜病变、肾病、神经病变。

（2）大血管并发症：冠心病、高血压、周围血管病变、糖尿病足、脑血管疾病。糖尿病对血管的损害病变非常广泛，不论大中小血管、动脉、静脉、毛细血管常可累及，特别是心、脑、肾眼及神经部位。糖尿病患者动脉粥样硬化会累及主动脉、冠状动脉和脑动脉，使患者的微血管基膜增厚，基膜中有糖类沉积，交联度发生改变，通透性增加，小分子蛋白漏出形成蛋白尿。

（3）糖尿病急性并发症：有糖尿病酮症酸中毒、高渗性非酮体高血糖症、低血糖症、糖尿病性乳酸性酸中毒。

糖尿病患者会合并血脂异常吗？

1型糖尿病常伴血三酰甘油增高。经胰岛素治疗后，三酰甘油水平会迅速下降，但仍可有轻-中度升高。血三酰甘油明显增高的人一般会有家族史，提示这类患者可能有遗传因素引起的代谢障碍。1型糖尿病经胰岛素治疗后，一般血浆胆固醇水平在正常范围内。在未经治疗或控制不满意的患者中，低密度脂蛋白水平可升高，而高密度脂蛋白水平下降，并同时存在脂蛋白的结构及成分异常。

2型糖尿病患者一般均有高胰岛素血症存在，并普遍存在着胰岛素抵抗。胰岛素抵抗可引起游离脂肪酸的代谢障碍，并存在极低密度脂蛋白代谢紊乱。患者多有高三酰甘油血症（鉴于中国人的饮食主要以碳水化合物为主），低密度脂蛋白水平常在正常范围内或水平升高，高密度脂蛋白水平一般较正常人低。

据调查显示，在糖尿病患者中，有60%以上的患者合并有血脂异常，尤其是三酰甘油水平升高。因为绝大多数糖尿病患者都存在胰岛素分泌不足或胰岛素抵抗的情况。糖尿病合并血脂异常者出现的血脂异常具有"一高、一低、两平"的特点，即其三酰甘油水平升高，高密度脂蛋白水平降低，总胆固醇和低密度脂蛋白水平正常（或轻度升高）。因此，此病患者应选用具有降低三酰甘油水平和升高高密度脂蛋白水平的调节血脂药治疗，同时具有以上两种作用的药品是阿昔莫司，可作为治疗糖尿病合并血脂异常的首选药。此外，尚可依据血脂谱，与贝丁酸类、他汀类等强效调脂药联用。

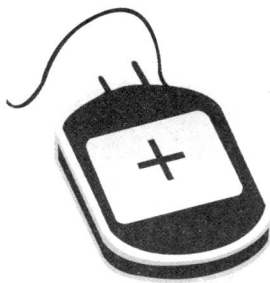

糖尿病患者为什么极易合并感染?

糖尿病并发感染的发病率为33%～90%，尤其是糖尿病患者在血糖控制不好或受外伤的情况下更易发生。感染以呼吸道感染最常见，其次为肺结核，老年患者更易发生，且并发感染后病情严重，病死率高，应用抗菌药物不易控制。感染可加重糖尿病，而糖尿病则易诱发感染。

感染对糖尿病有什么影响呢？①感染可加重糖尿病，使血糖升高，尿糖增多，临床症状加重，尤其是化脓性感染可诱发酸中毒、败血症等；②足部感染可引起下肢坏疽；③肺结核的糖尿患者易发生肺空洞；④病毒感染可使隐性糖尿病变成临床糖尿病；⑤糖尿病发生感染时，体内胰岛素抗体增加，人体对胰岛素的需要量增加，如果是应用胰岛素治疗的患者需要加大胰岛素的用量。

糖尿病合并感染可发生于全身，呼吸系统感染主要有肺炎、结核、慢性支气管炎合并感染、肺脓肿等。泌尿系统感染主要有尿路感染、肾盂肾炎、前列腺炎、阴道炎等。皮肤及软组织感染主要有疖、痈、坏疽和蜂窝织炎。肝胆系统感染有胆囊炎、胆道感染及急慢性肝炎等。消化系统感染常见急性胃肠炎、胰腺炎等。其他感染有口腔、耳鼻喉，甚至外科疾病，如阑尾炎、术后感染、败血症及真菌感染等。

糖尿病患者为什么会感觉十分乏力？

据统计，大约2/3的糖尿病患者会乏力，常常不想活动和运动，但越是不活动就越没有劲；不运动又使血糖升高，更加没劲，因此造成恶性循环。糖尿病患者为什么会乏力呢？这是由于体内的胰岛素功能不足，使体内的血糖无法进入细胞，得不到合理应用，就像煤炭不能进入锅炉里被燃烧掉，再多也没用。

如何查看糖尿病的血糖指标？

糖尿病主要依照尿糖或血糖测定，其主要指标如下（表3-5）：

（1）尿糖测定：常用班氏定性液，葡萄糖的还原性能将定性液中的高价铜还原成低价铜而使尿液变色。随着尿糖的增高而发生颜色变化：蓝色—绿色—土黄色—砖红色（含大量葡萄糖）。

（2）空腹血糖（FPG）：清晨空腹测定血液，成人正常值3.9～6.2mmol/L（70～112毫克/分升）；儿童为3.3～5.5mmol/L（60～100毫克/分升）。

（3）餐后2小时血糖测定：正常值应低于7.8mmol/L（140毫克/分升）。

（4）葡萄糖耐量实验（GTT）：为检查人体血糖调节功能的常用方法，口服葡萄糖75g，于空腹、服后0.5、1、1.5、2、3小时取血测定。口服糖耐量检测的正常值为：空腹血糖（至少8小时未摄入热量）低于6.7mmol/L；0.5～1小时后血糖上升达高峰，一般在7.8～9.0mmol/L（140～162毫克/分升），2小时后降至空腹血糖水平。如患者空腹血糖大于7.8mmol/L；0.5～1.5小时和1.5小时后血糖大于11.1mmol/L（200毫克/分升），2小时血糖大于7.8mmol/L（140毫克/分升）者即可诊断为糖尿病。

（5）糖合血红蛋白（Hba1c）：可了解过去4～6周的血糖水平，正常值为4.8%～6%。

（6）血浆胰岛素测定：主要用于糖尿病的诊断与分型。测定值以免疫活性胰岛素来表示（IRI）。正常值为早晨空腹5～25微单位/毫升。2型糖尿病患者，在葡萄糖负荷后（口服葡萄糖或进食后），胰岛素缓慢释放，胰岛素分泌曲线呈现不同程度的提高，但与血糖增高不成比例。说明患者外周组织对胰岛素不敏感，使葡萄糖利用受到限制，多数成年人糖尿病属于此类。

1型糖尿病患者在口服葡萄糖或进食后血糖上升很高，但胰岛素的分泌很少，有的人甚至对血糖刺激没有反应，胰岛水平仍处于空腹时的状态，青年型糖尿病和某些严重的成年型糖尿病属于此类。

（7）血清C肽测定：胰岛素C肽虽无活性，但反映胰岛 β 细胞分泌胰岛素的能力。C肽测定对糖尿病的分型、治疗和预后有一定的实际意义。正常参考值早晨空腹的血清C肽值为0.9～4.0微克/升（0.27～1.2nmol/ml），峰时为0.5～1小时。1型糖尿患者血中C肽含量很低，常常测不到；用葡萄糖刺激后血清C肽浓度仍明显低于正常值。

表3-5 糖尿病者血糖测定的主要指标　单位：mmol/L（毫克/分升）

测定指标	理想控制	较好控制	一般控制	未能控制
空腹血糖（FPG）	<6.1（110）	<7.2（130）	<8.3（150）	>8.3
餐后2小时血糖（PBG）	<7.2（130）	<8.3（150）	<10.0（180）	>10.0
糖合血红蛋白（Hba1c）	<6%	<8 %	<10%	>10%
血浆胆固醇（C小时）	<5.16（200）	<5.93（230）	<6.45（250）	>6.45
血浆三酰甘油（TG）	<1.24（110）	<1.47（130）	<1.70（150）	>1.70
高密度脂蛋白（HDL-ch）	>1.60（45）	>0.90（25）	<0.90（25）	<1.0

什么是四级药物阶梯治疗？

1型糖尿病患者需依赖胰岛素来维持生命，也需使用胰岛素控制血糖而减少糖尿病并发症发生的风险。2型糖尿病患者虽不需胰岛素来维持生命，但由于口服降糖药的失效或存在口服降糖药的禁忌证时，仍需使用胰岛素控制高血糖，以消除糖尿病的高血糖症状和减少糖尿病并发症发生的危险。对1型糖尿病患者，其本身胰岛素分泌不足，可选用胰岛素注射，或与α–葡萄糖苷酶抑制剂阿卡波糖、二甲双胍联合使用。

2型糖尿病患者的药物治疗方案可采用4级阶梯，二甲双胍是2型糖尿病者首选药，如无禁忌证，应一直保留在药物治疗方案中。如单独使用二甲双胍血糖仍未达标，可加用促胰岛素分泌剂或α–葡萄糖苷酶抑制剂（二线治疗）。如两种口服药联合治疗血糖仍不达标，则可加用基础胰岛素或一日1～2次预混胰岛素治疗，或采用3种口服药联合治疗（三线治疗）。如采用上述方法血糖仍未达标，则应采用基础胰岛素+餐时胰岛素或一日3次预混胰岛素类似物治疗（四线治疗）。

糖尿病合并妊娠及妊娠期糖尿病、糖尿病合并酮症酸中毒者、高渗性昏迷、乳酸性酸中毒、各种应激情况、严重慢性并发症、消耗性疾病应选用胰岛素注射。

1型糖尿病患者如何选药?

1型糖尿病常称为"幼年糖尿病"，意味着从小时候起其胰岛β细胞就受到破坏，胰岛分泌功能不足，本身胰岛素分泌不足或没有，因此必须依赖于补充胰岛素，可选用胰岛素注射作为替代治疗。此外，1型糖尿病患者又易出现酮酸血症，必须应用胰岛素来纠正。另外，口服给药可与α–糖苷酶抑制剂阿卡波糖（拜糖平）、二甲双胍联合使用。但不适宜联合应用促胰岛素分泌药，如磺酰脲类促胰岛素分泌剂、非磺酰脲类促胰岛素分泌剂、胰岛素增敏剂。因为本身胰岛素已分泌极少或枯竭，再促进胰岛素分泌和增加其敏感性已属无的放矢，于事无补。

2型糖尿病患者如何选药?

2型糖尿病称为"成人糖尿病"，其胰腺分泌功能尚存在，只是体内缺乏胰岛素或发生胰岛素抵抗，因此用药围绕着促进胰岛素分泌、促进组织对胰岛素的利用、改善组织对胰岛素的抵抗性。常用口服降糖药有磺酰脲类促胰岛素分泌药、非磺酰脲类促胰岛素分泌药、双胍类、α–糖苷酶抑制剂、胰岛素增敏剂、二肽基肽酶抑制剂、高血糖素样肽-1受体激动剂等7类。

（1）2型肥胖型糖尿病患者，经饮食和运动治疗尚未达标者，尤其是伴高脂血、高三酰甘油血症、高密度脂蛋白水平低者可首选二甲双胍（甲福明、格华止），用药3个月后体重可下降。初始剂量一次125～500毫克，可增至一次500～1000毫克，一日3次，餐中服用，之后视尿糖、血糖控制情况而增减。

（2）2型非肥胖型糖尿病患者在有良好的胰岛β-细胞储备功能、无胰岛素血症时可应用磺酰脲类促胰岛素分泌药。其中，格列齐特（达美康）的作用较强，为甲苯磺丁脲的10倍，且能防治微血管病变，一日40～160毫克，分1～2次口服；老年患者一日80毫克。格列喹酮（糖适平）为磺脲类第2代新药，吸收完全作用较强，且能防治微血管病变，用于治疗单纯饮食尚不能控制的中老年糖尿病，初始量一日15～30毫克，早餐前0.5小时服用，渐增至一日60～180毫克，分1～2次口服；老年患者最佳剂量一日45～60毫克。血糖不稳定时可考虑与双胍类（二甲双胍）联合使用，使血糖的波动性降低。

➕ 2型糖尿病餐后出现高血糖者如何选药？

如果患者单纯的餐后血糖高，而空腹和餐前血糖不高，则宜首选α-葡萄糖苷酶抑制剂阿卡波糖（拜糖平），其在抑制α-葡萄糖苷酶后，延缓进餐后的食物在肠腔内的双糖、低聚糖和多糖中的葡萄糖释放，使餐后血糖和胰岛素水平的被延迟或减弱，并拉平昼夜的血糖曲线，尤其适用于老年人，初始剂量一次25～50毫克，一日3次，随餐中第1～2口食物吞服，后视尿糖、血糖控制情况而增至一次100～200毫克，一日3次，最大剂量一日600毫克。伏格列波糖一次0.2毫克，一日3次，餐前20分钟服用。或选用格列吡嗪，起效快，可控制餐后血糖。

如果以餐后血糖升高为主，伴餐前血糖轻度升高，应首选胰岛素增敏剂罗格列酮（文迪雅）一次2毫克，一日3次，于进餐时服用，12周后如血糖控制不佳，可增至一次4毫克；若与二甲双胍联合应用，初始剂量可一次4毫克，一日2次；吡格列酮（瑞彤）初始一日15～30毫克。非磺脲类促胰岛素分泌药除诱发胰岛素分泌，降糖作用快，其快速释放又快速关闭，对餐时、餐后血糖有显著控制作用。餐前空腹口服瑞格列奈（诺和龙）1～4毫克或初始时一次0.5～1毫克；那格列奈（唐力）一次60～120毫克，一日3次，主餐前20分钟左右或餐前即服。

2型糖尿病餐前出现高血糖者如何选药?

如果空腹、餐前血糖高，不管餐后血糖是否升高，都应考虑首选磺酰脲类促胰岛素分泌剂，或联合服用双胍类或胰岛素增敏剂。

磺酰脲类药作用迅雷不及掩耳，价格低廉，优势独占鳌头。其降糖作用确切，强度大，作用持续时间长，可控制餐前血糖，迄今为2型糖尿病患者的首选治疗药物。降糖作用机制有：①刺激胰岛素分泌，使血浆胰岛素水平增高；②改善胰岛素受体功能，增加周围组织对胰岛素的敏感性，干扰胰岛素酶对胰岛素的破坏，延长胰岛素半衰期和作用时间；③降低血脂肪酸和血糖水平；④抑制胰高血糖素的分泌。

有各种合并症的2型糖尿病患者如何选药?

（1）对确诊为冠状动脉疾病和2型糖尿病者，应接受羟甲戊二酰酶还原酶抑制剂（他汀类）治疗；对所有2型糖尿病与有其他心血管病高危因素（高血压、吸烟、左心肥厚、55岁以上）者均应在口服抗糖尿病药的同时接受阿托伐他汀一日20毫克，或洛伐他汀一日40毫克，或普伐他汀一日40毫克、辛伐他汀一日40毫克。

（2）对糖尿病合并肾病者可首选格列喹酮（糖适平、糖肾平），其不影响肾功能，发生低血糖反应的几率小，由肾脏排泄率不及5%，适用于糖尿病合并轻、中度肾功能不全者，一次30毫克，3餐前各服一次，也可一次15毫克，一日3次。鉴于胰岛素增敏剂可改善异常类脂代谢，抑制总胆固醇的吸收，降低血脂水平和类脂蛋白的比例，减缓糖尿病伴血管病变、糖尿病肾病的发生率，提倡尽早合并应用胰岛素增敏剂罗格列酮（文迪雅）或吡格列酮（瑞彤）。

（3）对糖尿病合并高血压患者可合并应用血管紧张素转换酶抑制剂，其可改善胰岛素抵抗，对糖和脂肪代谢无不良影响，还可促进糖与脂肪代谢，且抑制心肌肥厚的发生，减缓慢性肾病和肾脏损伤的发展。可选用福辛普利钠一日10毫克，赖诺普利一日10毫克。

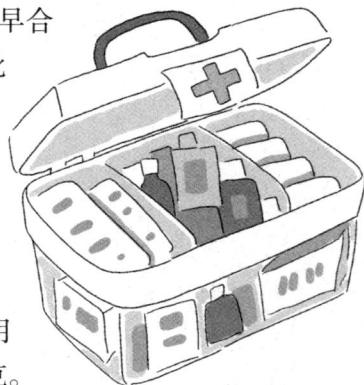

（4）对于老年患者，因对低血糖的耐受能力差，不宜选用长效、强力降糖药，而应选择服用作用中短程、方便、降糖效果温和的降糖药，如服用格列齐特（达美康）不易发生低血糖，又可降低血小板黏附性，减缓动脉损伤和血管并发症，一次40～80毫克，一日2次，于早、晚餐前30分钟服用，最大剂量一日320毫克；或如瑞格列奈（诺和龙）一次1～4毫克或初始时一次0.5～1毫克，一日3次，于餐前20分钟服用。对儿童来讲，1型糖尿病用胰岛素治疗；2型糖尿病目前仅有二甲双胍被批准用于儿童。

另外，经常出差、进餐不规律的患者选择每日服用一次的药物如格列美脲（亚斯利）则更为方便、合适，依从性更好。

糖尿病患者是否需抗血小板药治疗？

鉴于糖尿病患者出现动脉粥样硬化等大血管病变的危险性大于非糖尿病者的3倍以上，且发生较早、进程极快，其中80%死于心脑血管疾病，尤其是心血管疾病（急性心肌梗死、心绞痛）。糖尿病者的血脂异常（血脂异常可加重胰岛素抵抗和胰岛β细胞功能缺陷）、高凝血状态是发生大血管病变的重要原因，一项大型临床试验证明，阿司匹林可有效预防包括脑卒中、心肌梗死在内的心脑血管不良事件。阿司匹林已被推荐用于糖尿病和非糖尿病者的一、二级预防。无论是青年或中年、既往有无心血管疾病、男性或女性，以及是否存在高血压者，应用阿司匹林均可使心肌梗死发生率降低约30%，脑卒中发生率降低约20%。所以，对糖尿病患者而言，应控制血糖，同时综合控制各种心血管病的风险因素，从而降低心血管病的发生和死亡率。美国糖尿病协会2016年指南推荐：基于最新证据，将女性服用阿司匹林的年龄标准从60岁及以上降到50岁及以上人群。

何时服用降糖药最为适宜？

（1）餐前0.5小时：格列本脲、格列吡嗪、格列喹酮、格列齐特等的降糖作用不依赖于血糖水平，需服后30分钟起效，约2小时达到降糖高峰，进食时间正好是药物起效的时间，伴随食物的消化吸收，药物的作用也同时增强，在餐后2小时左右达到降糖峰值，以利于餐后血糖的控制。此外，磺酰脲类促胰岛素分泌剂的降糖作用迅猛，易出现低血糖反应，餐前服后不久进餐，也可延缓此不良反应；瑞格列奈、那格列奈起效快，在空腹或进食时服用吸收良好，餐后给药（脂肪餐）可影响吸收，使血浆达峰时间和半衰期延迟。如服用上述药的缓释、控释制剂，建议早餐前30分钟顿服或第一次正餐前30分钟服用。

（2）餐中：二甲双胍可全面兼顾空腹、餐后血糖，作用与进餐时间无关，但其不良反应主要是胃肠不适，包括恶心、呕吐、腹泻、腹胀等，为减少上述反应，可随餐服用（部分患者可在餐后，但服用肠溶制剂宜在餐前30分钟）阿卡波糖、伏格列波糖、格列美脲。阿卡波糖、伏格列波糖应在就餐时随第1～2口饭吞服，以增强降糖效果（餐中有双糖的靶标），并减少对胃肠道刺激（腹痛、腹胀、肠鸣音亢进），减少不良反应，增加患者依从性。中国人食谱中以碳水化合物（馒头、米饭、面条、包子）为主，由多糖、双糖转化为葡萄糖（单糖）数量较多，阿卡波糖等主要抑制小肠的 α-葡萄糖苷酶，延缓食物中多糖、双糖转化可吸收的葡萄糖（单糖），餐后服用其糖转化过程已近结束，错过最佳的作用时间，疗效减弱。格列美脲在早餐或第一次就餐时服。

（3）餐后0.5～1小时：与进餐无关，食物对药物的吸收和代谢影响不大的药物可在饭后口服，如罗格列酮。

糖尿病患者一旦发生了低血糖应当怎么办？

低血糖是糖尿病人最常见的并发症。其诱因是：①胰岛素使用不当、剂量过大，或应用混合胰岛素的短效、长效之比不当，注射部位和深度不当；多发生在夜间、晨起或进餐前；②应用可引起低血糖或血糖紊乱的药品，或者联合或重复用药（部分中成药中含有降糖药成分）；③胰岛功能丧失，出现血糖不稳定；④糖尿病肾病；⑤运动过度或运动量增加；⑥口服降糖药，尤其是格列本脲（优降糖），由此导致的低血糖在肾功能减退者或老年人中易发生；⑦进食少或不及时进食；⑧饮酒直接导致低血糖，应避免酗酒和空腹饮酒。

轻中度低血糖者常出虚汗、心慌、心跳加快、头晕、颤抖（尤其是双手）、饥饿、下肢或全身无力。有的人还有紧张、焦虑、恐惧、脸色苍白、怕冷、头痛、血压升高；同时出现视力障碍、复视、听力减退、嗜睡、突然的性格改变（有时被误认为精神病）；严重低血糖者则失去定向力、语言含糊，如果昏迷连续6小时以上可造成非恢复性脑组织损伤，甚至死亡。

低血糖发生后要紧急自救，立即喝糖水或吃糖、巧克力、甜点心等含糖量大的食品。如果自己不能自救，可由亲友帮助喂糖水或食物。轻中度的低血糖一般在进食后15分钟可缓解，如不缓解及时送医院静脉注射25%葡萄糖注射液。

糖尿病患者如何控制饮食？

糖尿病患者的饮食原则是：少食多餐、限制食量、营养均衡、少食油腻、选择优质蛋白和纤维素搭配。

（1）烹调食物时不宜使用太多的调味料，尽量清淡。

（2）炒菜时可将菜蔬在开水中焯熟，可以缩短炒菜时间，减少吸油量。

（3）煮粥时可以添加薏米、绿豆等粗粮（粗粮与细粮比例为1∶4至1∶3），缓解餐后血糖升高的速度。

（4）多食膳食纤维，降脂降糖、增加饱腹感、通便。富含纤维的食物有糙米和胚牙精米、玉米、小米、大麦、小麦皮、麦粉等杂粮。此外，还有根菜类和海藻类、水果，如春笋、牛蒡、茭白、胡萝卜、四季豆、红豆、豌豆、紫薯、红薯、芹菜、茄子、裙带菜、无花果、鸭梨、苹果、香蕉等。糖尿病人的禁忌食品有：①甜食：白糖、红糖、葡萄糖、冰糖、麦芽糖、奶糖、水果糖、水果罐头、蜜饯、果汁、果酱、冰激凌、奶油蛋糕、糖蛋糕、甜面包、糖制糕点；②脂肪和油腻食品：牛油、羊油、猪油、奶油、肥肉、猪脑、动物内脏等高脂肪、高胆固醇食品；③烟酒、辣椒等辛辣刺激性食品。

应当告诫患者减少饱和脂肪酸（≤总热量的7%）和糖的摄入（≤200毫克/日），少食动物脂肪、肥肉，多吃蔬菜、水果、谷物，适当增加蛋白质和碳水化合物的比例。尽量选择能降低低密度胆固醇的食物（卵磷脂、植物甾醇、可溶性纤维、深海鱼油等）。糖尿病患者的最基本饮食原则是要根据患者自己的活动量、体重以及血糖、糖化血红蛋白，来估计一天所需要的总热量，科学合理地制定每一天的饮食计划。

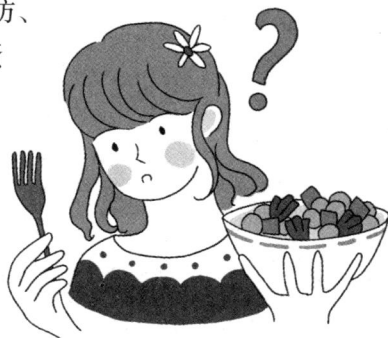

第七节 有"两道门槛"的骨质疏松症

骨骼有生命吗?

骨骼是有强度的,也是一个有生命的结构,伴随着身体的生长而不断地更新。在儿童和青春期一直在增加,30多岁时达到峰值骨量,即骨骼发育的顶峰时期,此时骨吸收和骨丢失达到平衡。但到中年后,男、女约在40岁时便开始出现与年龄相关的骨丢失(且持续性丢失),尤其处于绝经期的女性丢失速度会更快,导致骨质量降低,骨质变轻、更弱,失去应有的强度,常伴有骨质脆性增加,易发生骨折,导致骨质疏松症。所以,人在30岁之前将钙补足,获得最佳峰值骨量,是预防骨质疏松症最为有效的办法。

骨质疏松症爱找谁?

骨质疏松症由于生理(年龄、绝经期)和病理(运动损伤、炎症、代谢内分泌疾病)等原因使骨组织中的钙丢失、骨空隙增加、机械性能下降,诱发病理性骨折。骨质疏松症爱找女性、爱找上了年纪的老年女性(瘦小老太太)、爱找缺钙的女性、爱找久坐不运动的女性(软件工程师、编辑)、绝经期早的人、减肥者(营养不良、缺钙、缺乏蛋白质)。

诱发骨质疏松症的原因有哪些?

诱发骨质疏松症的病因有:①膳食不合理,食物中长期缺钙、磷或维生素;②妇女在停经或切除卵巢后,体内一种能保持骨质强硬的激素——雌激素的分泌减弱;③妊娠及哺乳期妇女会大量流失钙;④活动量小,户外运动少;⑤大量和长期饮酒、喝咖啡、吸烟;⑥长期服药(糖皮质激素、甲状腺激素、抗肿瘤药、抗凝血药、抗癫痫药、抗惊厥药、免疫抑制剂等)也可引起的骨质疏松,尤其是糖皮质激素。

骨质疏松症有哪些症状?

骨质疏松症在早期是个"寂静的杀手",可到了晚期却不安分,带来了骨痛、骨折、驼背、矮小等诸多问题。骨质疏松症主要症状表现为胸、背、腰、膝等部位疼痛,早期是腰背酸痛或不适,后期可遍布全身,时轻时重,活动量大或劳累时疼痛加重,但休息后缓解。腰背后伸受限,严重者可驼背、身高变矮。另易引发骨折,或活动受限,甚至持拐。

骨质疏松症还存在以下症状。

(1)身体姿势可出现圆背或凹圆背?(有,因骨质疏松可引起骨结构松散,强度减弱,原有呈立柱状的椎体,每个约高2厘米,受压变扁后每个椎体可减少1~3毫米,因此由于24节的椎体缩短可使身高缩短或者驼背。)

(2)骨密度检查结果如何?(可能低于同性别骨峰均值。)

(3)胸背、腰膝等部位是否疼痛?(其中胸背疼痛约占57%,背痛占15%,胸背疼加下肢痛占18%,四肢无力占10%。)

(4)有否下肢肌肉痉挛,指(趾)甲变软、变脆和易裂?(有,常在夜间发生肌痉挛。)

(5)早期进行雌激素、雄激素水平检查如何?(雌激素、雄激素水平可能低于同性别的均值。)

(5)身高可否缩短或驼背?(易出现椎体变形,椎体缩短,身体缩短至3~4厘米。)

(6)易发生病理性骨折:其特点为:①外伤史不明显;②骨折发生的部位相对地比较固定;③胸腰椎压缩骨折,如发生于胸10、胸11可以无明显症状,患者不感觉疼痛,但到胸12到腰椎1~3,由于是脊柱活动较多的部位可出现疼痛。

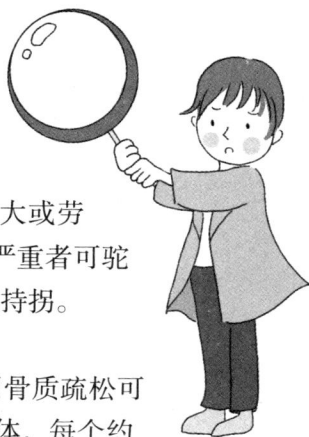

绝经后妇女有骨质疏松的"两道门槛"

依据病因,骨质疏松可分为原发性、继发性、特发性。其中原发性骨质疏松与自然衰老过程中人体组织器官系统退行性改变在骨骼系统出现的症状相似，包括妇女绝经后骨质疏松和老年性骨质疏松。前者主要与绝经后雌激素不足有关；而后者主要与增龄衰老有关。骨质疏松有点"欺女怕男"，对女性有"两道门槛"，一是50岁后妇女的经绝期，二是步入70岁后的老年期，分别经历着雌激素分泌减退和成骨细胞活动减弱，与男性相比，有更多的钙流失。两类骨质疏松症的主要特点见表3-6。

表3-6　妇女绝经后骨质疏松与老年性骨质疏松症的主要特点

内容	妇女绝经后骨质疏松	老年性骨质疏松
年龄	50～70岁	70岁以上
男女之比例	1∶6	1∶2
骨量丢失	主要为松质骨	松质骨、皮质骨
骨丢失率	早期加速	较缓慢
骨折	椎体为主	椎体、股骨上端
甲状旁腺激素（PTH）	正常或稍低	增加
骨化三醇	继发性减少	原发性减少
骨矿化不良	基本没有	常伴有

老年和绝经后妇女的骨质疏松症如何选药？

（1）老年性骨质疏松症：可选择钙剂、维生素D或一种骨吸收抑制剂（以双膦酸盐尤其是阿伦膦酸钠）的"三联药物"治疗，为目前较为公认的治疗方案。联合应用的疗效协同或加强，能够降低甚至逆转老年人骨丢失，增加骨密度，降低骨折的危险性。

（2）妇女绝经后骨质疏松：在基础治疗（即钙剂+维生素）的基础上，联合雌激素或选择性雌激素受体调节剂治疗，其理论基础在于：①无论男性、女性，性激素均明显影响终生的骨健康。②雌激素受体调节剂治疗可有下列益处：a.减轻绝经期妇女血管运动失常的症状和泌尿生殖器的萎缩；b.减少脊柱和髋关节发生骨折的危险性；c.维持绝经期妇女脊椎骨密度；d.提高绝经期妇女的生活质量，减轻疼痛和缓解症状；e.使尿失禁、牙齿脱落、体重增加和腹部肥胖明显减少。③雌激素受体调节剂联合应用孕激素可预防子宫内膜癌。

此外，降钙素可用于妇女绝经后骨质疏松的治疗，推荐降钙素，一般一日100U皮下注射，或200U鼻吸入。或依降钙素肌内注射用于缓解骨质疏松症所引起的疼痛，一次10U，一周2次，或一次20U，一周1次。

补钙时应注意什么？

（1）补钙的同时宜补充维生素，钙剂合并维生素是骨质疏松的基础治疗方案。

（2）应选用含钙量高、溶解和吸收好、生物利用度好、制剂溶出度高的药。有些钙剂在体液中不被溶解，反在器官内堆积沉淀，造成肾和尿道结石。

（3）食物中尤其是果蔬中含有过多的草酸和磷酸盐，与钙可以形成不溶性的钙盐，使钙吸收减少。食物中的脂肪（脂肪酸）可与钙形成二价钙皂，也会影响钙的吸收，因此补钙宜与进食有间隔时间。

（4）补钙不宜过多，钙过量的主要危害是增加肾结石的危险性，并引起乳碱综合征，干扰铁、锌、镁、磷等元素的吸收和利用。

市场上能买到的钙剂有哪些？

含钙的制剂如下，大部分在市场上可以买到（表3-7）。

表3-7　常用的钙剂品种与含钙量

药品名称	含钙量	吸收率	剂量	品牌和剂型举例
乳酸钙	13%	30%，吸收好，但慢	成人一次0.5~1g，儿童0.3~0.6g，一日2~3次	钙素母片、钙中钙

续表

药品名称	含钙量	吸收率	剂量	品牌和剂型举例
碳酸钙	40%	30%	一次0.5~2g，一日3次	乐内片、健骨钙、协达力、纳诺
葡萄糖酸钙	9%	27%，溶解度好	成人一次0.5~2g，儿童一次0.1~0.5g，一日3次	特乐定、多种钙糖片、盖宜生
枸橼酸钙	21%	30%，溶解性好	一日0.3~2.0g	美信钙、司特立
碳酸氢钙	25%	30%	一次300~900毫克，一日3次	
氧化钙	71%	碱性大	一次300~900毫克	盖天力、活性钙活力钙
苏糖酸钙	13%	–	一日600毫克，儿童300毫克	巨能钙
氨基酸螯合钙	–	–	成人一日1000毫克，儿童500毫克	乐力胶囊

何时补钙好？

何时补钙？一天分几次？是在餐前，还是餐后、晨起或睡前？可与什么食品搭配？这些是人们常疑惑的问题。单纯钙剂不会以分子形式被吸收，人体进食钙剂后均要在胃液中经胃酸溶解成钙离子后才被吸收，而胃酸的分泌取决于神经调节和人体生物钟规律，更重要是进餐时间。人体每天分泌的胃酸大约1500~2000毫升，而溶解200毫克的碳酸钙则需胃酸316~632毫升，因而不可能在有限的时间内有充足的胃酸把钙离子化，尤其是儿童和老年人的胃酸分泌更少。因此，钙剂分两次餐后服用或与进餐同服，伴随食物的刺激分泌大量胃酸分泌会有利于钙剂的溶解，同时又可中和钙剂的强碱性，减少钙剂对胃黏膜的刺激性。

依据上述原因，补钙同时喝奶实属不宜，牛奶中含丰富的钙，每100毫升含钙约有120毫克，单纯喝奶已经使钙吸收接近或达到饱和，再行补钙纯属浪费，过量的钙可导致胃肠钙吸收下降；再者，钙剂与牛奶混合后可致牛奶中的大分子胶质发生变性，形成絮状沉淀，影响牛奶的口感和吸收。糖和酸性饮料（枸橼酸、果酸）可增加钙剂的吸收，钙与糖或能降解为糖的食物同服，则有利于吸收。

在时间上，以睡前补钙为好。因为：①血钙水平在夜间较白日为低，夜间或清晨的低血钙水平可刺激甲状旁腺的分泌，使骨钙（钙库）的提取和分解速度加快；②体液调节可使体内多余的钙由尿液中排出，人体在1天内均由尿液中排钙，尿液钙在白天可由食物中补充，而到夜间尿钙依然形成，但又没有食物补充则只能动用钙库，因此相对白天而言，于睡前补钙，既保证生理需要，又可阻止夜间动用人钙库，减少骨质疏松的发生；③睡前服用可使钙剂得到更好地吸收。

防治骨质疏松，除了补钙还应注意什么？

（1）补钙要多吃含钙的食品，乳制品是含钙最丰富的食品；此外，虾皮、海带、大豆、干酪、酸奶、杏仁、果仁、鱼子酱中含钙量也十分丰富。新鲜的绿色蔬菜如油菜、芹菜、菠菜含钙量也多。

（2）晒阳光和运动有助于预防骨质疏松症。阳光可参与制造维生素，即使不能行走的人也应尝试着每日到室外坐几分钟，婴儿和儿童要每日晒晒太阳，在阳光下不要用衣物完全包裹住身体。

（3）运动有助于保持骨骼强健，也益于钙剂和维生素日的吸收，因此每日应进行有规律、持久和适宜的运动。

（4）少饮酒、戒烟，尽量少喝咖啡，少服镇静催眠药。

婴幼儿该如何补钙？

最好的钙源是母乳。虽然每100毫升母乳中含钙仅有34毫克（牛奶100毫升中含钙高达125毫克），但母乳中钙和磷的比例为2：1，最适于钙的吸收。因此，以母乳喂养的孩子不需要补钙！

当宝宝每天的维生素D或鱼肝油需要量得到满足时，1岁内母乳喂养的宝宝每天可从母乳中得到225～250毫克的钙，所以对6个月内母乳喂养的宝宝，并不强调额外补钙（母乳足够）。6个月～1岁母乳喂养的宝宝也只要稍微额外补充一些钙（1岁以下婴儿400～600毫克/日，3岁以下幼儿600毫克/日，4～7岁学龄前儿童800毫克/日）就够了，而这些通过添加含钙米粉等辅食就足够。在这种情况下，孩子如果没有明显的缺钙症状，就无需补钙。

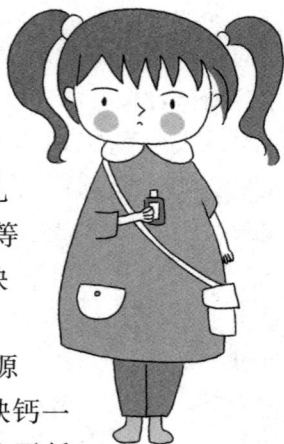

非母乳喂养的孩子，营养不良的孩子，缺乏钙源和维生素或阳光照射不足的孩子可能缺钙。孩子缺钙一般有下列症状：①去医院做血钙含量测定，血钙水平低于正常值；②孩子不易入睡，不易进入沉睡状态；入睡后多汗、啼哭、易与惊醒；③白天常出现烦躁，坐立不安；④囟门封闭不实，出牙迟缓或牙齿排列参差不齐；⑤学步迟缓；⑥有阵发性腹痛，但又查不出寄生虫，无消化不良、肠炎等病；⑦偏食或厌食；⑧指关节明显较大，指节瘦小无力；⑨经常抽搐；⑩指甲灰白或有白痕。

儿童体内有甲状腺C细胞分泌降钙素，可以帮助把血钙沉降于骨骼中。因此，不需额外补充降钙素。但需要阳光或活动，冬天里最好把身体（头部、手脚）适当的暴露于阳光下（5～10分钟），同时补充维生素D、磷和蛋白质。此外，熬些燕麦、糙米、小麦胚芽、小米、玉米、大麦、小麦、荞麦和黑麦煮的粥，使宝宝能均衡地吸收到足够的锌、镁、铜、锰、硒、纤维素和蛋白质，助力宝宝健康成长。

第八节　"来去如风"的痛风

痛风与喝酒吃肉有关系吗?

痛风又称为"帝王病",确与"酒肉"有密切的关系。历史上许多帝王将相,如德国首相俾斯麦,法国皇帝路易十三、路易十六以及中国的商纣王、成吉思汗均罹患过痛风。

痛风是由体内代谢物嘌呤代谢异常所致,主要表现有:

(1)持续的血尿酸和尿尿酸水平升高。

(2)过多的尿酸钠从超饱和细胞外液中沉积于组织或器官(中枢神经系统除外),主要在关节、滑膜、肌腱、肾及结缔组织等处沉积,形成痛风结石。

(3)痛风在急性期有剧痛,发病急似刮风,快重而单一,病变并非对称性。数日可自行缓解,但反复发作,间期正常反复发作可逐渐影响多个关节。

(4)多以单个关节炎发作,整个关节可呈紫红色,以第一跖趾关节痛或肿胀最为常见,大关节受累时可有关节积液。出现发作性的单、多关节的红肿热痛、功能障碍的急性关节炎、肾绞痛、血尿、肾功能损害等。

(5)关节软骨边缘破坏,骨质有凿蚀样缺损,最终可造成关节畸形和功能丧失。

人在正常情况下,嘌呤合成与分解处于相对平衡的状态,尿酸的生成与排泄也较恒定。正常人血浆中尿酸含量为0.12～0.36mmol/L(2～6毫克/分升)。其中男性平均为0.27mmol/L(4.58毫克/分升);女性平均为0.21mmol/L(3.58毫克/分升)左右。

当体内核酸大量分解(白血病、恶性肿瘤等)或食入高嘌呤食物时,血尿酸水平升高,当超过0.48mmol/L(8毫克/分升)时,尿酸钠盐将过饱和而形成结晶体,沉积于关节、软组织、软骨及肾等处,而致关节炎、尿路结石及肾疾患,称为痛风。

罹患痛风的危险因素有:①饮食习惯:酗酒、进食高嘌呤饮食等;②遗传与肥胖：有家族遗传史及肥胖者；③共患疾病：高血压、高血脂、动脉粥样硬化、冠心病、糖尿病、肥胖症；④用药诱发：服用噻嗪类利尿剂、胰岛素、青霉素、环孢素、阿司匹林等；⑤创伤与手术：外伤、手术等。

尿酸从何而来?

尿酸是嘌呤代谢的最终产物，微溶于水，尿酸可被尿酸酶转化为溶解度高的尿囊素，但人体内缺乏此种酶，因此转化率极少。体内嘌呤的来源有3个途径：

（1）合成途径：自然界以嘌呤碱的形式存在，DNA和RNA中所含嘌呤碱主要为腺嘌呤和鸟嘌呤，它们氧化后形成次黄嘌呤和黄嘌呤，再进一步氧化成尿酸。

（2）回收途径：核苷酸分解产生嘌呤碱可重新被肾脏回收利用。

（3）饮食途径：我们摄入含高嘌呤食物（动物的心肝肾脑、蛤、蚝、蚌、鱼卵、啤酒、白酒、肉脯、肉汁、沙丁鱼、酵母、肉精、干贝、鱼子、凤尾鱼、鲱鱼、大比目鱼、鲤鱼、野鸡、鹅、鸽、鹌鹑、火鸡、扇贝肉、咸猪肉、干豌豆、干豆、鸡汤、肉汤）等。

尿酸在体内没有任何的生理功能和药理作用。其为白色结晶，无臭无味，不溶于冷水，溶于碳酸氢钠、氢氧化钠、醋酸钠溶液。

在正常情况下，体内生成的尿酸2/3由肾脏排出，1/3由大肠排出。体内的尿酸在不断地生成和排泄，维持血液中一定的浓度，体内尿酸约有1200毫克，每日新生600毫克，同时排泄600毫克，处于相对动态平衡的状态。如体内产生过多、排泄不足或在≤30℃时，尿酸盐的溶解度为4毫克/分升，因此针形单钠尿酸盐就会在无血供（软骨）或血供相对少（肌腱、韧带、肾、远端周围关节、耳朵等温度较低）的组织沉积。

什么是高尿酸血症? 与痛风有何区别?

高尿酸血症是指37℃时，在正常嘌呤饮食状态下，非同日两次空腹血清中尿酸含量，男性超过420μmol/L（70毫克/升），女性超过357μmol/L（60毫克/升）。高尿酸尿症是指低嘌呤饮食5日后，留24小时尿样检测，尿尿酸排出量＞3.6mmol/日（600毫克/日）。上述浓度为尿酸在血液中的饱和浓度，超过时尿酸盐即可沉积在组织中，造成痛风组织学改变。高尿酸血症和高尿酸尿症均可使尿酸在肾组织中沉积，导致肾损害，称为尿酸性肾病。主要有三种类型：①慢性尿酸性肾病；②泌尿系尿酸结石；③急性尿酸性肾病。表现为肾结石–间质性肾炎、肾衰竭、肾小管酸中毒。高尿酸引起靶器官损害致肾小管间质损害、高血压及心血管病。

高尿酸血症与痛风主要区别在于：

（1）无症状、无痛风石的高尿酸血症≠痛风病。

（2）痛风发病的先决条件是有高尿酸血症。

（3）约有5%～12%的高尿酸血症者最终发展为痛风。

痛风有哪些症状？

痛风症状的表现部位在关节和肾。尿酸钠的结晶可引起粒细胞浸润，导致关节炎症和疼痛。

（1）急性关节炎期：起病较突然，发作的单个关节出现红、肿、痛、热和功能障碍，常在夜间发作，疼痛在6小时内可达高峰。常见部位为跖趾关节，约占半数；其次为踝、足跟、腕、指关节等。在老年人中，手关节受累较多，表现为完全不能负重，局部肿胀，皮肤呈紫红色。发作间歇至少有1～2周的完全缓解期。

（2）慢性关节炎期：反复发作，未治疗或治疗不彻底者，可表现为多个关节受累，尿酸盐在关节的软骨、滑膜、肌腱等处沉积而形成痛风石。

（3）肾结石：尿酸结晶在肾形成结石，出现肾绞痛或血尿。尿酸盐结晶在肾间质沉积及阻塞肾集合管而形成痛风肾，可出现蛋白尿、高血压、肾功能不全。

（4）血尿酸：血尿酸水平超过380.8μmol/L，关节滑囊液检查可发现尿酸结晶。

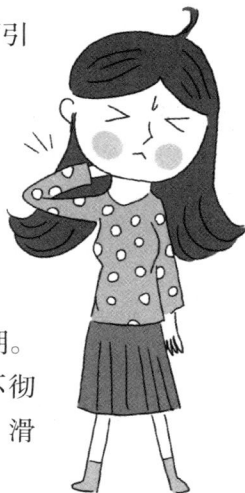

痛风的急性发作期宜用哪些药？

痛风急性发作期应尽早使用抗炎药，迅速给予秋水仙碱首剂0.5～1毫克顿服，以后每隔2小时给予0.5毫克，至疼痛缓解为止或第1日1次1毫克，一日3次，第2~3日一次1毫克，一日2次，第4日及以后一次1毫克，一日1次，于晚间睡前服用；或出现胃肠道反应不能耐受时，减量为一次0.5毫克，一日1~3次。能使多数患者在24~48小时急性症状缓解，总量不超过5毫克。如病情需要，4~6小时后再给1毫克，总量不超过5毫克。

对疼痛者联合应用吲哚美辛（消炎痛），可迅速控制大多数患者的急性发作，其效果并不亚于秋水仙碱。一般在用药后4小时内开始生效，初始剂量一次25~50毫克，每隔8小时给予一次，疼痛缓解后改为一次25毫克，一日2~3次，直至完全缓解。布洛芬控制急性发作效果不如吲哚美辛，多在72小时内发挥疗效，但不良反应小，剂量为一次0.2~0.4g，一日2~3次。

糖皮质激素能使症状迅速缓解，但停药后易复发，仅在上述药无效时才使用，可服用泼尼松一次10毫克，一日3~4次，症状缓解后逐渐减量停药。

痛风的发作间歇期宜用哪些药？

发作间歇期于急性期之后，需使用排酸药或抑酸药，使血尿酸维持在正常范围内，预防急性期的发作及防止痛风石的形成。

排酸药能阻止肾小管对尿酸盐的重吸收，增加尿酸排出，适用于肾功能良好的患者，如肌酐清除率<80毫升/分钟，疗效降低，达30毫升/分钟时无效。已有尿酸结石形成，或一日尿中尿酸>900毫克/24小时，（正常人每日由尿液排除尿酸400~800毫克），不宜使用此类药。常用排酸药苯溴马隆（痛风利仙）一次25~100毫克，最大剂量可用至200毫克，一日1次，餐后服用，连续36个月。丙磺舒（羧苯磺胺）初始剂量一次0.25g，一日1~2次，然后在2周内渐增至0.5g，一日2~4次，最大剂量一日3g。

对慢性痛风性关节炎或关节炎反复发作而控制不佳者，可在应用抑制血尿酸药的同时，加用小剂量秋水仙碱，一日0.5毫克，或加用吲哚美辛一次25毫克，一日2次。如无不良反应，可长期应用。

痛风急性期为什么禁用别嘌醇？

别嘌醇有助于结石的溶解，促使痛风结节的消散。长期应用不仅可抑制痛风石的形成或增大，并使已形成的痛风石逐渐缩小和溶解，但在急性期禁用抑制尿酸生成药。抑制尿酸生成药别嘌醇不仅无抗炎镇痛作用，而且会使组织中的尿酸结晶减少和血尿酸下降过快，促使关节内痛风石表面溶解，形成不溶性结晶而加重炎症反应，引起痛风性关节炎急性发作。为避免上述情况，如治疗早期别嘌醇没有与丙磺舒和苯磺唑酮联合应用，则尽早服用秋水仙碱，别嘌醇通常在痛风发作平稳后2周开始应用，但对在缓解期已应用的患者在急性发作时可继续应用。

（1）如1年之内第2次发作或进一步发作，应给予简单的抑制尿酸合成药别嘌醇。

（2）长期治疗单纯痛风时，别嘌醇需从一日50~100毫克开始，每几周增加50~100毫克。视肾功能情况调整剂量，最终达到治疗目标。最大剂量一日900毫克。

（3）别嘌醇在应用初期可发生尿酸转移性痛风发作，故宜于初始4~8周与小剂量秋水仙碱联合服用。

痛风急性期镇痛为什么不能选服阿司匹林？

痛风的急性期不能应用阿司匹林，主要有2个原因。

（1）阿司匹林可抑制肾小管的分泌转运而致尿酸在肾脏潴留。

（2）阿司匹林、贝诺酯等虽为镇痛药，可缓解轻度和中度关节疼痛，但可使血浆糖皮质激素浓度受到抑制、血浆胰岛素增高和血尿酸排泄减少，使尿酸在体内潴留，引起血尿酸水平升高。

小剂量阿司匹林（75~150毫克/天）对血尿酸几乎无明显影响，但大剂量阿司匹林（600~2400毫克/天）可干扰尿酸的排泄，应避免使用，尤其是在痛风急性期。

痛风急性期需禁用丙磺舒、苯溴马隆和磺吡酮吗？

（1）丙磺舒在痛风急性发作期无镇痛和抗炎作用。因此，在痛风的急性发作期禁用。但在治疗期间有急性痛风发作，可继续服用原剂量，同时给予秋水仙碱和非甾体抗炎药。

（2）痛风急性发作期患者不宜服用苯溴马隆，以防发生转移性痛风。为避免在治疗初期诱发痛风急性发作，在初期宜同时应用秋水仙碱或非甾体抗炎药（非阿司匹林或水杨酸类药），以预防痛风性关节炎急性发作，直到高尿酸血症被纠正至少1个月后。

（3）痛风急性期不宜应用磺吡酮，首先应用非甾体抗炎药和秋水仙碱，在急性痛风关节炎控制2周后，方可应用本品。

痛风患者能喝酒吗?

酒精（乙醇）可致体内乳酸和酮体聚集，抑制尿酸排泄，乙醇还能促进腺嘌呤核苷酸转化，使尿酸合成增加，血尿酸水平升高，诱发急性痛风性关节炎。每日饮2杯以上啤酒，可使患痛风的危险性增加2.51倍，白酒危险性增加为1.17倍，但葡萄酒无明显相关性。人血尿酸值与酒精摄入量成正比，日酒精摄入量每增加10克，痛风的危险增加1.17倍。

哪些食品中富含嘌呤?

嘌呤可在酶的作用下合成尿酸（血尿酸、尿尿酸）。对正常的人来讲，进食嘌呤的食品并无大碍，但对尿酸代谢有障碍的人来讲，就要限制进食富含嘌呤的食品，以减少尿酸的合成。按嘌呤的含量，常用的食品分为四级，对有痛风或高尿酸血症的人来说，应当限制对前三级食品的摄入（＜150毫克/日），尽量规避或少食（表3-8）。

表3-8　100克食物中的嘌呤含量

级别	含量	食物
极高量级	150~1000毫克	肝、肾、心、胰脏、肉脯、肉汁、沙丁鱼、酵母、肉精、干贝、鱼子、海米、带鱼、凤尾鱼、鲳鱼、啤酒

续表

级别	含量	食物
次高量级	75~150毫克	凤尾鱼、鲱鱼、大比目鱼、鲤鱼、草鱼、鲤鱼、鲈鱼、海螺、鱼翅、海带、野鸡、鹅、鸽、鹌鹑、火鸡、扇贝肉、咸猪肉、干豌豆、干豆、鸡汤、肉汤、腰果、芝麻、莲子
微量级	＜75毫克	鲈鱼、金枪鱼、猪肉、鳝鱼、鲑鱼、牛羊肉、鸡鸭肉、牛肚、火腿、螃蟹、龙虾、大虾、兔肉、牡蛎肉、芦笋、扁豆、豌豆、青豆、菜豆、菠菜、龙须菜、花生、蘑菇、菌类
极微量级		咖啡、果汁、汽水、巧克力、乳类、蛋类、脂肪、荤油、鱼翅、海参、海蜇、面包、各种谷类（玉米片等）、糖、蜜、坚果、栗子、豌豆，除第三类外的其他蔬菜、豆浆、豆腐*

注：*植物中的嘌呤危害较小，且豆腐在加工中大部分嘌呤已经丢失，可以限制性服用。

痛风患者宜增加哪些碱性果蔬的摄入？

碱化人体内环境，促进尿酸的溶解和排泄，要多吃富含钾和维生素的碱性果蔬：香蕉、葡萄、樱桃、草莓、梨子、柑橘、苹果、山楂、无花果、芒果、石榴、荔枝、猕猴桃、柠檬、枇杷、甘蔗等；白菜、荠菜、芹菜、油菜、卷心菜、薤白、番茄、芫荽、西瓜、木瓜、南瓜、黄瓜、冬瓜、苦瓜、丝瓜、萝卜、香椿、莲藕、魔芋、甘蓝、茄子、茭白、苋菜、四季豆、茼蒿、莴笋、山药、芋头、葫芦、马铃薯等。

此外，钾盐可减少尿酸沉淀，促进肾脏排出尿酸，参与能量代谢以及维持神经肌肉的正常功能。富含钾盐的果蔬有香蕉、葡萄、柿子、杏子、橘柚、梨子、苹果、鲜桃、山楂、樱桃、桂圆、枇杷、木瓜、香瓜、哈密瓜、龙眼、芒果、香橙、榴莲、大枣、红绿苋菜、空苋菜、芹菜、卷心菜、西兰花、西芹、欧芹、南瓜、玉米、红薯、马铃薯、胡萝卜、西葫芦、红豆、绿豆、蚕豆、毛豆、花生、巧克力。

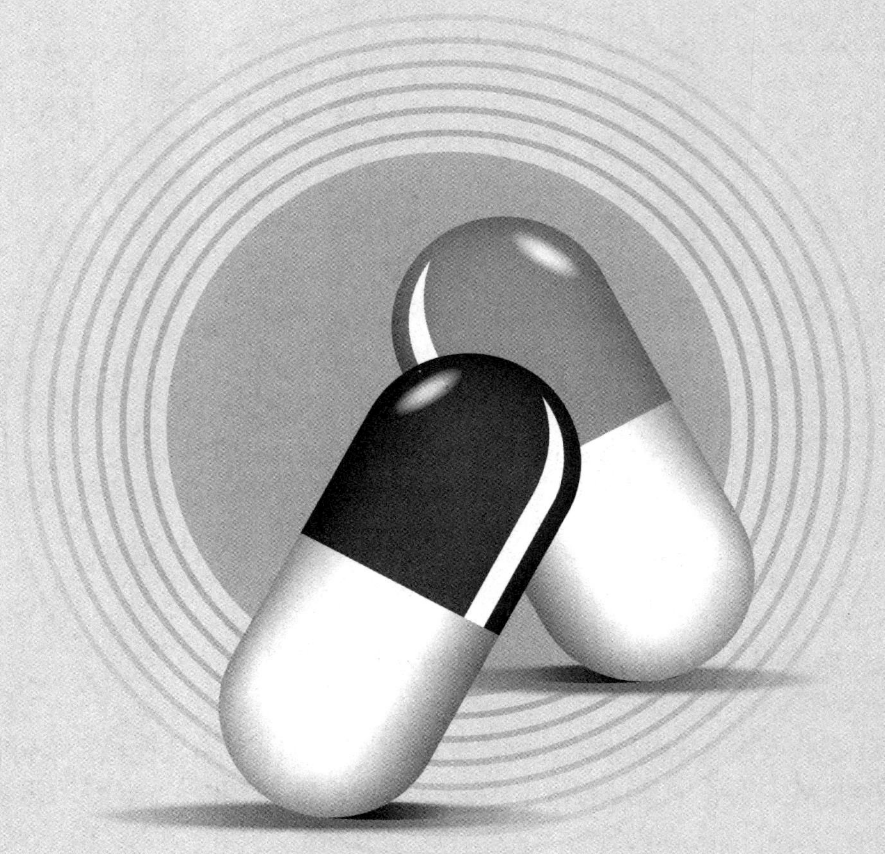

第四章

这样用药才合理

🔍 第一节 按"时"服药

　　研究证实，很多药品的作用、疗效、不良反应与人体的生物节律（生物钟）有着极其密切的关系。同一结构与活性药品的同等剂量可因给药时间不同，作用、疗效和不良反应也不一样。因此，依据人体生物节律和时辰药理学，选择最适宜的服药时间，可达到以下效果：①顺应人体生物节律的变化，充分调动人体积极的免疫和抗病因素；②增强药物疗效，或提高药物的生物利用度；③减少和规避药品不良反应；④降低给药剂量，节约医药资源；⑤提高患者的用药依从性。

🔵 适宜清晨服用的药品有哪些？

　　晨起服用指起床后约30分钟，间隔早餐30分钟前服用，适宜的药品有：

　　（1）糖皮质激素：如泼尼松（强的松）、泼尼松龙（强的松龙）、倍他米松、地塞米松（氟美松）等。因为人体内激素的分泌高峰出现在早晨7~8时，此时服用外源性皮质激素可避免药品对体内激素分泌的反射性抑制作用，对下丘脑-垂体-肾上腺皮质轴的抑制较轻，减轻体内皮质功能萎缩程度，可减少不良反应（皮肤黏膜色素沉着、食欲减退、倦怠、体重减轻、低血压、晕厥等）。

　　（2）抗高血压药：杓型高血压者的血压约在清晨9~10时（晨峰）和下午3~4时（午峰）各出现1次高峰，因此，为有效控制血压晨峰，一日仅服1次的长效抗高血压药，氨氯地平（络活喜）、左氨氯地平（施慧达）、依那普利（悦宁定）、贝那普利（洛丁新）、拉西地平（乐息平）、氯沙坦（科素亚）、缬沙坦（代文）、厄贝沙坦（苏适、安搏维）、索他洛尔（施泰可）、利血平/氨苯蝶啶（北京降压0号）宜在晨起后7~8时服用，有下午高峰者（次峰）宜在下午2~3时再补充1次中效抗高

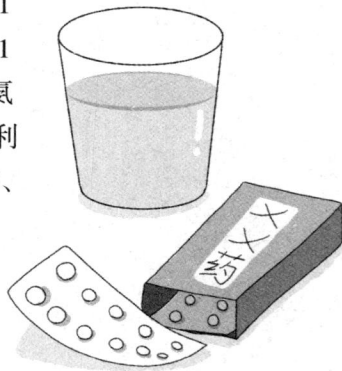

血压药（如可乐定、双肼曲嗪、普萘洛尔等）。

（3）抗抑郁药：抑郁症状，如忧郁、焦虑、猜疑等，常常表现为晨重晚轻，氟西汀（百忧解）、帕罗西汀（赛乐特）、瑞波西汀、氟伏沙明宜于晨服。

（4）利尿剂：为避免夜间多次起夜，影响睡眠和休息。如呋塞米（速尿）、螺内酯（安体舒通）。

（5）抗寄生虫药：四氯乙烯、甲硝唑、槟榔、南瓜子宜空腹晨服，以使药物迅速进入肠道，并保持较高浓度。阿苯达唑（史克肠虫清）、甲苯咪唑（安乐士）、哌嗪（驱蛔灵）、双羟萘酸噻嘧啶（抗虫灵）宜空腹服用，可减少人体对药物的吸收，增加药物与虫体的直接接触，增强疗效。

（6）泻药：硫酸镁盐类泻药晨服可迅速在肠道内发挥作用，服后5小时致泻。

适宜餐前服用的药品有哪些？

餐前与隔夜空腹（至少8～10小时未进任何食物，饮水除外）有所区别。餐前服用系指进餐前约30分钟服用，部分药品可提前约60分钟，适宜的药品有：

（1）胃黏膜保护药：氢氧化铝或复方制剂（胃舒平）、复方三硅酸镁（盖胃平）、复方铝酸铋（胃必治）等餐前服用可充分地附着于胃壁上，形成一层保护屏障；鞣酸蛋白餐前服可迅速通过胃进入小肠，遇碱性小肠液而分解出鞣酸，起到止泻作用。

（2）健胃药：如龙胆、大黄宜于餐前10分钟服用，可促进食欲和胃液分泌。

（3）促胃肠动力药：甲氧氯普胺（胃复安）、多潘立酮（吗丁啉）、西沙必利（普瑞博思）、莫沙比利（加斯清、快力）宜于餐前服用，以利于促进胃蠕动和食物向下排空，帮助消化。

（4）抗骨质疏松药：为便于吸收，避免对食管和胃的刺激，口服双膦酸盐如阿仑膦酸钠（福善美）、帕屈膦酸钠（雅利达、博宁）、氯屈膦酸钠（骨膦）应空腹给药，并建议用足量水送服，服后30分钟内不宜进食。

（5）抗生素：头孢拉定（泛捷复、克必力）与食物或牛乳同服可延迟吸收；头孢克洛（希刻劳）与食物同服所达血浆峰值浓度仅为空腹服用的

50%～75%；食物可使头孢地尼的吸收达峰速度和药–时曲线下面积分别减小16%和10%。另氨苄西林（安比林）、阿莫西林（阿莫仙）、阿奇霉素（泰力特）、克拉霉素（克拉仙）的吸收受食物影响。麦迪霉素适宜餐前服用，以利于吸收和获得最佳血浆浓度。进食服用阿奇霉素胶囊可其使生物利用度减少约50%，同时也降低罗红霉素的吸收，延缓克拉霉素、交沙霉素的吸收，宜于餐前60分钟服用。

（6）抗高血压药：培哚普利的降压效果更为缓和，但食物可改变其活性代谢物培哚普利拉的转化数量和生物利用度。卡托普利于进食服用，可使吸收和生物利用度减少，适于餐前服用。肾素抑制剂阿利克仑与高脂肪食物同服，可使血浆峰浓度和药–时曲线下面积分别下降85%和71%，进食时服用较空腹时服用可使血药峰浓度和药–时曲线下面积下降81%和62%，因此宜于餐前服用。

（7）磺酰脲类促胰岛素分泌药：格列本脲、格列吡嗪、格列喹酮、格列齐特等的降糖作用不依赖于血糖水平，需服后30分钟起效，约2小时达到降糖高峰，进食时正好是药物起效的时间，伴随食物的消化吸收，药物的作用也同时增强，在餐后2小时左右达到降糖峰值，以利于餐后血糖的控制。此外，磺酰脲类促胰岛素分泌剂的降糖作用迅猛，易出现低血糖反应，餐前服用不久后进餐，也可延缓不良反应。

（8）滋补药：人参、鹿茸于餐前服用吸收快。

（9）微生态制剂：部分活菌不耐酸，宜在餐前30分钟服用，如双歧杆菌活菌（丽珠肠乐）。

（10）肠溶衣制剂：鉴于餐后胃酸分泌明显增多，胃部pH在正常饮食后达到3.0～5.0，十二指肠达到4.0～5.0，回肠和空肠达6.0～7.0，餐后服用可能在较高的酸环境下溶解和释药，使药物直接刺激肠黏膜，易导致不良反应。

适宜餐中或进食时服用的药品有哪些？

餐中是指随餐服用，或放在汤粥、餐饭中服用，适宜的药品如下。

（1）抗糖尿病药：二甲双胍可全面兼顾空腹、餐后血糖，作用与进餐时间无关，但其不良反应主要是刺激胃肠不适（包括恶心、呕吐、腹泻、腹痛、腹胀等），发生率大约为32%。为减少上述反应，可随餐服用（部分患者可在餐后服用，但肠溶制剂、缓释制剂宜在餐前30分钟服用）。

阿卡波糖、伏格列波糖应在就餐时随第1～2口饭吞服，以增强降糖效果（餐中有双糖的靶标），并减少对胃肠道刺激（腹痛、腹胀、肠鸣音亢进），减少不良反应，增加患者依从性。中国人食谱中以碳水化合物（馒头、米饭、面条、包子）为主，由多糖、双糖转化为葡萄糖（单糖）数量较多，阿卡波糖等主要抑制小肠的α-葡萄糖苷酶，延缓食物中多糖、双糖转化可吸收的葡萄糖（单糖），餐后服用其糖转化过程已近结束，错过最佳的作用时间，疗效减弱。

格列美脲的降糖活性突出，与磺酰脲受体结合速度是格列本脲的2～3倍，解离快8～9倍，胰外作用最强，适于第一次就餐时服。瑞格列奈和那格列奈与磺酰脲受体的结合与解离的速度较为迅速，促进胰岛素分泌的作用快而短，降糖起效迅速，服后起效时间分别为30分钟和15分钟，既可降低空腹血糖，又可降低餐时和餐后血糖，宜于进餐时服用。

（2）抗麻风病药：氯法齐明与食物和牛奶同服，可增加吸收。

（3）抗真菌药：灰黄霉素难溶于水，与脂肪餐同服后，可促进胆汁的分泌，促使微粒型粉末的溶解，便于人体吸收，可提高血浆浓度近2倍。进食时服用酮康唑、依曲康唑、卡泊芬净，可促进吸收，提高生物利用度，减少恶心、呕吐等不良反应；进食时服用泊沙康唑，可使其血浆峰浓度和药-时曲线下面积较禁食状态下增高3倍。

（4）抗病毒药：更昔洛韦、伐昔洛韦、依非韦伦应于进餐时服用，以利于吸收；食物可使更昔洛韦血浆峰浓度增加14%，药-时曲线下面积增加30%。

（5）助消化药：乳霉生、酵母、胰酶、淀粉酶宜在餐中服用，一是与食物混在一起以发挥酶的助消化作用，二是避免被胃液中的酸破坏。

（6）下丘脑垂体激素：甲磺酸溴隐亭于进餐中或餐后服用，可减少不良反应。

（7）非甾体抗炎药：舒林酸与食物同服，可使镇痛的作用持久。吡罗昔康、依索昔康、氯诺昔康、美洛昔康、奥沙普嗪与餐同服，可减少胃黏膜出血。吲哚美辛、阿西美辛、依托度酸等于餐后服用或与食物同服，可减少发生不良反应的几率。

（8）抗骨性关节炎药：硫酸氨基葡萄糖（萄力）最好于进餐时服用，可减少短暂的胃肠不适和腹胀。

（9）利胆药：熊脱氧胆酸于早、晚进餐时服用，可减少胆汁胆固醇的分泌，有利于结石中胆固醇的溶解。

（10）抗血小板药：噻氯匹定进餐时服用，可提高生物利用度并减轻胃肠道不良反应。

（11）抗心力衰竭药：充血性心力衰竭者需餐时服用卡维地洛，以减缓吸收，降低体位性低血压的发生。

（12）抗高血压药：食物可增加依普罗沙坦的吸收，使血浆峰浓度和药-时曲线下面积分别增加80%和55%；美托洛尔进食时服用，可增加血浆浓度和药-时曲线下面积；喷布洛尔与食物一起服用可显著减少胃肠道症状。

（13）减重药：奥利司他可减少食物中脂肪的吸收，随进餐时服用，可减少脂肪的吸收率。治疗震颤麻痹药司来吉兰应在进早餐、午餐时服用，以减轻可能出现的恶心、失眠等不良反应。

（14）生物靶向抗肿瘤药：依马替尼与餐和大量水同服可减少对消化道的刺激。

适宜两餐中间服用的药品有哪些？

所谓两餐中服用系指在两餐之间，约间隔120～180分钟服用，适宜的药品有：

（1）促胃肠动力药：甲氧氯普胺（灭吐灵）可加快胃蠕动，酚酞可促进肠蠕动，使胃肠内食物的排空速度增速，不利于营养的吸收，因此宜放于两餐中服用。

（2）铁剂：习惯性主张铁剂在餐后服用较好，餐后服铁固然可减少不良反应，但食物中的植物酸、磷酸盐、草酸盐等会影响铁的吸收。因此，宜在两餐间服用，但最佳时间是空腹。

（3）胃黏膜保护剂：双八面体蒙脱石（思密达）的成分为八面体蒙脱石微粒，其作用是覆盖消化道，与黏膜蛋白结合加强消化道黏液的韧性以对抗攻击因子，增强黏液屏障，防止酸、胃蛋白酶、非甾体抗炎药、酒精及病毒、细菌和毒素对消化道黏膜的侵害。应用治疗急性腹泻时，首次剂量加倍。将其溶于约50毫升水中服用，但食道炎者宜于餐后服用，其他患者于两餐之间服用。硫糖铝、米索前列醇、甘珀酸钠或麦滋林-S宜餐间服用，此

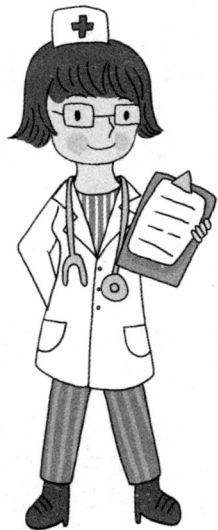

期间胃内缺少内容物，易于形成药物–蛋白膜层，或与胃蛋白酶结合抑制其活性，借以保护胃肠道黏膜。

适宜餐后服用的药品有哪些?

所谓餐后系指进餐后大约30分钟。适宜服用的药品有：

（1）非甾体抗炎药：包括阿司匹林、二氟尼柳、贝诺酯、对乙酰氨基酚（百服宁）、吲哚美辛（消炎痛）、布洛芬（芬必得）、吡罗昔康等。为减少对胃肠的刺激，大多数应于餐后服，只有塞来昔布（西乐葆）和罗非昔布（万络）除外，因食物可延缓其吸收。

（2）维生素：维生素B_2伴随食物缓慢进入小肠，以利于吸收。

（3）抑酸剂：西咪替丁（泰胃美）、雷尼替丁（善胃得）等于餐后服比餐前服效果为佳，这是因为餐后胃排空延迟，有更多的抗酸和缓冲作用时间。

（4）利尿剂：氢氯噻嗪（双氢克尿塞）、螺内酯（安体舒通）与食物包裹在一起，可增加生物利用度。

（5）抗菌药物：头孢呋辛酯于餐后服用，可提高血药浓度，减少不良反应；头孢泊肟酯、头孢托仑匹酯与食物同服或餐后服用，使血浆峰浓度和药–时曲线下面积均增加；头孢沙定宜于餐后服用，可减少腹痛、腹泻等不良反应。四环素类的米诺环素、多西环素宜与食物同服，以避免胃肠道反应，且宜多饮水，以免药物滞留于食管并崩解引起食管溃疡和刺激，四环素适于餐后服用，以减少不良反应。硝基咪唑类的呋喃妥因宜与食物同服，以利于吸收也减少不良反应。

适宜睡前服用的药品有哪些?

所谓睡前系指上床睡眠前的30～40分钟，沐浴或洗漱后。适宜的药品有：

（1）催眠药：各种催眠药的起效时间有快、慢之分，水合氯醛、咪哒唑仑（速眠安）、司可巴比妥（速可眠）、艾司唑仑（舒乐安定）、异戊巴比妥（阿米妥）、地西泮（安定）、硝西泮（硝基安定）分别约在服后10、15、20、25、30、40、45分钟起效，再次为佐匹克隆（忆梦返）、唑吡坦（思诺思）、雷美替胺（瑞美替昂）均为15~30分钟，艾司佐匹克隆（鲁尼斯塔）为10~25分钟，失眠者可择时选用，服后安然入睡。

（2）平喘药：哮喘多在凌晨发作，睡前服用沙丁胺醇、氨茶碱、二羟丙茶碱（喘定），止喘效果更好。

（3）调节血脂药：包括洛伐他汀（美降脂）、辛伐他汀（舒降之）、普伐他汀（普拉固）、氟伐他汀（来适可）、阿妥伐他汀（立普妥）、瑞舒伐他汀（可定）宜提倡睡前服，缘于肝脏合成脂肪峰期多在夜间，帮助合成胆固醇的限速酶羟甲基戊二酰辅酶A还原酶活性极高，晚餐后服药有助于提高疗效（降低胆固醇、三酰甘油）。

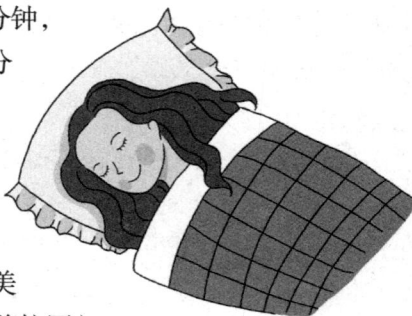

（4）抗过敏药：苯海拉明、异丙嗪、氯苯那敏（扑尔敏）、特非那定（敏迪）、赛庚啶、酮替芬等服后由于对中枢神经的抑制作用，易出现嗜睡、困倦、疲乏和注意力不集中等，睡前服安全并有助睡眠，尤其对司机、高空作业、精密仪器操作者。

（5）钙磷代谢调节药：降钙素（依降钙素、鲑鱼降钙素）于睡前应用（鼻喷、肌内或皮下注射），有助于降低不良反应。

（6）缓泻药：酚酞（果导）、比沙可啶、液体石蜡等服用大约12小时后排便，间隔一夜，于次日晨起泻下。

第二节　正确地应用药品制剂

药品与手术、放射、康复、营养、心理等均为主流的治疗手段，几乎每一位患者在疾病治疗过程中均要接触药品，尤其大部分慢性病（如高血压、糖尿病、脑卒中等）患者需要长期乃至终身用药，这意味着患者几乎在一生中的每一天都在用药。因此，为提高治疗效果、减少药品不良反应，就需要选择正确的方法用药。

肠溶片服用时为何不可嚼碎服？

临床常用的肠溶片剂是指在胃液中不崩解，而在肠液中能够崩解和吸收的一种片剂。因为许多药品在胃液的酸性条件下不稳定，易于分解失效或对胃黏膜有刺激性，还有的药品仅在小肠中吸收；此外，尚有缓慢释放药效的需求。因此，在片剂的外层包裹一些明胶、虫胶、苯二甲酸醋酸纤维素、树脂等肠溶衣，等于给片剂穿了一身衣服保护起来，使得在胃液中的2小时不会发生崩解或溶解。

肠溶衣片（胶囊）应整片（粒）吞服，绝不可咀嚼。其目的是为满足药物性质及临床需要：①减少药品对胃黏膜的刺激性；②提高部分药品在小肠中的吸收速率和利用度；③掩盖药品不良臭味；④保护药品效价，避免部分药品在胃液酸性条件下不稳定，易分解失效，提高药物的稳定性。若嚼碎后服用，将失去上述作用。

除肠溶片外，哪些药品在服用时不可嚼碎？

（1）缓释、控释制剂：制剂工艺具有特殊的渗透膜、骨架、泵、储库、传递孔道等结构，一般不可掰开或咀嚼应用（有刻痕制剂除外），以免破坏剂型的缓控释放系统而失去其缓、控释作用。如硝苯地平控释片是通过膜调控的推拉渗透泵原理制成的，需整粒服用；氯化钾控释片采用膜控法制成，也不可掰断服用。只有基质控制法（骨架控制法）的少数品种，如曲马多缓释片采用特殊缓释技术使其可使用半粒，有划痕的琥珀酸美托洛尔缓释片可以掰碎。

（2）抗心律失常药：普罗帕酮片有一定局部麻醉作用，嚼碎后会造成患者不适、口唇麻木、便秘，不宜嚼碎。

（3）镇咳药：苯丙哌林服用后，可对口腔、咽喉黏膜产生麻醉作用，服用时需整粒吞服，切勿嚼碎，以免引起口腔麻木。

（4）助消化药：胰酶、米曲菌胰酶片（康彼申）服用时不可嚼碎，应整片吞下，以免药粉残留在口腔内，腐蚀消化口腔黏膜而引起严重的口腔溃疡。

（5）缓泻药：比沙可啶对黏膜有较强的刺激性，为避免对胃刺激可服用肠溶片，不能咀嚼，且服药前2小时不宜服用抗酸药、乳汁、牛奶或进食。

（6）质子泵抑制剂：奥美拉唑、兰索拉唑、泮托拉唑、埃索美拉唑等具有相同的硫酸酰基苯并咪唑结构，其稳定性受到酸度、光线、金属离子、温度等多种因素的影响，其中亚磺酰基为弱酸性化合物，其水溶液不稳定，易溶于碱，微溶于水，在酸性溶液中不稳定，极快分解化学结构发生变化而出现聚合、变色，分解产物为砜化合物、硫醚化合物。为此，常需制成肠溶剂（片或胶囊），至小肠内溶解再吸收，以规避酸性的破坏作用。服用时应以整片（粒）吞服，不得咀嚼和压碎，并至少在餐前1小时服用。

服用时需要嚼碎的药品有哪些？

在普通人看来，药片需整片吞咽，勿需多此一举嚼碎它。然而，根据药物对疾病的作用，确有一部分药片非嚼碎服用不可。

（1）抗酸药：氢氧化铝、复方氢氧化铝（复方胃舒平）、碳酸镁、胶体次枸橼酸铋嚼碎后进入胃中很快地在胃壁上形成一层保护膜，从而减轻胃内容物对胃壁溃疡的刺激，同时嚼碎后扩大与胃酸接触的面积，使抗酸作用发挥得更为完全。如酵母片，因其含有黏性物质较多，若不嚼碎则会在胃内形成黏性团块，会影响药物的作用。

（2）抗心绞痛药：心绞痛突然发作时，将硝酸甘油片嚼碎含于舌下，才能迅速缓解心绞痛。高血压患者血压突然增高，低压达13.33kPa（100mmHg）以上时，立即取一片硝酸苯地平（心痛定）嚼碎舌下含化，则能起到速效降压作用，免除血压过高可能带来的危险。

（3）平喘药：异丙上腺素治疗支气管哮喘、心源性休克和房室传导阻滞等急症时，需将药片嚼碎含于舌下，扩大与黏膜接触的面积和吸收（舌下静脉）速度，迅速缓解支气管平滑肌和冠状动脉平滑肌痉挛，否则达不到速效。

（4）抗过敏药：色羟丙钠为过敏反应介质阻滞剂，性质稳定，用于过敏性鼻炎、结膜炎、过敏性哮喘、日光性皮炎及其他过敏性反应，宜在餐前30分钟嚼碎后服用，以尽快吸收。治疗急性过敏病症时，宜将药片嚼碎服，以尽快发挥作用。

（5）咀嚼片：剂型为咀嚼片的药品有铝碳酸镁咀嚼片、头孢克肟咀嚼片、碳酸钙维生素天（钙尔奇天）咀嚼片等。嚼碎有利于这些药物更快、更好地发挥疗效。

不可掰碎服用的缓释制剂有哪些?

缓释片剂或胶囊的外观与普通片剂或胶囊剂相似，但在药片外部包有一层半透膜。口服后，胃液可通过半透膜进入片内溶解部分药物，形成一定渗透压，使饱和药物溶液通过膜上的微孔，在一定时间内（例如24小时）非恒速地缓慢排出。一旦药物释放完毕，外壳即被排出体外。其特点是释放速度不受胃肠蠕动和pH变化的影响，药物易被人体吸收，并可减少对胃肠黏膜的刺激和损伤，因而可减少药品的不良反应。

鉴于控释、缓释制剂的制剂工艺和释放药物的装置（单层膜溶蚀系统、渗透泵系统等），原则上服用时不可掰碎、嚼碎或研磨。

不可掰碎的缓释制剂有：硝苯地平控释片（拜新同）、吲哒帕胺缓释片（纳催离）、非洛地平缓释片（波依定）、甲磺酸多沙唑嗪控释片（可多华）、格列齐特缓释片（达美康缓释片）、格列吡嗪缓释片（秦苏）、格列吡嗪控释片（瑞易宁）、双氯芬酸钠缓释片（扶他林）、克拉霉素缓释片（诺邦）、丙戊酸钠缓释片（典泰）、吡贝地尔缓释片（泰舒达）、硫酸吗啡缓释片（美施康定）、氯化钾缓释片（补达秀）。

可以掰碎服用的缓释制剂有哪些?

缓释、控释制剂能使血浆药物浓度平稳、峰谷现象减小，可以减少服药次数、降低不良反应、提高患者服药的依从性。缓释、控释制剂释药速度缓慢，起效时间也较普通剂型慢，为了改善这一点，现在常包裹不同厚度衣膜的药制成片剂或胶囊，使同一制剂即有缓释也有速释，达到既速效又长效的目的。缓控释制剂制成片剂的较多，缓释胶囊较少，缓释胶囊不能掰开、去胶囊或者半粒服用。缓释片或控释控是否可以掰开服用主要取决于制备控缓释制剂的过程及应用原理，能否掰开服用应由工艺类型而定。

目前，绝大多数已上市的缓、控释片是通过单层膜溶蚀系统、渗透泵系统实现缓释的，是不可以掰开、咀嚼或碾碎服用的，否则易造成用药过量甚至中毒，引起严重不良反应。其次，部分缓、控释制剂，是通过多单元、独特的微囊技术实现缓释效果的，这些制剂可掰开服用，但同样不可咀嚼或碾碎服用。可以掰开服用的缓释制剂有：

（1）单硝酸异山梨酯缓释片（依姆多、索尼特、欣康）：薄膜衣片，30毫克为粉红色，60毫克为黄色。口服，用于血管痉挛型和混合型心绞痛，也用于心肌梗死后的治疗及慢性心力衰竭的长期治疗，剂量宜个体化，并依据临床症状进行相应调整，晨起服用。为避免头痛，初始2～4天期间一次30毫克，正常剂量60毫克，必要时可增至120毫克/天，一日1次，晨起服用。片剂可沿刻槽掰开，服用半片。整片或半片服用前应保持完整，用大约100毫升水吞服，不可咀嚼或碾碎服用。

（2）琥珀酸美托洛尔缓释片（倍他乐克）：有两种规格47.5毫克（相当于酒石酸美托洛尔50毫克）和95毫克（相当于酒石酸美托洛尔100毫克）。口服，用于高血压，一次47.5～95毫克；用于心绞痛，一次95～190毫克；用于心功能II级的稳定性心力衰竭，一次23.75毫克，2周后可增至47.5毫克，心功能III～IV级的稳定性心力衰竭，一次11.875毫克，一日1次，晨起服用，可掰开服用，但不能咀嚼或压碎，服用时应用至少100毫升水送服。

（3）丙戊酸钠缓释片（德巴金）：每片含333毫克丙戊酸钠及145毫克丙戊酸（相当于500毫克丙戊酸钠）。口服，用于抗癫痫，成人一日20～30毫克/公斤体重，儿童一日30毫克/公斤体重。用于抗躁狂，成人初始500毫克/天，分2次服用，早、晚各1次，一周增至1500毫克/天。维持剂量1000～2000毫克/天，一日1～2次。在癫痫已得到良好控制的情况下，可考虑一日服药1次。本品应整片吞服，可以对半掰开服用，但不能研碎或咀嚼。

（4）盐酸奥昔布宁缓释片（依静）：口服，用于治疗合并有急（紧）迫性尿失禁、尿急、尿频等症状的膀胱过度活动症，初始剂量一次5毫克（半片），然后根据疗效和耐受性渐增剂量，每次增加5毫克，最大剂量30毫克/天，一日1次。需随液体吞服，不能嚼碎或压碎，但可根据Half（制剂上标注的半片线）线掰开半片服用。

（5）卡左双多巴控释片息宁（息宁）：本品卡比多巴与左旋多巴的比例为1:4，有两种规格：卡比多巴50毫克+左旋多巴200毫克、卡比多巴25毫克+左旋多巴100毫克。口服，用于原发性、脑炎后震颤麻痹综合征、症状性震颤麻痹综合征（一氧化碳或锰中毒）。服药间隔为4~12小时。本品50毫克/200毫克，可整片或半片服用，但不能咀嚼或碾碎药片。本品25毫克/100毫克是特别为从未接受过左旋多巴治疗的早期患者而设计的，只可整片服用（某些患者早晨服用第一剂本品后的起效时间比普通片常延迟1小时）。

（6）咪唑斯汀缓释片（皿治林）：每片10毫克。用于12岁以上儿童及成人所患的荨麻疹、季节性过敏性鼻炎（花粉症）及常年性过敏疾病，推荐剂量为一次10毫克（1片），一日1次。

如何正确地使用滴眼剂？

滴眼剂是药物（含中药提取物）制成供滴眼用的灭菌澄明溶液或混悬液。

（1）应用滴眼剂前宜作好准备：①备齐用物，核对无误后携至患者处，向患者解释，以取得合作；②帮助患者取仰卧位或坐位，头略后仰，用干棉球拭去眼分泌物、眼泪；③嘱患者眼向上视，左手取一干棉球置于下眼睑处，并轻轻拉下，以露出下穹隆部，右手滴一滴眼药于下穹隆部结膜囊内后，轻提上眼睑覆盖眼球，使药液充满整个结膜囊内；④以干棉球拭去溢出的眼药水，嘱患者闭眼1~2分钟。

（2）应用时宜注意：①用药前清洁并擦干双手，以免引起继发感染，后用干净纱布块或棉签，轻轻拭去病眼的分泌物，并吸干眼泪，以免冲淡药品浓度；②滴用前先核对药品名称、浓度，尤其对散瞳、缩瞳及腐蚀性药品更应谨慎；继而检查药液澄明度、色泽，如发现有异物或沉淀应予丢弃。未开封的塑料瓶装滴眼剂，瓶头要用经乙醇棉球擦过的剪刀开一小口，防止污染瓶口。为防止滴瓶口受污染，已开封的滴眼剂在滴药前应先挤出1~2滴。如滴眼液是混悬剂，则滴前需摇匀；③不要应用使用过的滴眼剂或开封过久（2周以上）的残留滴眼剂，以免发生交叉感染及药物失效；④了解每日的用药次数、间隔时间、疗程；⑤正常结膜囊容量为0.02毫升，眼剂药每次滴用1滴即可，不宜太多，以免药液外溢。只有滴用甘油或局麻药才有必要略增次数。药液不可直接滴在角膜上，并在滴药后切勿用力闭眼，以防药液外溢；⑥若用滴管吸药，每次吸入不可太多，也不可倒置，滴药时不可距眼太近，应距眼睑2～3厘米。滴管口不可碰及眼睑或睫毛，以免污染；⑦若滴入阿托品、氢溴酸毒扁豆碱、硝酸毛果芸香碱等有毒性的药液，滴入后应用棉球压迫泪囊区2～3分钟，以免药液经泪道流入泪囊和鼻腔，被吸收后引起中毒反应，对儿童用药时尤应注意；⑧一般先滴右眼后左眼，以免用错药，如左眼病较轻，应先左后右，以免交叉感染。角膜有溃疡或眼部有外伤或眼球手术后，滴药后不可压迫眼球，也不可拉高上眼睑；如数种药品同用，前后间需稍有间歇，不可同时滴入，如滴眼剂与眼膏剂同时用，应先滴药水，后涂眼膏；⑨洗眼剂使用前应适当加温，以减轻对眼的刺激。

如何正确地使用眼膏剂？

眼膏剂是药与眼膏基质混合制成的一种半固体的无菌制剂，在眼部保持作用的时间较长，一般适于睡前使用。使用时，宜按下列步骤操作：①清洁双手，用消毒剪刀剪开眼膏管口；②将头部后仰，眼往上望，用食指轻轻将下眼睑拉开成一袋状；③压挤眼膏剂尾部，使眼膏成线状溢出，将长约1厘米的眼膏挤进下眼袋内（如眼膏为盒装，将药膏抹在玻璃棒上涂敷下眼睑内），轻轻按摩2～3分钟以增加疗效，但注意不要使眼膏管口直接接触眼或眼睑；④眨眼数次，使眼膏分布均匀，后闭眼休息2分钟；⑤用脱脂棉擦去除眼外多余药膏，盖好管帽。

已经开启的滴眼剂、眼膏可以用多久？

已经开启（拆开包装，打开滴用）的滴眼剂，用后应盖好，一般15天后不宜再用，除非有特殊说明。应妥善保管滴眼剂，切勿与滴鼻剂等混放，以免造成误用。夏季暂不使用的滴眼剂应置于冷藏室冷藏。如果滴眼剂变色或出现异常混浊则不可再用。多次开管和连续使用超过1个月的眼膏不要再用。

如何正确地使用滴耳剂？

滴耳剂主要用于耳道感染或疾患。如果耳聋或耳部不通，不宜应用。耳膜穿孔者也不要使用滴耳剂。

滴耳剂使用步骤如下：①将滴耳剂捂热以接近体温；②使头部微向一侧，患耳朝上，抓住耳垂轻轻拉向后上方使耳道变直，一般一次滴入5～10滴，一日2次或参阅药品说明书的剂量；③滴入后稍事休息5分钟，更换另耳；④滴耳后用少许药棉塞住耳道；⑤注意观察滴耳后是否有刺痛或烧灼感；⑥若连续用药3天患耳仍然疼痛，应停止用药，并向医生或药师咨询。

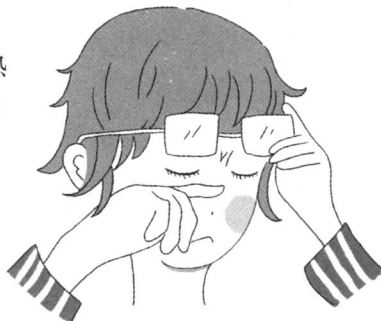

如何正确地使用滴鼻剂？

鼻子除其外部为皮肤所覆盖外，鼻腔和鼻窦内部均为黏膜覆被，鼻腔又深又窄，所以滴鼻时应头往后仰，适当吸气，使药液尽量达到较深部位。另外，鼻黏膜比较娇嫩，滴鼻剂必须对黏膜没有或仅有较小的刺激。

滴鼻剂使用步骤如下：①滴鼻前先呼气，头部向后仰依靠椅背，或仰卧于床上，肩部放一枕头，使头部后仰；②对准鼻孔，瓶壁不要接触到鼻黏膜，一次滴入2～3滴，儿童1～2滴，一日3～4次或每次间隔4～6小时；③滴后保持仰位1分钟，后坐直，如滴鼻液流入口腔，可将其吐出；④过度频繁或延长使用时间可引起鼻塞症状反复出现；连续用药3天以上，症状未好应向医生咨询；⑤含毒剧药的滴鼻剂尤应注意不得过量，以免引起中毒。

如何正确地使用喷鼻剂？

喷鼻剂是专供鼻腔使用的气雾剂，其包装带有阀门，使用时挤压阀门，药液以雾状喷射出来，供鼻腔外用。

使用步骤如下：①喷鼻前先呼气；②头部稍向前倾斜，保持坐位；③用力振摇气雾剂并将尖端塞入一个鼻孔，同时用手堵住另一个鼻孔并闭上嘴；④挤压气雾剂的阀门喷药，一次喷入1～2掀或参阅说明书的剂量，儿童1

掀，一日3~4次，同时慢慢地用鼻子吸气；⑤喷药后将头尽力向前倾，置于两膝之间，10秒后坐直，使药液流入咽部，用嘴呼吸；⑥更换另1个鼻孔重复前一过程，用毕后可用凉开水冲洗喷头。

如何正确地使用肛门栓？

肛门栓又称直肠栓，是一种外观似圆锥形或鱼雷形供塞入肛门的固体。栓重一般成人用为2克，儿童用1克，不用时保持一定的硬度和韧性，较坚实以便塞入腔道。肛周的温度为36.9℃（36.2~37.6℃），栓剂的熔点与体温接近，塞入后能迅速熔化、软化或溶解，药物溶出后产生局部和全身的治疗作用。

用栓时要依次进行：①栓剂基质的硬度易受气候的影响而改变，夏季炎热的天气会使栓剂变得松软而不易使用，用前宜将其置入冰水或冰箱中10~20分钟，待其基质变硬。②剥去栓剂外裹的铝箔或聚乙烯膜，在栓剂的顶端蘸少许液体石蜡、凡士林、植物油或润滑油。③尽量排空大便，并用温水清洗肛门内外，塞入时患者取侧卧位，小腿伸直，大腿向前屈曲，贴着腹部；儿童可爬伏在大人的腿上。④放松肛门，把栓的尖端向肛门插入，并用手指缓缓推进，栓剂深度幼儿为距肛门口约2厘米，成人约3厘米，合拢双腿并保持侧卧姿势15分钟，以防栓被压出。⑤尽力憋住大便，力争在用药后1~2小时不解大便。因为栓剂在直肠的停留时间越长，吸收越完全。⑥有条件的话，在肛门外塞一点脱脂棉或纸巾，以防基质熔化漏出而污染被褥。⑦腹泻患者暂不宜使用。

如何正确地使用阴道栓？

女性的阴道为前后扁的肌性管道，上端连于子宫，下端以阴道口开口于阴道前庭，长约18~24厘米，极易受到病原微生物的侵袭，常见的阴道炎症有真菌性、滴虫性、细菌性和老年性阴道炎症4种。前3种的致病微生物分别是真菌（霉菌）、滴虫及厌氧菌，而老年性阴道炎主要是由于体内雌激素分泌不足所致。阴道栓类似于肛门栓，是一种外观似球形卵形或鸭嘴形供塞入阴道的固体，栓重一般为3~5克，熔点与体温接近。塞在阴道的下端可绕开肝门系统，免于药效被破坏。

　　使用步骤如下：①清洗双手和外阴，冲洗液的酸碱性应与阴道炎种类相适宜，滴虫性阴道炎宜用酸性溶液，真菌性阴道炎宜用碱性溶液；一般栓剂于睡前置入，唯有壬苯醇醚栓（爱侣栓）于行房事前10分钟置入阴道；②剥去栓剂外裹的铝箔或聚乙烯膜，在栓剂的顶端蘸少许液体石蜡、凡士林、植物油或润滑油；③患者取仰卧位于床上，曲起双膝向外展；④把栓的尖端插入阴道，并用手指轻轻推进，深度距阴道口约5～6厘米，合拢双腿，并保持仰卧姿势30分钟；⑤尽力憋住小便，力争在用药后2小时不解小便。但是需注意，月经期间不宜应用阴道栓。

如何正确地使用透皮贴剂？

　　使用步骤如下：①使用前将所要贴敷部位的皮肤清洗干净，并稍稍晾干；②从包装内取出贴片，揭去附着的薄膜，但不要触及含药部位；③贴于皮肤上，轻轻按压使之边缘与皮肤贴紧。

　　但是，需要注意皮肤有破损、溃烂、渗出、红肿的部位不要贴敷；不要贴在皮肤的皱折处、四肢下端或紧身衣服底下；一日更换一次或遵医嘱。

如何正确地使用硝酸甘油敷贴膜（贴保宁）？

　　硝酸甘油敷贴膜是将硝酸甘油贮存在封闭的半透膜中，药可经由皮肤进入人体血浆内，药物浓度在用药2小时内达到恒定，并在24小时内平均释放硝酸甘油5毫克，使药恒速进入血流，在1天内有效血药浓度维持在恒定的水平。对心绞痛的发作有预防作用，或与利尿剂合用治疗慢性心力衰竭。

　　敷贴膜用时一次1片，一日1次，用前先将左胸部洗净，干燥后贴敷（四肢末梢忌贴），并用手按摩3～5分钟，24小时后更换。但注意在急性心绞痛和心肌梗死时勿用，妊娠初始3个月的妇女不宜使用，急性高血压患者勿用；同时注意可能出现的皮肤过敏、低血压、恶心、呕吐、眩晕、反射性心动过速的不良反应，应用期间应忌酒。

如何正确地使用膜剂？

　　（1）壬苯醇醚膜以女用为好，房事前取药膜1张对折两次或揉成松软小团，以食指推入阴道深处，10分钟后（不超过30分钟）行房事；男用将药膜贴于阴茎头推入阴道深处，房事时与女用相同。注意在放置药膜时，手指抽出动作要快，不然薄膜遇到阴道液体后会粘在手指上，导致剂量不足。

（2）复方炔诺酮膜从月经第5天开始服用，一日1片，连续22天，晚餐后服用，不能间断，停药后3～7天内行经，等下次月经第5天继续服药。

（3）复方甲地孕酮膜作为短效避孕药，从月经周期第5天起，每日服1片，连服22天为1周期，停药后2～4天来月经，然后于第5天继续服下1个月的药。

（4）甲地孕酮膜（妇宁膜）用于避孕，用法同上，但用于治疗功能失调性子宫出血，一次2毫克，一日3次（每隔8小时1次），之后每隔3天递减1次，直至维持至一日4毫克，连续20天，流血停止后，每日加服炔雌醇0.05毫克或己烯雌酚1毫克，连续20天。

（5）毛果芸香碱膜每日用2～3格，早、睡前贴敷于眼角上，疗效相当于2%浓度的滴眼剂一次2滴，一日6次。

如何正确地使用气雾剂?

使用气雾剂时，宜按下列步骤进行：①尽量将痰液咳出，口腔内的食物咽下；②用前将气雾剂摇匀，按生产公司的建议手持气雾剂，通常是倒转位置拿；③将双唇紧贴近喷嘴，头稍微后倾，缓缓呼气尽量让肺部的气体排尽；④于深呼吸的同时揿压气雾剂阀头，使舌头向下；准确掌握剂量，明确一次给药揿压次数；⑤屏住呼吸约10～15秒，后用鼻子呼气；⑥用温水清洗口腔或用0.9%氯化钠溶液漱口，喷雾后及时擦洗喷嘴。

如何规范使用吸入型糖皮质激素气雾剂?

为规范地应用吸入性糖皮质激素气雾剂，应用时宜注意下列问题：

（1）部分患者于吸入后出现声音嘶哑、咽部不适、念珠菌感染等表现，可暂停吸入或选用干粉吸入剂或加用储雾罐。长期连续吸入（女性多于男性）可发生口腔、咽喉念珠菌感染。如剂量过大可出现糖皮质激素的全身性不良反应。

（2）吸入型糖皮质激素气雾剂吸入后不能立即产生疗效，应定时使用；哮喘者在症状控制后逐渐停药，一般在应用后4～5天缓慢减量。

（3）吸入一次剂量有10%～25%药物进入肺、气管，其余通过吞咽进入体内，其中90%药物自胃肠道吸收。喷雾后宜应用生理盐水漱口和清水洗面，以避免残留在口腔的药物经消化道进入人体，并防止声音嘶哑及口咽部念珠菌继发感染。

（4）依据持续型哮喘的严重程度给予适当剂量，分为起始和维持量。起始量需依据病情的严重程度给药，分为轻、中和重度持续，维持量应以能控制临床症状和气道炎症的最低剂量确定，分2～4次给药，一般连续应用2年。

（5）吸入型糖皮质激素气雾剂不适宜用于急性哮喘者，对由支气管平滑肌痉挛所出现的急性哮喘宜先应用长效肾上腺能 β_2 受体激动剂控制或联合治疗，但仅适用于现有吸入性肾上腺糖皮质激素治疗不能完全控制的患者，或气道平滑肌紧张严重者，并非人人皆宜，尤应注意长期应用对心血管系统的不良反应事件。

（6）患有活动性肺结核、肺部真菌、病毒感染者及儿童、妊娠期妇女慎用。

（7）可能发生全身反应，尤其是当长期高剂量应用时。可能发生的全身反应包括：肾上腺皮质功能低下、儿童和青少年发育迟缓、骨骼矿物质密度减少、白内障和青光眼。因此，渐减吸入剂量至最低有效量维持治疗是十分重要的。

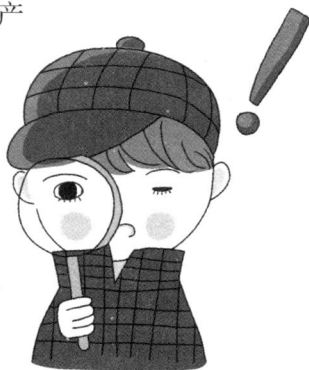

为何使用丙酸倍氯米松气雾剂后需漱口洗脸？

丙酸倍氯米松气雾剂（必可酮、倍乐松）是一种含有糖皮质激素以喷雾给药的剂型，每瓶含倍氯美松双丙酸盐10毫克，每掀50微克。其有解除支气管痉挛的作用，可控制哮喘的发作，且对肺部有较高的特异性。起效迅速，作用持久，吸入后能从肺组织迅速吸收，缓解支气管哮喘。喷雾吸入一次量后有10%～25%进入肺、气管，其余通过吞咽进入体内，其中90%的药物自胃肠道吸收。使用时，将喷嘴对准口腔之前，先将肺部的气体吐干净，在喷药时同时吸气，再屏气10秒，然后呼出来，喷完一次后再漱口。

为什么要漱口呢？因为皮质激素长期应用，可发生口腔、咽喉、面部的念珠菌感染或全身性不良反应，如免疫力下降、骨质疏松、面部黑斑、真菌二重感染等。所以在喷雾后，一定要漱口和洗脸，以避免残留在口腔的药物经消化道进入人体。另外，用于哮喘吸入治疗时，偶可感觉有声音嘶哑，如一经发现宜立即停用。同时，使用剂量也不宜过大，1天内不要大于0.8毫克（16次揿压）。

如何正确地使用含漱剂？

含漱剂多为水溶液，使用时宜注意：①含漱剂中的成分多为消毒防腐药，含漱时不宜咽下或吞下；②婴幼儿、恶心、呕吐者暂时不宜含漱；③按说明书的要求稀释浓溶液，如3%过氧化氢溶液一般稀释1倍、复方硼酸钠溶液一般稀释10倍；④含漱后宜保持口腔内药物浓度20分钟，不宜马上饮水和进食。

如何正确地服用泡腾片？

泡腾片指药物与辅料（包含有机酸与碳酸氢盐）制成，溶于水中产生大量二氧化碳而呈泡腾状的片剂。其溶解后口感酸甜而清凉，易于服用，多用于可溶性药物的片剂，例如泡腾维生素C片、泡腾钙片等。

泡腾片应用时宜注意：①泡腾片一般宜用100～150毫升凉开水或温水浸泡，可迅速崩解和释放药物，应待完全溶解或气泡消失后再饮用；②不应让幼儿自行服用，严禁直接服用或口含；③药液中如有不溶物、沉淀、絮状物，不宜服用；④泡腾片应密闭储存，避免受热、受潮。

第三节 饮水与吃药

人体每天正常进食液体2000~3000毫升，加上体内分泌的唾液、胃液、胆汁、胰液及小肠液，总计约9000毫升。通常在体内由空肠吸收水分4000~5000毫升，回肠吸收2000~4000毫升，进入结肠的水约1000~2000毫升，后者再由结肠吸收大部分。每天进补水的排泄有两个渠道（肾和消化道），最终由尿液排出1000~2000毫升（平均1500毫升）；由粪便带出的水分仅不过100~150毫升和少量的电解质。人体每天的粪便量为250~350克，水分过多则形成稀便或腹泻。

喝水是人每天必做的事情，但在服用某些药时，宜多饮水或不宜饮水，因为此时的饮水已不单纯是满足生理的需要，而是要对身体健康和治疗效果有益，作为配合治疗的一部分，宜嘱咐和提示患者予以重视。

服用时需足量饮水的药品有哪些?

鉴于必须减弱部分药物的毒性，避免药物对器官所致的损伤，或出于治疗的需求，临床采用一种保护治疗即"水化疗法"，要求服用下列药品期间每日饮水在2000毫升以上。

（1）蛋白酶抑制剂：蛋白酶抑制剂（沙喹那韦、雷托那韦、英地那韦、安普那韦、奈非那韦、阿扎那韦）可形成尿道或肾结石，在治疗期间应确保足够的水化疗法，避免尿结石发生，宜增加每日进水量。

（2）双膦酸盐：阿仑膦酸钠（福善美）、帕米膦酸钠（雅利达、博宁）、氯屈膦酸钠（骨磷）、依替膦酸钠（洛迪）在用于治疗高钙血症时，因可致电解质紊乱和水丢失，故应注意补充液体。

（3）抗痛风药：应用排尿酸药如苯溴马隆（痛风利仙）、丙磺舒（羧苯磺胺）或别嘌醇的过程中，应多饮水。为减少痛风者尿酸结石形成的危险，摄入液体量不宜小于2000毫升，并补充碳酸氢钠维持尿液呈碱性，或补充枸橼酸钾，预防肾结石。

（4）抗尿结石药：服用中成药排石汤、排石冲剂；或优克龙（日本消石素）后，都宜多饮水，保持1日尿量在2500~3000毫升，以冲洗尿道，并稀释尿液，降低尿液中盐类的浓度，减少尿盐沉淀的机会。

（5）电解质：口服补液盐粉、补液盐2号粉，每袋加500～1000毫升凉开水冲溶后服下。

服用时宜多饮水的药品有哪些？

有些药品不能干吞，缘于药性干涩，或带有刺激性，干吞犹如旱河行船，损伤食道；有些药品对食道黏膜的刺激性较严重，如氯化钾、吲哚美辛、泼尼松、氯霉素、甲磺酸依马替尼，服用时宜立即饮用200毫升的水送服。

（1）平喘药：应用茶碱或茶碱控释片（舒弗美）、氨茶碱、胆茶碱、二羟基茶碱（喘定）等，由于其可提高肾血流量，具有利尿作用，使尿量增加多而易致人脱水，出现口干、多尿或心悸；同时哮喘者又往往伴有血容量较低。因此，宜注意适量补充液体，多喝白开水或桔汁。

（2）利胆药：利胆药能促进胆汁分泌和排出，机械地冲洗胆道，有助于排出胆道内的泥沙样结石和胆结石术后少量的残留结石。但利胆药中苯丙醇（利胆醇）、曲匹布通（舒胆通）、羟甲香豆素（胆通）、去氢胆酸和熊去氧胆酸服后可引起胆汁的过度分泌和腹泻。因此，服用期应尽量多喝水，避免过度腹泻而脱水。

（3）磺胺药：主要由肾排泄，在尿液中的浓度高，可形成结晶性沉淀，易发生尿路刺激和阻塞现象，出现结晶尿、血尿、疼痛和尿闭。在服用磺胺嘧啶、磺胺甲噁唑（新诺明）和复方磺胺甲噁唑（复方新诺明）后宜大量饮水，以用尿液冲走结晶，有条件可加服碳酸氢钠（小苏打）以碱化尿液，促使结晶的溶解度提高。

（4）抗心律失常药：服用硫酸奎尼丁、普鲁卡因胺、丙吡胺时宜多次饮水，以加快药物的吸收。

（5）抗菌药物：氨基糖苷类的链霉素、庆大霉素、卡那霉素、奈替米星、阿米卡星的肾毒性大，浓度越高对肾小管的损害越大，宜多喝水以稀释

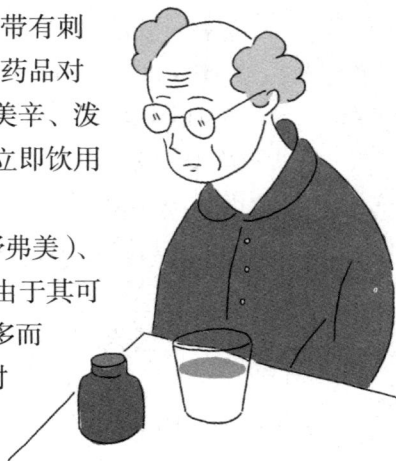

并加快药的排泄。

（6）缓泻药：纤维素、聚乙二醇宜在服后宜多饮水，否则反其道而行之，导致便秘或肠梗阻。

服用时不宜多饮水的药品有哪些？

有些药品在服用时不宜多饮水，因为饮水会破坏和降低药效。常见药物如下：

（1）胃黏膜保护剂：氢氧化铝凝胶、硫糖铝、次水杨酸铋、枸橼酸铋钾、胶体果胶铋等服用前、后0.5小时内不宜饮水、乳汁、碳酸型饮料和进食，以便使药品在食管、胃、肠道形成一层保护膜，增加保护和抗溃疡作用，否则影响疗效。

（2）外周镇咳药：如复方甘草合剂、止咳糖浆、枇杷露等，主要是在发炎的呼吸道黏膜上覆盖，形成保护层，减少感觉神经末梢所受到的刺激，降低咳嗽发生的频率，服后不宜马上进水，以免稀释药品，破坏保护层。

（3）苦味健胃剂：龙胆酊、龙胆大黄酊，主要通过刺激舌头的味觉感受器，反射性促进胃液的分泌来增进食欲，服用后也不宜立即进水，以免冲淡苦味而降低健胃效果。

（4）抗利尿剂：应用加压素、去氨加压素时应限制进水，否则引起水钠潴留、抽搐、水肿、体重增加。

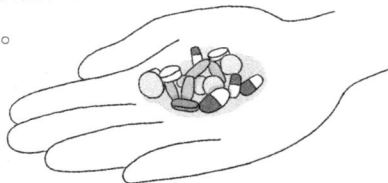

服用时不宜用热水送服的药品有哪些？

日常生活中，依据水温分为开水（100℃）、热水（50～90℃）、温水（20～50℃）、凉开水（10～20℃）和冷水（2～10℃）。西医学研究认为，服用下列6类药时不宜以热水送服。

（1）助消化药：如胃蛋白酶合剂、胰蛋白酶、淀粉酶、多酶片、乳酶生、酵母片等。此类药中多是酶、活性蛋白质或益生细菌，受热后即凝固变性而失去作用，达不到助消化的目的。

（2）微生态活菌制剂：多数微生态制剂为活菌制剂，并不耐热，包括地衣芽孢杆菌（整肠生）、酪酸菌（米雅BM）、蜡样芽孢杆菌（源首、乐复康）、双歧杆菌（丽珠肠乐）、肠球菌活菌（佳士康）、枯草杆菌（美常安）、双歧三联活菌（培菲康）、复方乳酸菌（商品名聚克，含乳酸杆菌、嗜酸乳杆菌、乳酸链球菌）、长双歧杆菌三联菌（商品名金双歧，长双歧杆菌、保加利亚乳杆菌、嗜热链球菌活菌）、双歧杆菌四联菌（商品名普尔拜尔、思连康，含婴儿双歧杆菌、嗜酸乳杆菌、粪链球菌、蜡状芽孢杆菌）等，服用时不宜以热水送服，宜选用20～50℃温水。

（3）活疫苗制剂：小儿麻痹症糖丸，含脊髓灰质炎减毒活疫苗，服用时应用凉开水送服，否则疫苗被灭活，不能起到增强免疫作用、预防传染病的作用。

（4）抗疟药：氯喹、伯氨喹和甲氟喹性质不稳定，遇热极易变质，不宜应用热水送服。

（5）维生素：维生素B_1、B_2、B和维生素C性质不稳定，前两者受热易分解失去药效，而后者受热（70℃）易还原被破坏。维生素C泡腾片中有枸橼酸、碳酸氢钠，加水后两者发生反应生成二氧化碳（冒出气泡以改善口感），但碳酸氢钠易溶于水，同时维生素C不稳定，在碱性溶液中遇光、热、氧化剂、金属（铁、铜）时则更易变质，为了保持维生素C的稳定，不宜应用热水冲服。

（6）抗菌药物：阿莫西林遇热不稳定，容易形成高分子聚合物，引起类似青霉素的过敏症状。冲服阿莫西林颗粒时应控制好水温，最好在40℃以下或用凉开水冲服，冲后最好马上服用，不宜久置。

此外，具有清热解毒功效的中药也不宜用热水冲服。此类中药常带有芳香挥发油，如金银花、菊花、栀子、荆芥、柴胡、薄荷、藿香、苏子、香附、川芎等。应用热水冲后易加速挥发油挥发，最好用凉开水送服。

➕ 人在什么时段宜补水？

静脉血栓的高危因素与血循环淤滞有关，所以血液高黏度者，除了在冬季去医院输液外，尚要补充水分，以稀释血液的黏度（多饮水、输注右旋糖苷、活血化瘀的注射剂、穿弹力袜、抬高肢体），尤其是在晨起、睡前、沐浴前多喝水，对伴随有痛风者也宜夜间补水（帮助排除尿酸）。有些专家也指出，锻炼动脉、静脉的弹性和韧性，可以在沐浴时间调节水温（忽冷忽热）。

第四节　正确地使用外用药

鉴于治疗目的和给药途径的不同，同一种药物可制成各种不同的剂型，仅外用给药，就包括溶液剂、洗剂、酊剂、软膏剂、乳膏剂、糊剂、硬膏剂、滴眼剂、眼膏剂、气雾剂、凝胶剂等剂型。给药方法分别为滴眼、滴耳、滴鼻、涂敷、撒布、喷雾等，其作用直接、药效直观、应用方便，因此正确应用更为重要。

如何正确地使用口含片？

咽壁上有很丰富的淋巴组织，是保护呼吸和消化系统的"门卫"。咽喉部无覆盖和纤毛，易于暴露，便于在直视下用药，所以可用涂敷、喷雾、含服或含漱等方法。口含片中多含有抗炎、消毒防腐的成分，常用的有溶菌酶、度米芬、地喹氯铵（利林、克菌定）、复方地喹氯铵（得益）、西地碘（华素）和复方草珊瑚含片。

（1）含服时把药片放于舌根部，尽量贴近咽喉，一般每隔1~2小时1次，或一次1片，一日4~6次。

（2）含服的时间愈长，局部药物浓度保持的时间就愈长，其疗效愈好。

（3）不要咀嚼或吞咽药物，保持宁静，不宜多说话。

（4）含后30分钟内不宜吃东西或饮水。

（5）含后偶见有过敏、皮疹、瘙痒等情况，一旦发现宜及时停药。西地碘片含后有轻度刺激感，偶见有口干、头晕和耳鸣，发生率约2%，对碘过敏者不要使用。

（6）5岁以下儿童最好选用圈式中空的含片，并在成人监护下使用，以防止呛咳或阻塞气管。

如何正确地使用软膏剂？

软膏剂是药物（或中药材提取物）加适宜基质（凡士林、羊毛脂、半合成脂肪酸）制成的半固体制剂。主要发挥局部作用，多用于皮肤、黏膜或创面，对病变皮肤起到防腐、杀菌、消炎、收敛等作用，促进肉芽生长和伤口的愈合。使用软膏剂应注意以下几个问题。

（1）涂敷前将皮肤清洗干净。

（2）有破损、溃烂、渗出的部位不要涂敷。如急性湿疹，在渗出期采用湿敷方法可收到显著的疗效，若用软膏反可使炎症加剧、渗出增加。相反对急性无渗出性糜烂则宜用粉剂或软膏。

（3）涂布部位有烧灼或瘙痒、发红、肿胀、出疹等反应，应立即停药，并将局部药物洗净。

（4）一些药涂后采用封包（即用塑料膜、胶布包裹皮肤）可显著地提高角质层的含水量，封包条件下的角质层含水量可由15%增至50%，增加药的吸收，还可提高疗效。

（5）涂敷后轻轻按摩可提高疗效。

（6）不宜涂敷于口腔、眼结膜等处。

如何正确地应用阴道乳膏或凝胶剂?

供阴道用的乳膏、凝胶剂多在包装盒内配有持药器。

请按下列步骤进行：①洗净双手，除去含药软管的盖（帽）；②将持药器旋入管中；③挤压软管至足够量药进入持药器，并从软管中拔出持药器（手持持药器管体）；④在持药器外周涂上少量乳膏；⑤仰卧、双膝向上屈起并分开；⑥轻轻将持药器尽可能深地塞入阴道（不要用力过大）；⑦一手持管体，另一手推内杆使药进入阴道，再从阴道取出持药器；⑧若为一次性的，则弃去此持药器，否则应进行彻底清洗（开水），再次洗净双手。

如何正确地使用硝酸甘油软膏?

硝酸甘油软膏把硝酸甘油与软膏基质混合后的半固体，浓度为2%，每盒30克含硝酸甘油600毫克。涂布于胸部和前臂皮肤上，作用可持续4~8小时。可预防夜间的心绞痛发作、冠脉痉挛引起的心绞痛。软膏于临睡前用一次，将软膏涂布于左胸或前臂皮肤上，涂布面积2~5平方厘米，涂后以软薄膜覆盖。

如何正确地使用碘酊?

碘酊俗称"碘酒",其中成分含有碘、碘化钾和乙醇,浓度以碘计有0.1%、2%、5%和10%四种。0.1%用于手术者的手部浸泡消毒;2%用于注射药物前的皮肤、皮肤咬伤、擦伤、挫伤、疖疮的消毒和消肿;5%用于手术区域皮肤消毒;10%用于指甲癣和甲沟炎。碘可卤化细菌蛋白,杀灭细菌和防止腐烂,其杀菌和腐蚀力与浓度呈正比。使用碘酊应注意下列问题:

(1)使用2%碘酊于注射的皮肤区域涂敷消毒后,可即以70%的乙醇(酒精)脱碘,以减少对皮肤的刺激。

(2)用于疖肿、水肿、脓疱和扁平疣时,以2%碘酊直接涂敷,不需脱碘。

(3)碘酊不宜与红汞溶液(红药水)同时应用,以免两者反应生成碘化汞钾,具有强烈的毒性而损伤皮肤,引起溃烂。

(4)对破损的皮肤、溃疡的黏膜、开放创面不宜直接应用碘酊,以免导致强烈的刺激和疼痛。

(5)部分人群对碘过敏,严重者可休克或致死,极度敏感的人宜给予注意。

(6)碘可以自行挥散,用后一定要拧紧瓶盖,放置时间不宜超过2年。如儿童误服,可立即喝米糊、米汤或稀粥,使淀粉和碘结合成蓝色的结合物,而减少刺激。

如何正确地使用乙醇?

乙醇俗称"酒精",其浓度以乙醇计有95%、70%、50%和30%四种。95%乙醇用于医用燃料和配制各种浓度的酒精;70%用于注射前皮肤、皮肤咬伤、擦伤、挫伤、疖疮的消毒和消肿;50%可促进皮肤局部的血液循环,涂拭可防止长期受压和卧床而生成褥疮,或外伤、挫伤引起的肿胀;30%外涂可挥散,涂敷于颈部、腋下、腹股沟、前额部,可带去一定的体表热量,用于散热降温。

95%的乙醇不可用于皮肤消毒,其可使细菌表面凝固成膜,妨碍乙醇穿透进入细胞,消减杀菌能力;只有70%的乙醇可渗透进入细菌细胞内,使蛋白质变性,凝固而杀灭细菌;低于此浓度,其渗透力脱水减弱,杀菌力不强。使用乙醇应注意下列几个问题：

（1）注射药物前使用70%的乙醇脱碘后，稍微凉干片刻，以减少对皮肤的刺激。

（2）用于皮肤和组织肿胀部位，可点燃50%的乙醇，立即用手挫拭，但不宜在局部停留过长。

（3）乙醇易燃烧，用时宜注意防火，万一出现火情立即用湿布盖压。

（4）对破损的皮肤、溃疡的黏膜、渗出的水肿、开放的创面不宜直接应用乙醇，以免导致强烈的刺激和疼痛。

（5）部分人群对乙醇过敏，极度敏感的人宜注意。

（6）乙醇可以自行挥散，用后要拧紧瓶盖。

如何正确地使用开塞露？

开塞露的成分含有硫酸镁、山梨醇液（45%～50%）或甘油。直肠给药后能刺激肠壁，引起便意，导致排便，并有润滑作用。适用于治疗各种便秘，但对大便干燥结成块状者效果不佳。或用于手术前、肠道检查前的肠道清洁。灌肠成人一次20～110毫升，儿童一次5～30毫升，一日1～3次。

（1）肛门插入的深度宜适宜，距离肛门口成人为6～10厘米，儿童3～6厘米。

（2）取下盖帽，使用时将容器顶端剪开成钝口，涂上少许油或稍挤出少许药液，以润滑管口，徐徐插入肛门，将药液挤入。在冬季使用时可先将包装用热水预热。

（3）灌肠的速度不宜太猛，灌后以棉花按住肛门，一般于10～15分钟后可排便。

（4）剧烈腹痛、恶心、呕吐者及新生儿、幼儿禁用。

如何正确地使用创可贴？

苯扎溴胺贴剂俗称"创可贴"，其中主要成分为苯扎溴胺，为一种阳离子表面活性剂，可乳化细菌壁的脂肪层，杀灭细菌。用于体积小、较表浅、不需缝合的切割伤、擦伤、挫伤、划伤、扎伤的封包。

（1）在使用前宜检查创面是否遗留有污物、铁钉、玻璃屑、泥土等，如有污物，需以清水或0.9%氯化钠溶液（生理盐水）冲洗干净，再贴敷创可贴。

（2）定期每日更换1次，以防化脓。若发现创面有疼痛加重、跳痛、红肿、渗出等现象，应立即停止使用。

（3）贴后注意创面不要沾水，避免污染，不宜以手捏、挤撞，以防伤口裂开。

（4）对破损较深，有神经、肌腱损伤，有溃疡、化脓的创面不宜立即包裹创可贴，应到医院进行缝合或抗感染治疗。对动物咬伤、异物扎伤较深的创面立即注射破伤风抗毒素。

如何正确地使用高锰酸钾粉（灰锰氧）？

高锰酸钾为强氧化剂，遇到有机物即放出新生态氧而杀灭细菌，杀菌力极强，但作用表浅而不持久。高锰酸钾在发生氧化的同时，还原生成二氧化锰，后者与蛋白质结合而形成蛋白盐类复合物，此复合物和高锰离子都具有收敛作用。

水溶液用于冲洗溃疡、鹅口疮、脓肿、创面及水果等食物的消毒，或冲洗阴道或坐浴，治疗白带过多或痔疮；溶液漱口用于去除口臭及口腔消毒。

（1）本品结晶有腐蚀性，不可直接与皮肤接触，否则可使皮肤变成棕褐色。

（2）溶液宜临用前新鲜配制，久置变为棕色而失效，不宜久储。

（3）注意溶液各种用途的不同浓度，用于皮肤真菌感染应用1%，冲洗阴道或坐浴用0.125%，冲洗创面用0.1%，水果和蔬菜消毒用0.1%，漱口用0.05%，洗胃用0.01%～0.02%。

第五节 正确地服用中药

服中药（饮片、中成药）的时间与疗效密切相关，时间要根据病情和不同方药而定。

如何正确地服用中药大蜜丸？

丸剂是中药材细粉或提取物加适宜的黏合剂而制成球形的内服制剂，分为水丸、水蜜丸、蜜丸、糊丸、蜡丸、浓缩丸和微丸等7类。丸剂是中成药主要传统剂型之一，列为"丸散膏丹"之首。

大蜜丸以蜂蜜为黏合剂，具有味甜、滋润、作用和缓等特点，适用于慢性病及需滋补者服用，每丸重3克、6克或9克。

（1）服用前剥去外壳（蜡壳、塑料壳、纸壳），取出蜜丸放于洁净的白纸上。

（2）洗净双手，用小刀切块成黄豆大小，用手搓圆。

（3）以温开水或芦根水、姜水、红糖水送咽，或将蜜丸直接放入口内嚼细，用温开水送服。

（4）胃肠吸收功能不良者，先将大蜜丸加入适量水研碎，化为药糊状，将汤渣一起服下。

（5）大蜜丸在贮藏中由于温度过高或过分干燥会引起皱皮甚至干裂；或受潮发霉或虫蛀鼠咬，一旦发生上述情况就不要再服。

如何正确地服用中药小蜜丸？

小蜜丸也是以蜂蜜为黏合剂，具有味甜、滋润、作用和缓等特点，服用方便，适于慢性病患者及需滋补者服用。一般每100丸重9克。

（1）服用剂量常以"克"表示，服前宜仔细算好服用量，不要少服或服用过量。

（2）以温开水或芦根水、姜水送咽，不宜以茶水、咖啡或奶制品送服。

（3）小蜜丸在贮藏中由于温度过高会干裂；或受潮发霉成团，一旦发生上述情况不要再服用。

如何正确地应用滴丸？

滴丸是指中药与基质（常用聚乙二醇6000、明胶和硬脂酸等）加热熔化混匀后，滴入不相混溶的冷凝液（常用的有液状石蜡、植物油、二甲硅油和水等）中，由于表面张力的作用，使液滴收缩成球状并冷却凝固而成的丸状。

滴丸剂制备简单，生产周期短，药物受热时间短，含量较准确。常用的有口服、眼用、耳用等几种类型。多用于病情急重者，如冠心病、心绞痛、咳嗽、急慢性支气管炎等。服用中药滴丸时：

（1）仔细看好药物的服法，剂量不能过大。

（2）服用滴丸时，宜以少量温开水送服，或直接含于舌下。

（3）服后宜休息片刻，一般以10分钟为宜。

（4）滴丸剂多对温度和湿度敏感，滴丸在保存中不宜受热、吸湿。

（5）外用滴丸应用前应先清除相应腔道的分泌物或脓性分泌物后，再放入滴丸，耳用滴丸最好用棉球堵塞外耳道10分钟。

如何正确地服用茶剂？

用茶剂时以沸水泡服或煎汁服，宜按下列步骤进行：

（1）茶块：可直接放于饮水杯中，用煮沸的水泡开，待温度降至40℃左右时服下。

（2）袋装茶：袋装茶有两种包装，一种是将药材制成的茶剂装入包（袋）中，服用时倒在杯中用沸水泡服；另一种是将茶剂装在饮用袋中，服用时不必打包装，整袋放在杯中用沸水泡服。

（3）煎煮茶：此类茶剂需煎煮后服用，可按通常煎药的方法单独煎服，煎煮时间不必很长，10分钟左右即可。药材粗制成的煎煮茶又称煮散剂，煮后应放置片刻，使粗粉稍沉淀，将上清液倒在另一杯中服用。

如何正确地服用颗粒剂？

中药颗粒剂是指中药提取物与适宜辅料或饮片细粉制成具有一定粒度的

颗粒状制剂。吸收较快、显效迅速、质量稳定、携带和服用方便。但应注意：

（1）不同类型的颗粒剂宜用不同的服用方法：①可溶型颗粒剂宜用温开水冲服；②混悬型颗粒剂用水冲开后，如有部分药物不溶解，也应一并服用，以免影响药效；③泡腾型颗粒加水泡腾溶解后服用，切忌放入口中直接服用；④肠溶颗粒、缓释颗粒、控释颗粒宜直接吞服，切不可嚼服，以免破坏制剂的释放药物结构，不能发挥药物缓、控释效果。

（2）服用中药颗粒剂所溶药的容器最好为搪瓷、玻璃、陶瓷或不锈钢等用具，不宜应用铁器或铝制品等容器，以免影响疗效。

（3）不宜加糖服用，部分中药颗粒剂味苦，患者习惯加糖送服，以冲淡苦味，这种做法不利于疾病的治疗。原因如下：①中药化学成分复杂，其中的蛋白质、鞣质等成分能与糖，特别是与含铁、钙等无机元素和其他杂质较多的红糖发生化学反应，使药液中的某些成分凝固变性，进而混浊、沉淀，不但能影响药效，甚至危害健康；②糖可抑制某些退热药的疗效，干扰药液中矿物质元素和维生素的吸收；③糖尚能降解某些药物，如马钱子的有效成分，使疗效降低；④某些健胃的中药，其之所以能健胃，就是利用其苦味或其他异味来刺激消化腺的分泌而发挥疗效的，加入糖后势必会消除这一作用。

（4）颗粒剂易于吸湿，应置于干燥处保存。

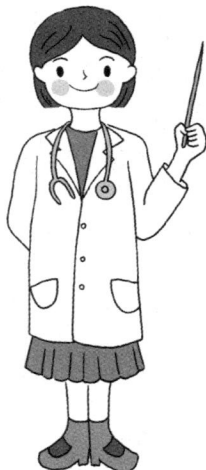

如何正确地服用膏滋剂和糖浆剂？

膏滋剂为药材提取物加入炼蜜或蔗糖制成的稠厚半流动的液体制剂。服用量以"克"为单位，可用计量杯按规定用量服用，服后用温开水涮洗计量杯，并将涮洗液服下。如无计量杯时，可按一平汤匙为10克计量服用，并将涮洗汤匙的温开水一并服下。如膏滋陈放日久，表面可能有黑或绿色的苔藓物生长，提示可能霉变，不宜再服。

糖浆剂可用计量杯按规定用量量取后服用，或以汤匙作计量容器（按一汤匙为10毫升计）。

如何正确地服用煎膏剂?

煎膏剂是指中药饮片用水煎煮，取出煎煮液浓缩，加炼蜜或糖（或转化糖）制成的半流体制剂。由于经浓缩并含较多的糖或蜂蜜等辅料而制成，具有浓度高、体积小、甘甜悦口、易于保存和服用等特点，可滋补、强身、抗衰、延年益寿。所用药物及其赋型剂糖、蜂蜜多具有补益作用，可提高人体免疫功能，如枇杷膏、益母草膏、夏枯草膏、十全大补膏等。

（1）煎膏剂多以补药作为君药，滋补为主，不宜在服药期间饮茶；此外，在服用煎膏剂期间，避免服用生冷、辛辣、黏腻、腥臭等不易消化及有特殊刺激性的食物。

（2）自立冬之日起至立春约3个月的时间，为进补煎膏剂的最佳时间。以餐前空腹服用为佳，如空腹服用引起腹部不适、食欲减退、腹胀，可把服药时间改在餐后1小时。用少量开水烊化或以温热黄酒冲服。

（3）服用煎膏剂前，医生经诊断后进行辨证分析，先开好汤剂服用1至3周，即为开路药，目的是为煎膏剂的消化吸收创造有利条件。如患者不存在服用煎膏剂的障碍，则可直接服用煎膏剂。

（4）存放煎膏剂的容器以搪瓷、瓷瓶为主，不可用铝锅、铁锅等。必须先洗净，用开水烫后烘干方可盛放煎膏剂。煎膏剂应放在阴凉处，或放在冰箱内更佳。

如何正确地服用口服液?

口服液多为10支1盒的包装，服用时宜按下列步骤进行：

（1）小心撕开口服液的金属瓶盖口处的金属小条（撕时如金属条断裂，可用小钳子撕下）。

（2）启开瓶盖后，注意瓶口是否有破口（防止细碎玻璃屑入口）。

（3）或将吸管透过瓶盖插入瓶子底，用吸管吸取药液，但用力不宜过猛，以免呛肺。

（4）如无吸管，可把药液倒至容器内服用。

（5）有些药品在储存过程中会产生浑浊或沉淀，如系正常现象（非絮状物、黑色沉淀），服前应摇匀。

如何正确地应用散剂?

散剂系指饮片或提取物经粉碎、均匀混合制成的粉末状制剂,分为内服和外用散剂。后者又可分为:①撒布散剂;②吹入散剂;③牙用散剂。内服散剂为细粉,适于老年人和婴幼儿服用;外用散剂对创面有一定的保护作用,适宜溃疡、烧伤、外伤等治疗。

(1)散剂一般宜用温开水送服,服后30分钟内切勿进食,同时切忌饮水过多,药物被过度稀释,以免影响药效。

(2)如服用剂量较大,应少量多次送服,以免引起呛咳、吞咽困难。当引起患者呛咳、咽部不适时,可使患者取坐位,仰头含少量温开水,轻拍其背部,排出可能吸入的少量药粉。

(3)如服用不便可用蜂蜜加以调合送服,或药汁送服,也可装入胶囊中吞服,避免直接吞服,刺激咽喉。但对于温胃止痛的散剂,如胃活散,则不需用水送服,直接舔服即可,以便药物在胃多停留一些时间发挥治疗作用,一般服后1小时再饮水为宜。

(4)外用散剂应根据不同药物性质,采用不同的方法:①撒敷法:将药粉直接均匀地撒布于患处,再用消毒纱布或贴膏固定,达到解毒消肿、提腐拔脓、生肌敛疮的功效,如生肌散、珍珠散等;②调敷法:用茶水、黄酒、香油等液体将药粉调成或研成糊状敷于患处。如用茶水调敷(如意金黄散),是取茶叶解毒消肿之效;还可用黄酒调敷七厘散、九分散等。

如何正确地煎煮中药?

煎中药是为了使中药材里的有效成分溶解入水中,便于饮用和治疗疾病。中药煎煮过程的各个环节,必须规范操作,否则不但药材的成分不能充分利用,还可能使药性发生改变,对人体造成危害。煎中药宜注意以下问题:

(1)煎药容器:最好使用砂锅和陶罐;玻璃烧杯、搪瓷杯(瓷面完好,不露铁)次之;铁锅、铜锅、铝锅、锡锅不宜使用。因为中药里含有鞣酸、有机酸成分,与金属可发生反应,生成沉淀,对人体不利。

(2)水质:自来水最好,如以河水、湖水、泉水、井水、池塘水,应沉淀1小时再用。

（3）加水量：水量要适宜，一次加足，水多则使药液淡而量大，尤其对水肿者可加重病情；水少煎煮易干焦，有效成分提取不完全。首次煎煮的加水量，以药材重量计首剂每10克药加水100毫升，次剂每10克药加水60毫升。同时要视药性而定，解表药首次加水400～600毫升，次剂280～300毫升；一般药分别加水500～700毫升、300～350毫升；滋补药分别加水700～900毫升、400～450毫升。

（4）煎煮次数：通常1剂药可煎煮2次，混合后平均为2份，煎后药液的适宜容量成人为100～150毫升，儿童为50～75毫升。

（5）火候：煎煮一般药先用武火（大火）、煮沸后改用文火（小火）；对解表药，始终用武火，以取其芳香之气。煎煮糊了的中药不能再服。

（6）时间：解表药首次煎煮15～20分钟，次煎10～15分钟；一般药物首煎20～25分钟，次煎15～20分钟；滋补药首煎30～35分钟，次煎20～25分钟。

煎煮中药饮片前宜先用温水浸泡吗？

（1）煎煮中药是把中药的有效成分从植物、动物、矿物的固体中提取出来，溶解于药汁中。煎煮前先用水浸泡，目的是尽可能有利于更多的成分溶解于水中。

（2）中药材大多是干燥的组织，细胞干枯而萎缩，有效成分以沉淀或结晶存在于细胞内，组织外表面十分紧密，水分不易渗透，药物不易溶出，而以水浸泡一段时间后，中药材会变得柔软，细胞开始膨胀，细胞膜的间隙变大，水分易进入药材组织内，成分溶解于水中，在组织内形成高浓度的药物溶液，随着水温的增高，组织内的高浓度药液会逐渐向组织外扩散，有效成分就会溶解于水中。

（3）有些药材含有淀粉、蛋白质，如不浸泡就立即煎煮，会导致淀粉糊化、蛋白质凝固，堵塞在药材表面的毛细孔道，水分进不去，有效成分溶不出来。

（4）浸泡后可节约煎煮的时间，达到沸点后，一般20～30分钟即可。

（5）水温宜在25～50℃，浸泡的时间宜掌握在30～90分钟，并依据冬、夏季节的变化可适当延长或缩短时间，以达到完全浸透为准。或以中药材的性质而定，一般以花、草、叶、茎的中药饮片以浸泡30分钟为宜，根、根茎、果实、动物脏器、矿物质的中药饮片应浸泡60～90分钟。

（6）浸泡的水量以高出药材表面1～2厘米为宜。

（7）部分需要特殊处理的药物（如麝香、阿胶等），不宜浸泡。

需要先煎、后下、烊化或冲服的饮片有哪些？

煎中药时，一般的药材可混合煎煮，但对个别的中药材不宜，需要特殊操作。

（1）先煎：对贝壳、矿石药（磁石、石膏、珍珠母、石决明、牡蛎、玳瑁、鳖甲、龟甲等），最好以武火煮沸，继续煎煮15～20分钟，然后放入其他药材同煎。另外，川乌、天南星、附子等有毒饮片，也宜先煎30分钟以上，以缓解其毒性。

（2）后下：含有挥发油、芳香油的药材（丁香、陈皮、薄荷、砂仁、沉香等），在其他一般药已煎煮10～15分钟后放入，同时煎煮5～15分钟即可停火。

（3）包煎：对黏性大、有细毛的种子药材，如车前子、山药、蒲黄、葶苈子、海金沙等，可以用纱布包好与其他药材共煎，目的是减少其黏糊锅底，同时防止其毛刺刺激咽喉。

（4）另煎：对某些贵重药材如人参、西洋参、鹿茸、天麻宜单煮，煎煮好后与其他药液混合服用。

（5）烊化：对黏性大的胶类，如鹿角胶、龟甲胶、阿胶，不宜与其他一般药物共煎，另放入容器内隔水炖化，或以少量水煮化，再兑入其他药物同服。

（6）冲服：对剂量微小而贵重的药材，如鹿角粉、西洋参粉、珍珠粉、三七粉等宜研磨成细末后以水冲服，或加入药液的表面冲服。

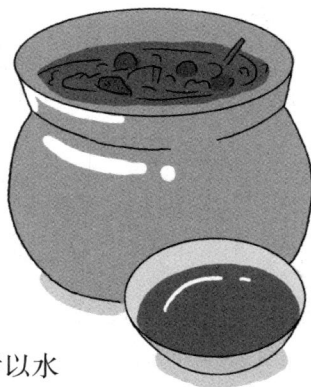

中药的特殊服法有哪些？

（1）风寒外感表证所用的辛温发表药，应趁热服下。

（2）高热、口渴、喜冷饮的热性病所用的清热药，宜稍冷后再服。

（3）病情特殊处理不同，如热性病反而表现为手足发凉的为真热假寒证，需寒药热服；寒证反见燥热的为真寒假热证，需热药冷服。

（4）药物中毒，以冷服解救的药为宜。

（5）中成药常用白开水送服，但为了提高疗效，还可采用以下服法：①白酒或黄酒送服：治疗气血虚弱、机体虚寒、气滞血瘀、风湿痹痛、中风（脑血管意外）、四肢活动不便等病的中成药，以酒送服疗效更好；②生姜汤送服：治疗风寒表、肺寒、脾胃虚寒、呃逆等症，可用姜汤送服；③淡盐水送服：治疗肾虚的中药，淡盐水送服（中医学认为咸入肾，淡盐水有助于药物更好地发挥对肾病的疗效）；④米汤送服：补气、健脾、养胃、利胆、止渴、利便的中成药，都可用米汤送服；⑤稀粥送服：贝壳等矿物质类的药难以消化，选用稀粥送服以减少对胃肠的刺激。

如何自制药酒？

药酒素有"百药之长"之称，将强身健体的中药与酒"溶于一体"，配制方便、药性稳定、安全有效，且酒精是一种良好的半极性有机溶剂，各种有效成分都易溶于其中，药借酒力、酒助药势而充分发挥其效力，借以提高疗效。中药酒分为内服、外用或兼之，但外用药酒不可内服。药酒一般分两大类：一类为以治疗疾病为主，作用是祛风散寒止痛，舒筋活血通络；另一类是以补虚强体为主。家庭泡酒更多的是注重保健作用，用于治疗的药酒不主张家里自己泡。

（1）泡酒宜选用高度酒（50～70度白酒），20度以下的酒水分太多，易生细菌和微生物，但为适于饮用建议选择50度的酒最好。

（2）酒非越陈越好，往往从前1年就开始泡今年的药酒。其实，如室温在20℃左右，药材浸泡的时间多应15～30天，炎热的夏季一般5～7天即可。如泡制时间太长，酒精挥发后抑菌作用会降低，泡太久的药材也可能霉变。

（3）饮片在泡酒前再筛选一次，挑出杂质并清洗干净，晾干，但不宜粉碎。

（4）建议采用冷浸法，将比例约为1∶10或1∶20的药材与酒浸泡。有些药材可在浸泡2个月后将药酒倒出，再加入新的酒重新泡制，这样反复浸泡数次的酒可倒在一起储存或饮用。

（5）容器宜用玻璃瓶、瓷瓶、瓦罐，不要用金属容器。

（6）动物类的药材，如海马、蛤蚧等，泡制时间需要更长，但由于其带菌更多，泡好后应尽快喝完。

（7）蛇不能随意用来泡酒，要经严格处理后才可浸泡，否则易致中毒。

（8）剧毒成分的矿物药，如含汞、砷、铬、铅等的矿物药，均不应浸酒。

制作养生药酒常用的中草药有哪些？

补气药可选择人参、白术、山药、黄芪、党参、西洋参，具有补脾益肺的作用；活血化瘀药可选丹参、益母草、牛膝、红花、川芎、郁金、田七、桑寄生，有疏通血脉、化消瘀血、促进血行的功效；助阳药可选择鹿茸、仙茅、蛤蚧、淫羊藿、巴戟天、紫河车、杜仲，可以温补肾阳；养血药可选当归、桑椹、桂圆、何首乌、熟地黄、鸡血藤，可以补心益肝，主治血虚。

饮用中药酒需要注意哪些问题？

服用药酒需注意安全，不可随意饮用。

（1）治疗性药酒需有明确的适应证、应用范围、服法、剂量和禁忌证等，一般应在医生指导下服用。

（2）服用药酒要根据人体的耐受力，一般一次饮用10～30毫升，于早、晚各饮用1次，或根据病情及所用药物的性质和浓度而调整。总之，饮用不宜过多，按要求而定。不习惯饮酒的人服用药酒时则应从小量开始，逐步过渡到需要服用的量，也可以用冷开水稀释后服用。

（3）药酒宜在餐前或睡前服用，一般佐膳饮用，以使药性迅速吸收，较快地发挥治疗作用。同时药酒以温饮为佳，以便更好地发挥药性的温通补益作用，迅速发挥药效。

（4）妊娠及哺乳期妇女不宜饮用；在行经期间，即使月经正常也不宜服用活血功能较强的药酒。

（5）鉴于酒精对儿童脑组织的损害更为明显，使记忆力减退，智力发育迟缓，因此儿童不宜服用。

（6）患有高血压、肝硬化、消化道溃疡、肺结核、癫痫、心功能不全、心肌梗死、痛风、肾功能不全者等，均不宜服用药酒，以免加重病情，对酒精过敏者则禁用。

（7）酒精可以加重非甾体抗炎药、抗高血压药、抗癫痫药、抗过敏药、降糖药、利尿药、催眠药的毒性，不宜联合应用。此外，部分抗菌药物（甲硝唑、替硝唑、呋喃唑酮、巴氯西林、氯霉素、灰黄霉素及具甲硫四氮唑侧链结构的头孢哌酮、头孢曲松、头孢替安、头孢尼西、头孢西丁、头孢替坦、头孢甲肟、头孢美唑、头孢他啶、头孢唑肟、头孢地尼、头孢匹胺、头孢替坦、头孢拉宗、头孢米诺、头孢孟多酯、头孢呋辛、拉氧头孢等抗生素）可抑制乙醛脱氢酶活性，使乙醛代谢路径受阻，导致体内蓄积，出现嗜睡、幻觉、全身潮红、头痛、血压下降、呼吸抑制、惊厥，甚至死亡。这被称为"戒酒硫样"或"双硫仑样反应"，多在酒后1小时出现。为避免双硫仑样反应，宜告戒患者在应用上述药时及停药5天内禁服药酒。

（8）酒后切忌沐浴，饮酒后体内葡萄糖在洗澡时大量消耗，使血糖下降，导致体温降低，有可能造成低血糖休克，甚至危及生命。此外，在饥饿、呕吐或有失血症状时也不要服用药酒，以免对身体造成损伤，使病状加重。使用药酒，尚应注意根据处方要求忌口、禁房事等。

（9）服用药酒后不要服用葛花、绿豆、枳椇子等解酒之类的中草药，以免降低或消除药酒的药力。

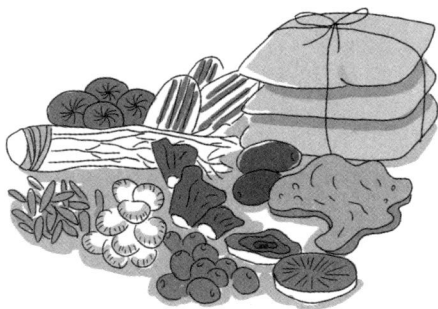

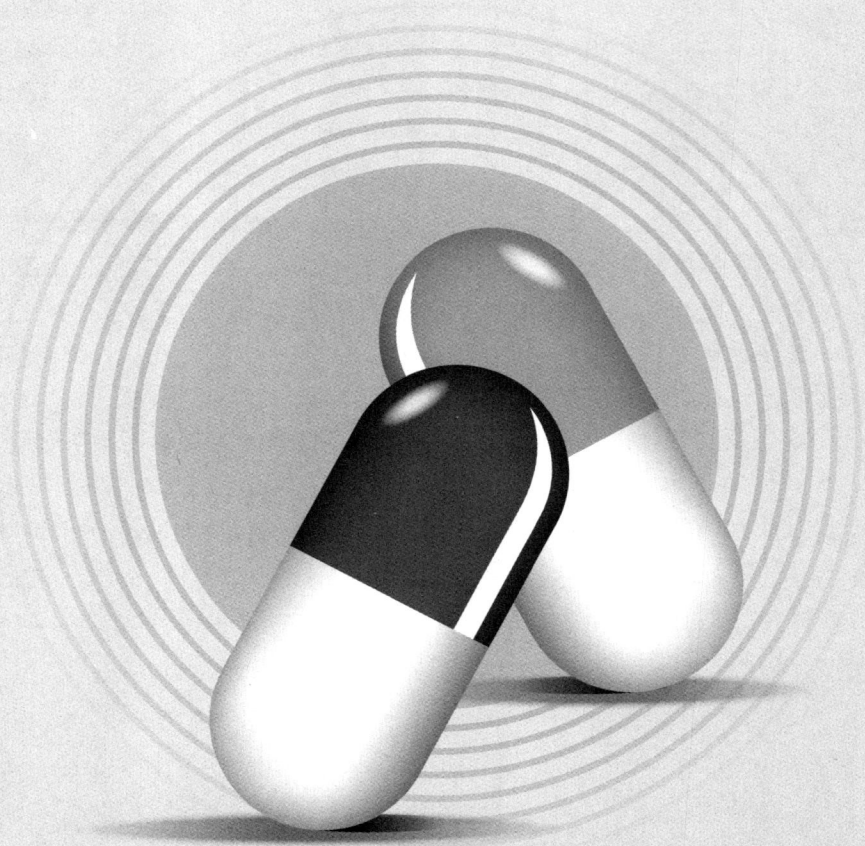

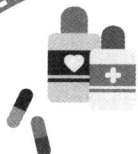

第五章

这样用药才安全

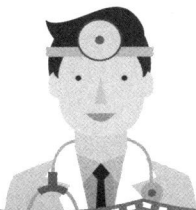

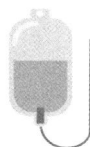

药品是把双刃剑，疗效与不良反应并存，其盘根错节、利弊相依。疗效是人们所追求的理想结果，而不良反应包括毒副作用、后遗作用、三致反应，是指合格的药品，在正常用法、用量（适应证、剂量、给药途径、疗程）下，出现的与用药目的无关的或意外的有害反应。药品不良反应是人类在与疾病搏击征途中必然要付出的代价。

准妈妈服药对胎儿有毒吗？

众所周知一个可怕的事实是：海洛因对胎儿具有严重的毒害。如果妊娠期妇女吸毒，滥用药1小时后就可从胎儿的血液中检测出毒品。孕妇吸毒后，胎儿在母体内就产生毒瘾，出生后第1天即出现戒断症状，如不给予治疗，就有可能死亡。吸毒女性所生的新生儿中50%为低体重，80%会出现窒息、颅内出血、贫血等症状。当然，孕妇吸食毒品为滥用药，其用药目的与正常妊娠妇女用药目的截然不同，但上述事实生动地说明了药物可通过孕妇对胎儿产生作用。

1966年，美国先后发现300多例16～18岁妙龄少女罹患阴道腺癌，疼痛难忍。经过大量的流行病学调查发现，原来他们的母亲在怀孕期间，曾服用过人工合成的保胎雌激素—己烯雌酚，这样便为子女埋下了潜在的定时炸弹。

另据报道，婴儿出生时带有严重缺陷的情况中，其中有3%是由于母亲在妊娠期有感染、放射或用药的经历而造成的。准妈妈吃药为什么会在子代出现后遗症呢？原因是有些药可以透过血液-胎盘屏障，进入胎体。

此外，由于人伦理学的限制，妊娠期妇女和儿童常被排除在新药的试验之外，因为谁也不敢把孕妇作为试验者，所以，在人身上查出能致畸的药极为困难。目前由医生掌握的药品对胎儿影响的资料远远不能满足需求，导致医师对妊娠期妇女用药十分模糊，危险极大。

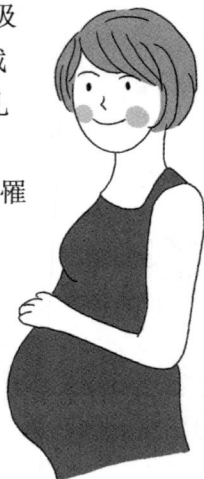

妊娠期间何时服药最危险？

妇女的妊娠期分为4个时期，第1期为着床前期，从受精到着床约12天。第2期为器官发生期，从第13～56天。第3期占其余70%的妊娠期，是生长发育期。第4期是分娩期，大约7～14天。孕妇在哪个时期用药、剂量和维持作用时间、胎儿的遗传构成和易感性、母亲的年龄及营养状况等诸多因素决定药物对胎儿的影响。尤其是前2、3期最危险。

妊早期妇女应规避的药品有哪些?

妊早期（即妊娠初始3个月）是胚胎器官和脏器的分化时期，最易受外来药物的影响引起胎儿畸形。

（1）雌激素、孕激素和雄激素：常引起胎儿性发育异常。

（2）抗肿瘤药：叶酸拮抗剂如氨基蝶呤，可致颅骨和面部畸形、腭裂等；烷化剂（如氮芥类药物）可引起泌尿生殖系异常、指趾畸形。

（3）抗癫痫药：妊娠早期的妇女服用苯妥英钠、三甲双酮、卡马西平等可致胎儿神经管缺陷，引起先天性畸形。

（4）抑酸剂：动物试验已证实可引起腭裂、腹股沟疝或泌尿系统畸形；同时H_1受体阻滞剂的抑酸剂也由乳汁分泌，因此哺乳期妇女也不宜应用。

（5）减重药：动物试验观察到盐酸西布曲明有致畸胎作用，妊娠及哺乳期妇女不宜服用。

（6）维生素：妊娠期妇女使用过量维生素D可致胎儿瓣膜上主动脉狭窄、脉管受损、甲状腺功能抑制而使新生儿出现长期低血糖抽搐。

（7）5-α还原酶抑制剂：妊娠妇女服用非那雄胺、依立雄胺、度他雄胺后可引起男性胎儿的外生殖器官异常。

（8）抗抑郁药：氟西汀、帕罗西汀、西酞普兰、舍曲林、氟扶沙明、草酸S-西酞普兰、文拉法辛可通过乳汁而影响婴儿，动物试验结果表明有致畸胎的危险。

妊娠期妇女如何服药?

妊娠期妇女如果有病不治，其后果可能比药物对胎儿的害处更大，所以在妊娠初始3个月中，宜按原则权衡后用药，同时在用药后应密切观察胎儿的发育情况。

（1）处于可用与不用之间的药一律不用，优先选择食疗、运动、心理治疗。

（2）选择同类药中最为安全的，即选择危险与利益比值最小的药。如孕妇发生感染，可选用较为安全的抗感染药，如头孢菌素的头孢氨苄、头孢拉定、头孢噻吩；青霉素类的阿莫西林或氨苄西林；红霉素中的罗红霉素

（罗力得）、阿奇霉素（泰力特、希舒美）、乙酰麦迪霉素（美欧卡霉素）；解热药可选对乙酰氨基酚（泰诺）、芬必得（布洛芬、芬尼康）。

（3）为防止意外，要仔细阅读药品说明书，尤其是禁忌证、注意事项、不良反应。

（4）用药后多饮水，使药物尽快排出体外。

➕ 哺乳期妇女服药对胎儿有影响吗?

曾有个正在哺乳期的母亲，因为感染而服用氯霉素，结果引起胎儿全身发灰、腹胀、呕吐、呼吸不规律、紫绀和循环衰竭，医学上称之为"灰婴综合征"。

为什么乳母吃药而在孩子身上发生不良反应呢? 其原因有二: 一是乳汁中含药; 二是新生儿体内一种葡萄糖醛酸转移酶的活性低下，对氯霉素难以灭活，加之肾排泄功能差，使血药浓度升高，引起"灰婴综合征"，严重者可致死。

现在提倡母乳喂养，且母乳也是新生儿最理想的食物。但吃药后有些药在乳汁中分布较多，药物可通过乳汁分泌进入胎体或小儿体内，发挥作用甚至引起中毒。此外，新生儿的肝肾功能还不够健全，尤其血中血浆蛋白的含量少，没有足够的蛋白与药物结合，造成血液中游离型的药物浓度较高。因此，母亲用药可影响到被哺乳的儿童。

◗ 哺乳期妇女应规避的药品有哪些?

（1）长期服用镇静催眠药，可引起小儿嗜睡和生长发育迟缓。

（2）服用抗甲状腺功能亢进药硫氧嘧啶可以引起婴儿甲状腺功能减退。

（3）服用甲苯磺丁脲可使孩子的胰岛功能下降。

（4）服用四环素后可诱发小儿过敏反应和耐药菌株的产生，同时与儿童新形成骨和牙齿中所沉积的钙相螯合，引起牙色素沉着牙釉发育不全，进而易发生龋齿。

（5）异烟肼的乙酰化代谢物对乳儿有肝毒性; 磺胺药和呋喃坦啶可引起小儿溶血性贫血。如果小儿缺乏6-磷酸葡萄糖脱氢酶，母亲不仅口服伯氨喹可引起小儿中毒，就是吃蚕豆也能引起急性溶血。

（6）在动物实验中，发现氟喹诺酮类药能造成幼儿的承重关节损伤，所以儿童和乳母都不能服用诺氟沙星、环丙沙星、依诺沙星、氧氟沙星、左氧氟沙星等。此外，母亲在哺乳期绝对不能应用抗精神病药、抗癌药、酗酒或吸毒。

乳母用药的原则有三：一是尽量减少药物对子代的影响，同时，由于人乳持续地分泌并在体内不贮留，母亲如需服药，要在服药后6小时（药物的一个血浆半衰期）再喂奶，如药对孩子影响太大则停止哺乳，暂时由人工喂养替代。

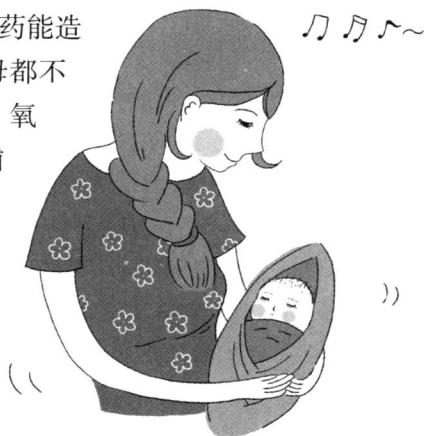

幼儿禁用或慎用的药品有哪些?

幼儿禁用或慎用的药物有阿司匹林、吲哚美辛、氯丙嗪、奋乃静、苯巴比妥、水合氯醛、地西泮（安定）、氯氮卓（利眠宁）、利血平、二巯丙醇、维生素K_3、亚甲蓝、甲睾酮、苯甲酸钠咖啡因、山梗菜碱、毛花苷丙、地高辛、甲苯磺丁脲、呋塞米等。

少给孩子们吃抗生素?

在讲述抗生素的安全性之前，我们先得从两个案例说起。

一个外出旅游的8岁女孩由于水土不服、受寒，又进食虾蟹后得了急性肠炎而上吐下泻，实在难忍。在返程中，中途下车到车站附近的一家医院就诊，医生给她打了一针庆大霉素8万单位止泻，结果返回后第4天出现蛋白尿、尿频、血尿素氮和血肌酐急剧升高，造成急性肾小管内膜损伤，1个月后出现耳聋。

2004年的春晚，有一台舞蹈《千首观音》轰动了全球。21位青年残疾演员在手语的指挥下，以华丽、绚美、震撼的表演征服了所有观众。但又有谁知道，其中包括领舞的姑娘邰丽华在内的17位是由于在儿童时期注射庆大霉素等氨基糖苷类抗生素而致聋的。

依据20世纪90年代统计，我国由用药而致聋、致哑的儿童多达180余万人，其中药物性致聋者约占60%，大约有百万人，并以每年2~4万例的速度递增。原因主要是抗菌药物致聋，氨基糖苷类（包括链霉素、庆大霉素、卡那霉素等）占80%。占总体聋哑儿童比例高达30%~40%，而在一些发达国家仅有0.9%。可以说，儿童致残是抗菌药物滥用的重灾区，尤其是8岁以下的孩子。

哪些药物可致儿童聋哑？

应用抗菌药物可以致聋，儿童致残是抗菌药物滥用的重灾区，尤其是8岁以下的孩子。氨基糖苷类抗生素（链霉素、庆大霉素等）对儿童肾脏和第8对颅脑神经–听觉神经有严重损害，且体内不吸收（或极少吸收），主要通过肾脏排泄，以致在肾脏、泌尿道的药物浓度极高。婴幼儿的肾功能发育不良而对这些药品排泄更慢。因此，常造成药物性肾炎和听神经功能障碍而致耳聋，部分儿童造成永久听力下降和听力丧失。因此，8岁以下的儿童绝对不能使用的药物包括滴眼剂、滴耳剂、滴鼻剂等。可致儿童耳毒性的药物有：

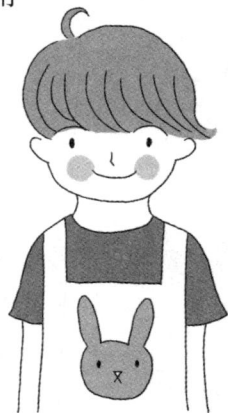

（1）氨基糖苷类：链霉素、庆大霉素、卡那霉素、小诺霉素、新霉素、托布霉素、阿卡米星、奈替米星、依替米星、异帕米星等。其耳毒性比较：庆大霉素>妥布霉素>阿米卡星>奈替米星>依替米星>异帕米星。

（2）非氨基糖苷类：氯霉素、林可霉素、克林霉素、紫霉素、红霉素、万古和去甲万古霉素、卷曲霉素、春雷霉素、巴龙霉素、多黏菌素B等。

新生儿要对氯霉素说"不"

新生儿的肝肾脏功能没有发育完全，肝脏代谢药物（解毒）的酶系统功能不足或缺乏，排尿能力差，肾脏清除药物的功能差。药物在体内代谢场所主要在肝脏，如果代谢药物的酶系统不完善，由于酶系统不足或缺乏可使抗感染药物体内代谢过程发生较大变化。药物在体内灭活的速度减慢，再加上新生儿肾功能不完全，药物在体内的消除过程也延长，极易引起蓄积中毒。新生儿的葡萄糖醛酸转移酶的活性很低，服用氯霉素后药物难以灭活，使血药浓度升高，使氯霉素及毒性代谢物快速在体内聚积，进而影响新生儿心脏、呼吸、血管功能，并引起患儿全身发灰、腹胀、呕吐、呼吸不规则、紫绀、血循环障碍，引起心血管衰竭的"灰婴综合征"，严重者可发生死亡。

　　妇女在妊娠期，尤其是妊娠末期和临产前24小时内或出生后48小时使用氯毒素，也可致出生的新生儿出现上述"灰婴综合征"症状。因为妊娠期妇女使用氯毒素，可通过胎盘屏障进入胎儿体内。在正常情况下，氯毒素与葡萄糖醛酸结合成为无活力的代谢物从肾脏排出。但是，胎儿因肝脏内某些酶系统发生不完全，使氯毒素与葡萄糖醛酸结合能力较差。因此，氯毒素便在胎儿体内蓄积，进而影响新生儿心血管功能，妊娠期妇女也应尽量避免使用氯毒素。新生儿红细胞中缺乏葡萄糖-6-磷酸脱氢酶，在应用磺胺药和硝基呋喃类药（呋喃西林、呋喃唑酮、呋喃坦啶）时可出现溶血现象。因此应尽量避免给儿童应用。

别让氟喹诺酮类抗菌药物伤了孩子们的骨骼

　　氟喹诺酮类药（包括诺氟沙星、氧氟沙星、依诺沙星、环丙沙星、培氟沙星、洛美沙星、妥舒沙星、左氧氟沙星、司帕沙星、氟罗沙星、加替沙星、莫西沙星等）可对幼年动物的软骨造成损害，使承重的骨关节（髋、膝、腕、踝关节等）的细胞出现水疱和损伤、承受力下降，导致残疾；并使儿童体内骨骺线（骨骼的生长发育点）提前骨化，使孩子身高增长受抑。少数病例曾出现严重关节痛和炎症。因此，骨骼系统尚未发育完全的18岁以下的儿童不能应用。药学研究发现服用环丙沙星的妊娠期妇女人工流产胎儿出现与动物实验相似的关节受损改变，胎儿关节中喹诺酮类药物浓度高，软骨中药物浓度也高。近年来，陆续报道：氟喹诺酮类药可引起成人的肌腱炎、跟腱炎、跟腱断裂、重症肌无力。儿童用药更要小心！

新生儿为何要远离磺胺类药物？

　　否则面对的将是核黄疸新生儿，新生儿一般在出生后2～4天出现生理性的血清胆红素升高，称之为生理性黄疸。有些药物能够和血清胆红素竞争白蛋白结合部位,将与白蛋白结合的胆红素置换出来成为游离的胆红素,但是新生儿血脑屏障通透性强,大量的胆红素可以进入新生儿的脑组织,发生危险的核黄疸。如将磺胺药用于早产儿,磺胺药和胆红素可竞争血浆蛋白的结合位置,磺胺药与血浆蛋白的亲和力强于胆红素,致使较多的游离胆红素进入血循环,并沉积在某些组织中。如沉积在脑组织则可引起核黄疸,这种现象反应在新生儿发生溶血现象时更易发生。另外维生素K_3、新生霉素、头孢曲松等药物都能影响胆红素代谢,加重新生儿黄疸,新生儿必须慎用。另外,由磺胺药所致的过敏反应非常多见,表现为药热、药疹、瘀斑、猩红热样疹、荨麻疹或巨疱型皮炎,也有产生剥脱性皮炎而致死者;严重皮炎常伴有肝炎和哮喘,也可引起光敏性皮炎,多形性渗出性红斑甚为严重,药热多发生在服药后5~10天,皮疹多发生在7~9天,在服用长效磺胺药和儿童中多见,死亡率较高,因而过敏者禁用。

什么造成了黄染牙?

四环素类抗生素(四环素、地霉素、地美环素、胍甲环素、多西环素、米诺环素、美他环素)的脂溶性强,易与金属离子结合,可与新形成的骨骼和发育中牙齿(乳牙和恒牙)所沉积的钙相结合,进而发生龋齿,形成一种四环素–正磷酸钙复体,另在治疗剂量下也沉积在儿童和乳母的骨骼钙化区和指甲,使胎儿和幼儿的骨骼生长受到抑制,影响骨骼发育,对新生儿与婴儿尤甚。另外,准妈妈用药可使胎儿牙齿黄染,药物沉着于胚胎和骨骼中;婴儿用药可表现囟门膨出,颅内压力增高;学龄前儿童用药后可致牙齿变色黄染、色素沉着、牙釉发育不全(黄褐牙)。在上世纪70~80年代曾应用过四环素类抗生素的儿童,至今仍有一口黄褐色的牙齿,成为一代人的"标志",故新生儿或8岁以下儿童禁用四环素类。

哪些抗生素对儿童不宜?

治疗儿童细菌性感染,必须谨慎!能不用抗生素尽量不用,有明确感染指征时,一般选择较为安全的青霉素、头孢菌素类,但宜权衡利弊,长期应用广谱抗生素可诱使耐药菌株产生,使药效降低。也可出现如菌群失调、二重感染、严重的毒性反应和过敏反应,均是在用药时必须防止的。应用过程中应仔细监护不良反应和儿童用药的依从性，不宜漏服。对严重感染，给药方法首先为静脉滴注、静脉注射或肌内注射，一旦病情好转应及时改用口服来替代，且最好只用一种药。儿童应用扩生素后可能产生的不良反应见表5-1。

表5-1 儿童应用抗生素后可能发生的不良反应

抗菌药物	不良反应	发生机制
氯霉素	灰婴综合征	婴儿的体内肝酶不足，氯霉素与酶结合减少，肾排泄功能差，使血游离氯霉素浓度升高，造成毒性
磺胺药	脑性核黄疸	磺胺药替代胆红素与蛋白的结合位置
氟喹诺酮类	承重关节和软骨损害	使骨骼出现水疱、损伤
四环素类	齿及骨骼发育不良，牙齿黄染	药物与钙络合沉积在牙齿和骨骼中，导致牙釉质和牙齿黄染
氨基糖苷类	肾、耳毒性	肾清除能力差，药物浓度个体差异大，致血药浓度升高
万古霉素	肾、耳毒性	同氨基糖苷类
磺胺药及硝基呋喃类	溶血性贫血	新生儿红细胞中缺乏葡萄糖-6-磷酸脱氢酶，不能代谢磺胺药；同时新生儿的肝、肾均未发育成熟，肝酶的分泌不足或缺乏，肾清除功能较差

注：13岁以下儿童不能应用尼美舒利（致肝衰竭）；2岁以下儿童禁用丙磺舒（过敏、脑性核黄疸）；5岁以下儿童禁用磷霉素（肝毒性）；18岁以下儿童禁用度他雄胺（致生殖器缺陷）；儿童禁止快速滴注阿昔洛韦（急性肾损害和肾衰竭）。

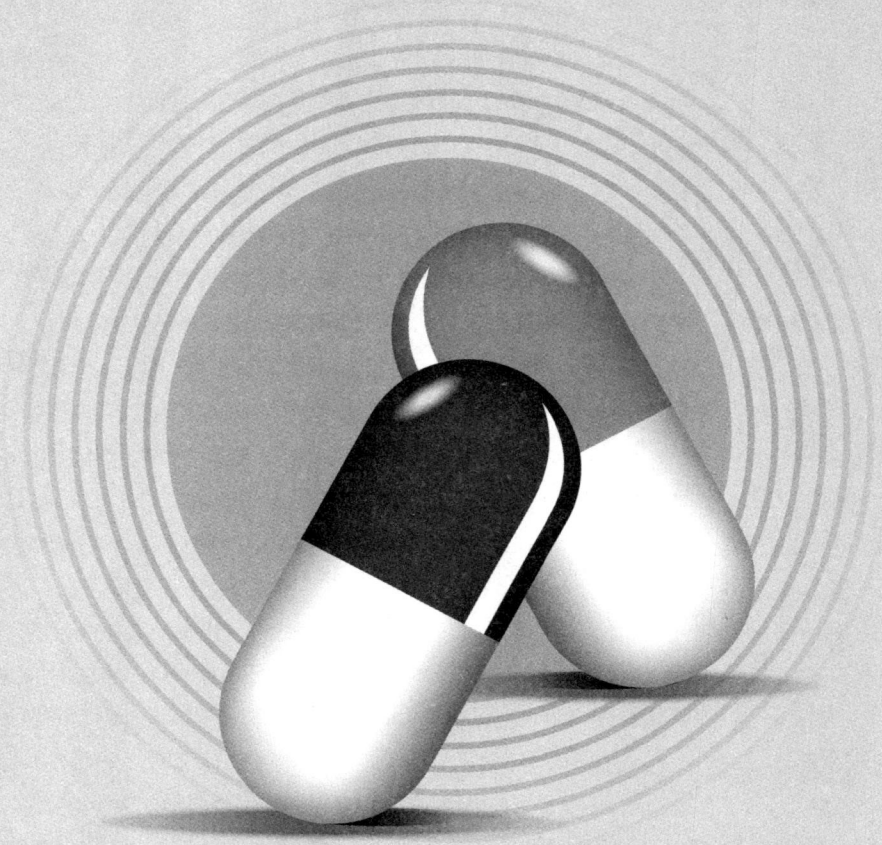

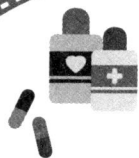

第六章

做好家庭药品大管家

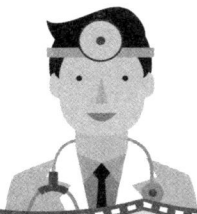

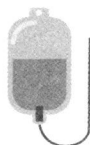

　　药品如弹药，是防治疾病的武器。药品按其不同性质及剂型特点在适当条件下正确保管。如果保管不当或贮存条件不好，往往会使药品变质失效，甚至产生有毒物质。这不仅给个人经济带来损失，更严重的是可能危害人们的健康和安全。因此，必须了解各类药品的理化性质及外界的各种因素对药品的可能引起的不良影响。因此，家庭药品要经常清理，按照药品说明书规定的储存条件和要求进行保管。

哪些药需遮光保存？

遮光是指用不透光的容器包装，如棕色容器或黑纸包裹的无色透明、半透明容器。

易受光线（日光、灯光）影响而变质药品，需要避光保存，应放在阴凉干燥和紫外线不易直射到的地方。采用棕色瓶或用黑色纸包裹的玻璃器包装，以防止紫外线的透入。

（1）生物制剂：核糖核酸、抑肽酶注射剂，泛癸利酮（辅酶Q10）片。

（2）维生素：维生素C、维生素K注射剂，维生素B_1、B_2、B_6、B_{12}片及注射剂，水乐维他、赖氨酸、谷氨酸钠注射剂。

（3）抗结核药：对氨基水杨酸钠、异烟肼（雷米封）片及注射剂，利福定片。

（4）平喘药：氨茶碱片或注射剂、茶碱片。

（5）促凝血药：卡巴克络（安络血）片、酚磺乙胺（止血敏）注射剂。

（6）利尿剂：呋噻米（速尿）片及注射剂、依他尼酸（利尿酸）片、布美他尼（丁尿胺）片及注射剂、氢氯噻嗪（双氢克尿塞）片、乙酰唑胺（醋唑磺胺）片、异山梨醇溶液。

（7）消毒防腐药：过氧化氢溶液（双氧水）、乳酸依沙吖啶溶液（利凡诺）、呋喃西林溶液、硝酸银溶液、聚维酮碘溶液（碘伏）、磺胺嘧啶银乳膏。

（8）滴眼剂：普罗碘胺（安妥碘）、水杨酸毒扁豆碱（依色林）、毛果云香碱（匹鲁卡品）、利巴韦林（三氮唑核苷）、盐酸乙基吗啡（狄奥宁）、硫酸阿托品、丁卡因（地卡因）、利福平。

哪些药宜在冷暗处储存？

冷暗处是指遮光且温度不超过20℃的地方。需要在冷暗储存的包括易于受高热和光照射而变质的药品。

（1）抗过敏药：色甘酸钠胶囊。

（2）胃黏膜保护剂：胶体酒石酸铋、胃膜素、麦滋林–S散。

（3）止吐剂：甲氧氯普胺（胃复安）片及注射剂、昂丹司琼（枢复宁）注射剂、托烷司琼（呕必停）注射剂、格拉司琼（康泉）片及胶囊、阿扎司琼（芬罗同）注射剂。

（4）利胆药：曲匹布通（舒胆通）片、熊去氧胆酸片、鹅去氧胆酸片。

（5）脱水药：甘油果糖（布瑞得）注射剂。

（6）维生素：维生素A滴剂。

（7）酶类制剂：胰蛋白酶、糜蛋白酶、玻璃酸酶、三磷酸腺苷注射剂、溶菌酶片。

（8）氨基酸制剂：复方氨基酸（凡命）注射剂。

哪些药宜冷藏储存？

冷藏系指温度在2～10℃的地方，最适宜的位置是冰箱的冷藏室。这类药包括易于受热而变质的药品、易燃易炸和易挥发的药品和易受热后而变形的药品。

（1）胰岛素制剂：胰岛素、胰岛素笔芯（诺和灵、优泌林、优泌乐）、低精蛋白胰岛素、珠蛋白锌胰岛素、精蛋白锌胰岛素（含锌胰岛素）、重组人胰岛素、单组分猪胰岛素、重中性胰岛素。

（2）血液制品：胎盘球蛋白、人血球蛋白、人血丙种球蛋白、乙型肝炎免疫球蛋白、破伤风免疫球蛋白、人血白蛋白、人纤维蛋白原、健康人血浆。

（3）维生素：维生素D_2滴剂及注射剂、降钙素（密钙息）鼻喷雾剂。

（4）子宫收缩及引产药：缩宫素、麦角新碱、地诺前列酮、脑垂体后叶素注射剂。

（5）抗凝血药：尿激酶、凝血酶、尿激酶、链激酶、东菱抗栓酶、去纤酶注射剂。

（6）微生态制剂：双歧三联活菌（培菲康）胶囊。

（7）抗心绞痛药：亚硝酸异戊酯吸入剂。

（8）抗菌与抗病毒药：氨苄西林、金霉素、氯霉素、磺胺醋酰钠滴眼剂，甘乐能（干扰能）注射剂。

（9）栓剂：甘油栓、吲哚美辛栓（消炎痛栓）、氯己定栓（洗比泰栓）。

（10）外用消毒防腐药：过氧化氢溶液（双氧水）。

哪些药宜在阴凉处储存？

阴凉处是指温度不超过20℃的地方，适宜下列药物的储存。

（1）抗菌药物：头孢拉定、诺氟沙星、利福平片及胶囊，左氧氟沙星（利复星）片及注射剂。

（2）镇静催眠药：佐匹克隆（忆梦返）、唑吡坦（思诺思）、氯硝西泮（氯硝安定）、艾司唑仑（舒乐安定）片。

（3）钙通道阻滞剂：维拉帕米（异搏定）片及注射剂、硝苯地平（心痛定）片、普尼拉明（心可定）片。

（4）抗心力衰竭药：洋地黄毒苷片、地高辛（狄戈辛）片、甲地高辛片、毛花苷丙（西地兰）片及注射剂、去乙酰毛花苷（西地兰D）注射剂。

（5）抗胆碱药：溴甲阿托品（胃疡平）片、丁溴东莨菪碱（解痉灵）胶囊。

（6）保肝利胆药：硫普罗宁（凯西莱）片、水飞蓟素（益肝灵）片、门冬氨酸钾镁（潘南金）注射剂及口服液、苯丙醇片、羟甲香豆素（胆通）片及胶囊。

➕ 哪些药不宜受潮？

（1）维生素：维生素B_1片、维生素B_6片、维生素C片及泡腾片、复合维生素B片、鱼肝油滴剂及丸剂、复方氨基酸片或胶囊（乐力胶囊）、多种维生素和微量元素片（施尔康片、小施尔康、善存片、善存银、小善存片、21金维他片、健老泰胶囊、微维乐胶囊）。

（2）助消化药：胰酶片、淀粉酶片、胃蛋白酶片及散剂、含糖胃蛋白酶散、多酶片、酵母片、硫糖铝片、甘珀酸钠片及胶囊（生胃酮钠）。

（3）抗贫血药：硫酸亚铁片、乳酸亚铁片、葡萄糖酸亚铁片、多糖铁丸、富马酸亚铁片。

（4）电解质及微量元素：氯化钾片、氯化铵片、氯化钙片、碘化钾片、复方碳酸钙片（钙尔奇天、凯思立天）、碳酸氢钠片。

（5）镇咳平喘药：复方甘草合剂片、苯丙哌林（咳快好）片、氯哌斯汀（咳平）片、福尔可定（福可定）片、异丙肾上腺素（喘息定）片、氨茶碱片、多索茶碱片。

（6）非甾体抗炎药：阿司匹林片、卡巴匹林钙散（速克痛）。

（7）镇静及抗癫痫药：溴化钾片、苯妥英钠片。

（8）消毒防腐药：含碘喉片、西地碘片（华素含片）、氯己定片（洗比泰含片）。

（9）肠内营养素：要素膳、爱伦多、氨素。

（10）含水溶性基质的栓剂：甘油栓、克霉唑栓、氯己定栓（洗比泰栓）、咪康唑栓。

哪些药不宜冷冻？

冷冻是指温度在–2℃及以下的贮藏、运输条件，使药品发生冻结或失效。

（1）胰岛素：胰岛素、胰岛素笔芯（诺和灵、优泌灵）、低精蛋白胰岛素、珠蛋白锌胰岛素、精蛋白锌胰岛素（含锌胰岛素）。

（2）血液制品：胎盘球蛋白、人血白蛋白、人血球蛋白、人血丙种球蛋白、乙型肝炎免疫球蛋白、破伤风免疫球蛋白、人纤维蛋白原。

（3）输液剂：脂肪乳（力能、英特利匹特、力基）、甘露醇、氨基酸注射液、羟乙基淀粉氯化钠注射液（万汶）。

（4）消毒防腐药：甲醛（福尔马林）。

对过期药如何处理？

（1）对到达或超过有效期的药品，不得使用或服用。

（2）对过期药，片剂、胶囊剂、颗粒剂、散剂、丸剂等宜用水浸泡后，用水冲入马桶；注射剂宜直接打碎；口服液、合剂、糖浆剂宜用水稀释后冲入下水道；固体药用水溶解稀释后直接倒掉，但宜把所有的标签撕毁。

（3）对数量较大的过期药，可上交当地的药品监管部门。

为何要把药品放在儿童不能触及的地方？

儿童的发育由胎儿、新生儿、学龄前、学龄儿童到青春期儿童。其中出生后28天为新生儿期，1周岁以内为婴儿期或乳儿期，2～3岁为幼儿期，4～18岁为少儿期。由于幼儿掌握药物的知识很少，同时童心好奇，尤其对糖浆、糖衣片、栓剂，或带有颜色的外用药，总喜欢尝一尝或摸一摸。曾有许多惨痛的范例，有时误把碘酊、紫药水喝下，造成食道灼伤；有的小儿错把甘草合剂当成甜水服，一次竟把1瓶全喝了，出现昏迷和休克；有的把避孕栓当成糖果吞服，导致少女阴道出血。因此，为保险起见，对所有的药均应提示，置于儿童不能触及的地方，以免误服而发生意外。

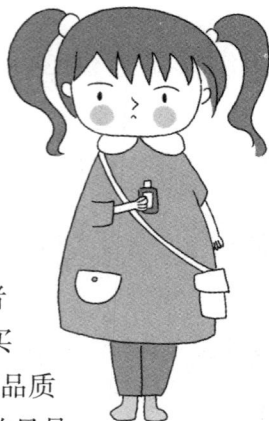

如何识别变质的药品？

　　药品的质量直接关系到疗效，甚至关系到患者的生命安全。因此，无论是从医院取来或自药店购买的，均应注意药品的质量，并进行必要的检查。对药品质量内在的全面检查只能在药检部门进行，个人能做的只是一些外观检查，简要的检查方法如下：

　　（1）片剂：普通片（不包括糖衣或薄膜衣）重量应均匀、表面无斑点、无碎片、无受潮膨胀、无粘连、无裂缝。各种药片均不应变色，如去痛片、维生素C变黄；阿司匹林有刺鼻的醋酸气味或细针状结晶等均为变质药。

　　（2）胶囊剂（胶丸）：装粉剂的硬胶囊应无受潮粘连、无破碎等现象；软胶囊多装油性或其他液体药，应无破裂漏药、无粘连、无混合异味。如维生素A丸、维生素E丸等，如闻到异臭或丸内浑浊均为变质现象。

　　（3）颗粒剂（冲剂）、散剂：应干燥、松散，颗粒应均匀，应无受潮结块，无异臭、色点、虫蛀及发霉现象。

　　（4）溶液及糖浆剂：应澄清透明，应无浑浊、沉淀、分层、蒸发及异臭，无絮状物、无变色。此类药易受细菌的污染，如有絮状物、浑浊、发酵、异味均为变质。

　　（5）软膏、乳膏（霜剂）、栓剂：应无融化、分层、硬结、渗油、变色，无颗粒析出，无霉败及臭气。栓剂应无融化、软化、变形、断裂、异味等现象。